Oxford 原书第 2 版 (*2nd Edition*)
Handbook of
Trauma and Orthopaedic Nursing

创伤与骨科护理指南

原著 [英] Rebecca Jester　　[丹] Julie Santy-Tomlinson　　[英] Jean Rogers

主审　吴新宝　　　主译　鲁雪梅

中国科学技术出版社
·北 京·

图书在版编目（CIP）数据

创伤与骨科护理指南：原书第 2 版 / （英）丽贝卡·杰斯特 (Rebecca Jester) 等原著；鲁雪梅主译 .
— 北京：中国科学技术出版社，2024.4
ISBN 978-7-5236-0395-6

Ⅰ.①创… Ⅱ.①丽… ②鲁… Ⅲ.①创伤外科学—护理学—指南②骨科学—护理学—指南
Ⅳ.① R473.6-62

中国国家版本馆 CIP 数据核字（2023）第 234028 号

著作权合同登记号：01-2023-3934

策划编辑	宗俊琳	郭仕薪
责任编辑	孙　超	
文字编辑	韩　放	
装帧设计	佳木水轩	
责任印制	李晓霖	

出　　版	中国科学技术出版社
发　　行	中国科学技术出版社有限公司发行部
地　　址	北京市海淀区中关村南大街 16 号
邮　　编	100081
发行电话	010-62173865
传　　真	010-62179148
网　　址	http://www.cspbooks.com.cn

开　　本	889mm×1194mm 1/16
字　　数	370 千字
印　　张	14.5
版　　次	2024 年 4 月第 1 版
印　　次	2024 年 4 月第 1 次印刷
印　　刷	北京盛通印刷股份有限公司
书　　号	ISBN 978-7-5236-0395-6/R · 3152
定　　价	128.00 元

版权声明

译校者名单

主　　审　吴新宝　首都医科大学附属北京积水潭医院
主　　译　鲁雪梅　首都医科大学附属北京积水潭医院
副 主 译　高　远　中国人民解放军总医院第一医学中心
　　　　　孔祥燕　北京大学人民医院
　　　　　许蕊凤　北京大学第三医院
　　　　　陈亚萍　北京协和医院
　　　　　董秀丽　首都医科大学附属北京积水潭医院
　　　　　韩　冰　首都医科大学附属北京积水潭医院
　　　　　夏京花　首都医科大学附属北京积水潭医院
译 校 者　（以姓氏笔画为序）
　　　　　孙　旭　首都医科大学附属北京积水潭医院
　　　　　李冰冰　北京大学人民医院
　　　　　李宇尘　首都医科大学附属北京积水潭医院
　　　　　李晓芳　中国人民解放军总医院第一医学中心
　　　　　李高洋　北京协和医院
　　　　　佟冰渡　北京协和医院
　　　　　佟明笑　首都医科大学附属北京积水潭医院
　　　　　谷思琪　中国人民解放军总医院第一医学中心
　　　　　张　爽　首都医科大学附属北京积水潭医院
　　　　　张　燕　北京协和医院
　　　　　张晓婕　首都医科大学附属北京积水潭医院
　　　　　陆　红　首都医科大学附属北京积水潭医院
　　　　　陈静茹　中国人民解放军总医院第一医学中心
　　　　　陈慧娟　北京大学人民医院
　　　　　金姬延　北京大学第三医院
　　　　　郑元元　首都医科大学附属北京积水潭医院
　　　　　赵　丹　首都医科大学附属北京积水潭医院
　　　　　胡　芮　首都医科大学附属北京积水潭医院
　　　　　胡雁真　首都医科大学附属北京积水潭医院
　　　　　姜　耀　首都医科大学附属北京积水潭医院
　　　　　祝腾蛟　北京大学第三医院
　　　　　贾云洋　首都医科大学附属北京积水潭医院

钱　敏　首都医科大学附属北京积水潭医院
徐好好　首都医科大学附属北京积水潭医院
郭榕晨　首都医科大学附属北京积水潭医院
黄　洁　首都医科大学附属北京积水潭医院
梅雅男　北京大学第三医院
曹　晶　首都医科大学附属北京积水潭医院
龚雪涛　首都医科大学附属北京积水潭医院
梁陶媛　首都医科大学附属北京积水潭医院
彭贵凌　首都医科大学附属北京积水潭医院
鲁　楠　首都医科大学附属北京积水潭医院
谢思羽　首都医科大学附属北京积水潭医院
霍　妍　首都医科大学附属北京积水潭医院
学术秘书　赵　丹　首都医科大学附属北京积水潭医院
学术支持　北京护理学会骨科专业委员会

内容提要

本书引进自牛津大学出版社，是一部全面的创伤与骨科护理手册。本书为全新第 2 版，共 10 章，在上一版本基础上优化和增加了新知识，同时还补充了最新研究成果和临床进展，内容涉及肌肉骨骼的解剖学与生理学、系统评估与护理原则、肌肉骨骼常见疾病与并发症、择期手术围术期护理、创伤患者护理与管理、局部肌肉骨骼损伤、英国骨科服务模式，阐释了创伤与骨科疾病的全周期护理要素。本书内容丰富、全面翔实、结构清晰，侧重实用性，阐述深入浅出，适合临床护理人员快速查阅参考使用。

原书前言

自 2011 年该书第 1 版出版以来，骨科与创伤专业的护士已成为该领域的专家，并大力提升专业临床实践素养以满足患者、家属和岗位的需求，体现了骨科与创伤护士的领导方式，以及在护士主导和跨学科合作中的工作形式。骨科与创伤护理服务继续从以三级医院为中心向社区和初级保健机构转变，而护理服务流程也日渐规范和顺畅。

第 2 版继续将重点聚焦在为骨科与创伤的医学生及医护人员提供全面信息，同时关注基础知识和专业实践。新版的内容已拓展并更新了最新的证据以便提供高效和优质的护理服务。书中新增并更新了部分章节，旨在反映实践、社会和专业背景，以及国家和全球政策的变化。

本书新增了骨科与创伤患者伴有学习障碍（people with a learning disability，PWLD）这一专题，反映了对护理实践方法的需求，而该方法可满足患者需求的多样性。此外，另一个专题则涉及医护人员在与有肌肉骨骼疾病和创伤的患者，或者有此高风险的人群打交道时，所起到的公共卫生和健康促进作用，如关于骨科与创伤肥胖患者的护理和管理。本书更新的第 3 章反映了专业指南的创伤患者评估最新信息。其他主题内容包括改善康复路径和绿色通道，以及设置择期手术的线上虚拟诊所。书中也开展了对于老年骨科与创伤患者的需求更详细的讨论，以反映骨科和创伤患者日渐老龄化的趋势。同时，对脆性骨折全球化的问题也进行了深入讨论。

本书依旧延续了第 1 版阐释精简的风格，便于医护人员在繁忙的临床工作中翻阅，同时也提供了跨学科的方法并促进循证临床实践。此外，本书可供医护人员选择，以拓宽学习领域。

Rebecca Jester
Julie Santy-Tomlinson
Jean Rogers

中文版序

　　随着经济的发展和社会的不断进步，人口老龄化不断加重，骨科疾病在门诊及住院患者中的比例不断增加，骨科面临的疾病谱也在发生变化，骨科各个亚专业在快速发展，这对骨科的护理提出了更高的要求和挑战，中文翻译版的出版正得其时。

　　护理在疾病的治疗过程中承担着重要的角色和任务，面对新的学科和专业发展，以及广大患者对治疗效果的更高期盼，骨科护理人员应该在掌握基本护理知识和技能的基础上，进一步学习和掌握骨科疾病治疗相应的各环节知识，以便提高护理质量，提高治疗效果，也使患者获得更好的就医体验。本书内容丰富，更可贵的是从护理角度介绍了骨科疾病的基本知识和治疗原则。通过阅读本书，骨科护理人员会有很大收获。

　　本书的内容包括不同年龄阶段骨科患者的护理需求，不同场景下的护理模式变化；骨骼肌肉系统的基础知识和不同部位的评估方法；骨科患者常见并发症的护理原则和方法；骨骼肌肉系统常见疾病和择期手术的护理；创伤患者的护理，以及骨骼肌肉系统各个部位创伤的护理。可以说，本书全面涵盖了创伤和骨科患者护理的各个方面，是骨科护理人员临床工作中很好的参考手册。

　　感谢鲁雪梅主任带领团队完成了此书的翻译，也希望我们的护理专家能通过总结临床经验，结合国情和文化特点，撰写一部完全适合国内骨科护理参考的著作，为我国骨科护理工作的发展做出贡献。

吴新宝

译者前言

随着医学科学技术的进步，在过去的 10 年，骨科临床技术迅猛发展，新理念、新模式、交叉学科层出不穷，为患者带来了更精准、更高效、更优质的专业服务，其中，骨科护理团队在临床诊治中起到了重要的作用。基于此背景，我们为骨科护理同仁甄选并翻译了这部汇集骨科与创伤护理领域最新研究成果与证据的最新著作。

本书提到"骨科""创伤"，既有区别又有联系，比我们熟知的"创伤骨科"所述范围更广，因此本书是围绕"骨科与创伤患者"这一核心人群阐述的。随着老年人口的增加，老年患者骨健康问题的照护需求对护理提出了更高要求；骨科照护范围从肌肉骨骼问题，拓展至共病，以及应对并发症和持续的精神健康问题等，这就要求我们骨科护士必须关注患者的整体状况，除疾病外，还需采取包括生理、社会、心理和精神方面的整体护理方法；同时也提示我们尊重患者个体意愿，通过良好沟通达成护患协同，让患者更具参与感，这也是符合现代社会快速发展过程中人们的社会需求。同时，促进骨科专科护士来承担一些高级护理实践，并使这一群体良性发展，书中对此也有详细阐述，以供借鉴。

本书是牛津护理指南系列中唯一一部关于骨科护理的手册，全新第 2 版在 2011 年第 1 版的基础上进行了拓展和更新，兼具实用性、全面性和时效性，此次中文翻译版为国内首次引进翻译出版。骨科护理同仁可以将此书作为案头参考书随时查阅参考，相信对大家更好地进行临床实践有所助益。

感谢原作者 Rebecca Jester、Julie Santy-Tomlinson、Jean Rogers 教授编写了如此实用的一部著作；感谢首都医科大学附属北京积水潭医院吴新宝院长在百忙之中审阅本书，给予我们很多帮助并为本书作序；感谢北京护理学会骨科专业委员会各位委员的支持；感谢每一位参译人员的辛苦付出。由于表达习惯的不同及护理情境的不同，书中内容可能存在偏颇或欠妥之处，恳请并感谢同仁读者的包容与指正。

鲁雪梅

目　录

总 论
Introduction

Rebecca Jester　Julie Santy-Tomlinson　Jean Rogers　著

陈亚萍　张　燕　佟冰渡　李高洋　译

赵　丹　佟明笑　夏京花　许蕊凤　金姬延　梅雅男　祝腾蛟　校

吴新宝　鲁雪梅　孙　旭　龚雪涛　胡雁真　审

第1章

一、骨科患者

（一）概述

骨科一词来源于两个希腊词，orthos（直的）和 paedios（儿童）。事实上，骨科最初的专业重点是矫正儿童的骨畸形，如畸形足、脊柱侧弯和髋关节发育不良。然而，在当代骨科和创伤服务中，会治疗所有年龄组人群。英国和其他国家（如美国、加拿大和澳大利亚）的人口统计表明，老年人口的数量不断增加，这将导致对骨科和创伤服务的需求不断增加。影响骨科和创伤患者疾病过程的因素包括以下几个方面。

- 急性发作，如韧带断裂和骨折。
- 慢性发作/复发，如类风湿关节炎。
- 急性发作/持续病程，如脊髓损伤和外伤截肢。
- 慢性发作/进行性病程，如骨关节炎和骨质疏松症。
- 先天性，如先天性髋关节脱位和畸形足。

大多数患者需要接受这些类型疾病中至少一种的治疗和护理。一些患者接受过创伤和骨科的阶段性治疗，另一些患者则需要终生持续治疗和护理。重要的是，绝大多数患者（尤其是老年患者）除了肌肉骨骼问题外，还会有其他共病，如心力衰竭、糖尿病和持续的精神健康问题。护士必须关注患者的整体状况，除疾病外，还需采取包括生理、社会、心理和精神方面的整体护理方法。

（二）骨科/创伤患者的特征

骨科或创伤疾病的具体表现将根据疾病的病理情况有所不同。然而，大多数患者存在一些常见问题，包括以下几个方面。

- 局部和（或）弥漫性疼痛。
- 活动减少、功能下降。
- 畸形。

1. 疼痛　大多数接受骨科治疗的患者主诉是疼痛，疼痛主要部位为肢体或关节，偶尔为弥漫性和（或）多部位的。疼痛可分为急性或慢性疼痛。急性疼痛具有明确的诱因和病理生理反应，如创伤性软组织损伤、骨折和术后早期疼痛。急性疼痛一般持续 7～30 天[1]。慢性疼痛持续时间一般超过 3 个月，且不表现出与急性疼痛相同的病理生理反应，通常出现在腰痛或骨关节炎患者身上。疼痛通常定义为：人的一种个体感受，只要体验者表达疼痛，我们就认为疼痛是存在的[2]。这一定义强调了疼痛的个体性和主观性，患者对疼痛的反应及其应对策略取决于多种因素，包括以下几个方面。

- 年龄。
- 性别。
- 文化。
- 既往的疼痛体验。
- 焦虑水平。
- 知识和疼痛控制水平。

未缓解或控制不佳的疼痛会对患者的生理、社会和心理健康产生重大负面影响，包括以下几个方面。

- 制动和功能下降。
- 无法工作。
- 退缩和孤立。
- 焦虑和抑郁。

以循证为基础的疼痛评估和疼痛管理是护理的重要组成部分（见第 4 章）。

2. 活动减少和功能下降　由于肌肉骨骼疼痛和（或）畸形，许多患者将出现活动减少和功能下降。例如，类风湿关节炎累及手部的患者手指握力和灵巧性可能大大降低，膝关节韧带 / 关节损伤患者可能会出现步行距离缩短、上下楼梯困难，无法参加体育和娱乐活动。活动减少和功能下降将影响患者生活的生理、心理和社会方面，包括以下几个方面。

- 压力性损伤。
- 深静脉血栓（deep vein thrombosis，DVT）风险增加。
- 体重增加。
- 便秘。
- 社会孤立。
- 无法工作或工作能力下降，导致收入减少。
- 身体形象改变。
- 低自尊。
- 抑郁症。
- 缺乏独立性。

活动减少 / 功能下降对骨科患者的生活质量有重大影响，并可能在 DVT 和肺栓塞（pulmonary embolism，PE）方面产生危及生命的后果。多学科团队（multidisciplinary team，MDT）需要共同评估患者的能力并帮助患者最大限度恢复独立性。

治疗 / 护理有两种基本方法，恢复功能和适应。治疗应以恢复功能为目标，通过改善肌肉力量和肌张力、疼痛管理、疾病过程的药物治疗或手术恢复功能。然而，对于一些患者来说，完全恢复功能是不可能的，MDT 需要制订合作计划，重点是适应残疾，包括适应家庭或工作环境、提供适当的行动辅助设备、再培训或更换工作、获得社会服务支持和福利、围绕生活变化和适应的心理支持，以及提供预防活动能力下降相关并发症风险的信息和建议。

3. 畸形　骨科和创伤患者可能后天发生或先天具有肌肉骨骼系统畸形，包括畸形足和脊柱裂。类风湿关节炎或发育性脊柱畸形（如脊柱后凸和脊柱侧弯）等疾病，在整个生命过程中可能会出现畸形的进一步发展。这种畸形将对生理、社会和心理产生影响，包括行动能力、功能和移动能力下降、疼痛、身体形象改变、缺乏自尊和性关系问题，感觉耻辱，以及来自社会的负面反应可能导致欺凌、不能融入同龄人群和社会孤立。许多类型的肌肉骨骼畸形可以通过手术治疗和（或）矫形器矫正。然而，对于一些患者，畸形无法完全纠正，他们需要 MDT 的支持和治疗，以最大限度地恢复他们的独立性，并应对畸形对社会和心理的影响。

（三）特殊骨科 / 创伤患者

大量接受骨科和创伤治疗护理的患者可能有特殊需求，因为他们的残疾导致言语交流困难。例如，听力和（或）言语障碍、学习障碍（PWLD）、精神健康问题或认知障碍，如痴呆。通常有特殊需求的患者在医疗保健中获得的治疗质量与正常人群可能存在差异。自本书第 1 版以来，该领域证据不断增加，因此本书增加了一个关于支持 PWLD 的主题（见本章中"学习或认知障碍患者"）。重要的是，骨科和创伤治疗的护士需要与有特殊需求的患者、其家属和照护者，以及为学习障碍、心理健康问题和痴呆患者提供治疗和护理的专家合作。有效沟通是提供体贴和个性化护理的最重要因素，可以提供帮助的方法包括使用清晰的语言、标志牌、直接与患者交谈使其看到面部表情，以及使用非语言沟通。

（四）多元文化

接受骨科和创伤治疗与护理的患者可能来自不同的文化和宗教背景。对文化敏感的护理和治疗涉及尊重患者的个人信仰和习俗。经常与患者交谈，了解他们的特殊需求，如女性患者尽量不安排男性护士或医师为其进行检查，或者使用翻译来确保有效沟通。

（五）结论

大多数人一生中某个时刻会因创伤或骨科问题接受医疗护理服务，而对于大量患有慢性肌肉骨骼疾病的人来说，这将是一个长期过程。越来越多的人将在初级保健机构中接受评估和治疗，仅在大手术或复杂创伤时转诊到医院。医务人员应将每个人视为单独个体，尊重其文化、宗教和社会背景，并识别和满足其特殊需求。患者应充分参与到治疗和护理中。患者对治疗和护理存在偏好，护士需充分与患者沟通交流，满足其需求。本章中"临终关怀和姑息治疗"阐述了患者从出生到高龄整个生命周期的需求。

参考文献

[1] Kent ML, Tighe PJ, Belfer I, et al. (2017). The ACTTION-APS-AAPM Pain Taxonomy (AAAPT) multidimensional approach to classifying acute pain conditions. *Pain Med* 18:947-58.

[2] McCaffery M, Beebe A (1989). Pain: Clinical Manual for Nursing Practice. St. Louis, MO: Mosby.

二、21 世纪的骨科护理

（一）概述

1937 年，英国开设了第一个全国护士骨科课程，Dame Agnes Hunt、Mary Powell 和 Edith Prosser 是将骨科护理发展为一门专业的关键护士。在 21 世纪，骨科护士发现自己面对的是全年龄段的患者，从患有先天性疾病（如内翻足或髋关节发育不良）的新生儿到患有退行性疾病（如骨关节炎和脆性骨折）的高龄患者。骨科护士的角色超越了初级 / 二级护理涵盖的内容，逐步转向社区护理和尽可能缩短住院时间。在过去的 10 年中，医院和初级护理服务中护士主导的服务发展迅速，在英国和美国，高级实践护士（advanced nurse practitioner，ANP）和护理顾问等角色已经确立，国际上正在朝着这一方向发展。全球注册护士短缺，包括英国在内的一些国家正在发展助理护士等辅助角色，以解决这一问题。专业护士需要发挥公共卫生和健康促进作用。在整个生命周期内，肥胖率、病态肥胖率和久坐生活方式导致肌肉骨骼健康问题逐步增加，如负重关节的早期骨关节炎、骨骼成熟时峰值骨密度（peak bone density，PBD）降低，以及腰痛。护士需要与患者共同解决这些问题，并为其提供循证建议和支持，帮助其进行体重管理和建立积极的生活方式（见第 4 章中"健康促进"）。

（二）创伤和骨科护理专家及高级实践护士

国际护理理事会（International Council of nursing，ICN）开展的一项全球研究报告了 17 个专题，涵盖 31 个参与国的护理专家 / 高级实践护士有关法规和教育背景方面的巨大差异[1]。创伤和骨科中护理专家 / 高级实践护士对患者服务和患者满意度做出了重大贡献，并且成本效益高，但必须通过适当的培训、教育和法规来进行职业保护。高级实践护士应接受硕士学位水平的教育，具有专科知识和技能，并对患者的评估、诊断和护理措施有自主权[2, 3]。在骨科和创伤方面，ANP 在以下方面发挥重要作用并提供护士主导的服务。

- 初级保健机构中出现肌肉骨骼问题患者的初步评估和分诊。
- 关节置换术后患者的术后回访和监测（面对面随访和电话随访）。
- 术前评估/麻醉评估。
- 术前宣教和术前准备。
- 医院延续护理计划，促进早期出院和预防再入院。
- 小型外科手术，如关节腔注射和腕管松解术。
- 使用外固定架患者的支持和随访。
- 老年髋部骨折患者的快速康复联络服务。
- 对接受骨科治疗的患者进行初步评估，包括手术治疗决定和获得知情同意。
- 预防跌倒专科门诊。
- 骨骼健康和骨折预防。

以上内容陈述了创伤和骨科治疗护理中护士主导的工作内容，所列内容并非详尽无遗。护士主导服务的发展基于完善的法治建设，以提高患者服务的质量和效率。在此之前应由其他医疗保健专业人员（如医师或治疗师）从法律、伦理和专业内涵方面进行充分的考量，提供适当的培训、教育和组织保障，以保护医护人员、患者和医疗保健组织。

（三）骨科护士在骨科和创伤中的健康促进作用

肥胖率上升是全球发达国家的主要健康挑战之一，加上久坐不动的生活方式，这两者都对肌肉骨骼健康产生负面影响。肥胖（体重指数≥30kg/m²）是导致骨关节炎的重要危险因素，这是由于重量负荷增加和承重关节上的机械轴改变[4]。吸烟、不健康饮食和久坐的生活方式对PBD产生负面影响，并增加老年人患骨质疏松症的风险。每个护士都有责任提供循证建议，促进健康和支持健康行为的改变。英国国家医疗服务体系（National Health Service，NHS）推出"使每一次接触都有意义"（making every contact

count，MECC）行动[5]，旨利用患者在与医疗保健专业人员接触的机会，获得改善其健康方面的支持和指导，包括以下几个方面。

- 戒烟。
- 适量饮酒。
- 健康饮食。
- 坚持体育锻炼。
- 保持健康体重。
- 提高心理健康和幸福感。

护士在支持患者改善其健康状况时，必须具备一定的技能，如促进和维持健康行为的简短干预措施，以及动机访谈等方法。有关此主题的更多内容，请参见 http://www.makingeverycontactcount.com/.

（四）骨科和创伤护理能力

护理知识和技能是为骨科患者提供安全有效护理的重要方面。这种能力的基础是对骨科护理的本质、核心价值观和信念的理解。包括对肌肉骨骼系统、骨科和创伤疾病知识的理解和应用，以及对患有肌肉骨骼疾病、损伤或障碍患者的整体护理。

（五）实践领域

英国创伤和骨科护理领域的全国共识项目显示，创伤和骨科护理实践分为以下5个领域或子角色[6]。

- 促进舒适者。
- 协调员。
- 合作伙伴/指导者。
- 风险管理者。
- 技术人员。

（六）能力等级

除了实践领域之外，医务人员还应具备一系列能力等级。能力和信心是通过学习、经验积累或工作实践来培养的。诊断和临床决策技能是能力提高的内在要求。虽然各国之间的能力等级可能有所不同，但一般分为以下4级。

- 卫生保健工作者。
- 卫生保健助理。

- 卫生保健注册人员。
- 经验丰富 / 高年资卫生保健人员。

有关此部分的详细内容，参见骨科和创伤医务人员的能力等级框架[7]。

参考文献

[1] International Council of Nursing (2008). *The Scope of Practice, Standards and Competencies of the Advanced Practice Nurse*. Geneva: International Council of Nursing.

[2] Royal College of Nursing (2018). *Royal College of Nursing Standards for Advanced Level Nursing Practice*. London: Royal College of Nursing.

[3] Health Education England (2017). Multi-Professional Framework for Advanced Clinical Practice in England. ✑ https://www.hee.nhs.uk/our-work/advanced-clinical-practice/multi-professionalframework

[4] Jiang L, Tian W, Wang Y, et al. (2012). Body mass index and susceptibility to knee osteoarthritis: a systematic review and meta-analysis. *Joint Bone Spine* 79:291-7.

[5] Public Health England (2018). *Making Every Contact Count Implementation Guide*. London: PHE Publications.

[6] Drozd M, Jester R, Santy J (2007). The inherent components of the orthopaedic nursing role: an exploratory study. *J Orthop Nurs* 11:43-52.

[7] Royal College of Nursing (2019). *A Competence Framework for Orthopaedic and Trauma Practitioners*. London: Royal College of Nursing. ✑ https://www.rcn.org.uk/professional-development/publications/pub-007036

三、骨科和创伤：儿童和青少年时期

骨科和创伤护理是一个贯穿整个生命周期的医疗保健专业。护理模式强调了护士在不同时期的作用，婴儿出生时对护士有依赖性，随着年龄的增加独立程度越来越高，当老年和接近死亡时依赖性又逐渐增加。各个年龄阶段都会受到肌肉骨骼状况、疾病和损伤的影响，导致患者独立性下降。肌肉骨骼系统在整个生命周期中是动态变化的，这意味着在生命的不同阶段都有可能出现各种状况和疾病，而有些是不同年龄阶段的共性特征。骨科护理虽然基于相同的原则，无论患者

处于哪个年龄阶段，都必须适应整个生命周期中不断变化的需求。在英国等国家，护士在注册前会接受如何与儿童或成人合作的培训；在其他国家，护士的注册前课程使其能够做好准备与心理健康、成人和儿童等所有年龄阶段和领域的患者合作。骨科和创伤护士需要具备向所有年龄阶段人群提供循证护理的知识和技能，最好接受对儿童和老年人等特定年龄阶段的专业性教育和培训。

（一）新生儿期

新生儿大约有 300 个软骨结构，这些结构在出生后开始骨化并转变为骨骼，有些融合在一起形成长骨。肌肉骨骼系统在出生后迅速生长和发育，特别是在第一年。由于复杂的发育问题，肌肉骨骼系统有时无法在子宫内正常发育。分娩过程中也会导致骨骼问题。根据遗传和先天影响，新生儿在出生时可能会伴有一个或多个骨骼问题，如发育性髋关节发育不良和内翻足。护理人员须在新生儿出生后立即识别此类问题，以便尽快开始专业矫形评估和治疗。延误诊断和治疗可能导致预后较差，并需要更加复杂及昂贵的治疗措施。

（二）儿童早期

儿童时期影响骨骼和关节发育的因素很多。遗传问题如成骨不全和软骨发育不全虽然相对少见，但却是儿童骨科护理的重要因素。其他可影响儿童早期的肌肉骨骼问题相对较少。幼儿通常在 1 岁左右开始行走。在此之前发生的任何伤害，医疗保健专业人员都必须考虑到非意外伤害的可能性。步行是一个重要的发展阶段，这意味着儿童可以开始独立走动，并以新的方式与他人和环境互动。然而儿童能够走动后，其更容易发生肌肉骨骼的意外损伤。儿童骨和软组织损伤的愈合速度比成人快得多。例如，儿童长骨的单纯骨折通常会在 4～6 周完全愈合，而成人则需8～12 周。护理因肌肉骨骼问题和损伤而无法活动的幼儿具有一定的挑战，其中要确保其离开父母后生长发育不受影响，并确保他们能够继续了

解周围环境并与之互动。以家庭为中心的照护能够确保儿童的父母在护理和治疗的各个方面都积极配合，最大限度地减少住院对儿童及其家庭的影响。儿童肌肉骨骼系统健康正常的发育需要良好的营养和定期负重运动。在进行治疗时，避免长时间住院至关重要，许多治疗和护理服务可由儿童家庭和初级护理机构进行提供，这会对其教育、家庭生活和与同伴玩耍的干扰降至最低。

（三）童年晚期

随着儿童在生活中逐渐变得独立并扩大社交圈，他们对照护者照顾的需求度逐渐降低。儿童经常通过冒险和体验周围的世界来学习。随着儿童身高增加，长骨长度也随之增加，此阶段距长骨末端几厘米处的骺板会处于活跃期。生长突增发生在青春期早期，通常随着骺板长度的增加，身高显著增长。骺板损伤会在整个儿童时期造成严重问题。随着儿童独立性增加，受伤风险也会增加，因此创伤是儿童骨科护理最常见的原因。Perthes 病和脊柱侧弯是少数非创伤性骨科护理的疾病。这一年龄阶段及青少年和青壮年都可能受到骨和软组织肿瘤的影响，包括良性（骨瘤、骨软骨瘤、软骨瘤和破骨细胞瘤）和恶性肿瘤（骨肉瘤、软骨肉瘤和尤因肉瘤）。骨肿瘤极为罕见，因此经常会被误诊或延误就诊。这一年龄阶段的治疗和护理应尽量集中在家中，以避免干扰儿童的教育、家庭生活和与同龄人的社交。

（四）青春期

青春期（通常被认为是 13—18 岁），是肌肉骨骼系统快速生长和发育的时期。随着儿童长大成人，其外在变化，如面部结构的变化，通常与骨骼结构的成熟有关。青春期男孩生长突增非常常见，与此时骺板的活动有关。尽管此时期非创伤性疾病可能需要住院治疗及进行骨科手术，如青少年特发性脊柱侧弯和股骨头骨骺滑脱，但创伤性疾病仍然是面临的最重要问题。青春期护理的重点是要考虑到青春期生理和心理特征的变化。

（五）结论

创伤和骨科护士必须与儿科专业领域的医务人员保持合作，以满足不同发展阶段的儿童相关生理、心理和社会需求。此外，护士须意识到非意外伤害也可能造成肌肉骨骼的损伤，如果儿童出现此类状况应立即转诊至儿童保健团队。

四、骨科和创伤：成年期

成年期比儿童期复杂，更难界定。以下内容旨在补充阐述儿童时期以后的过程。人类以不同的速度衰老，这里描述的年龄阶段不是按时间顺序分类的。

（一）成年早期

许多年轻人觉得他们在 16—18 岁成年。在发达国家，人们在 16 岁左右达到最佳骨骼成熟度，尽管骨密度在 20—25 岁持续增加，之后趋于下降。在 16—25 岁，意外伤害是对肌肉骨骼损伤的主要来源，其在一定程度上取决于个体生活方式的选择，以及交通事故、酗酒、吸毒、参与体育活动等因素。这一年龄阶段人群正在进入就业领域，可能会出现职业相关性损伤。年轻人遭受严重创伤和多发性骨折的风险最大，脊髓损伤在此年龄段最常见。原发性骨肿瘤和软组织肿瘤非常罕见，但如果发生，往往在成年早期、青春期或儿童期。

（二）成年中期

随着成年人的发展，创伤仍然相对常见。在 30—55 岁，成年人建立了伴侣关系，成为父母，并在工作和社交关系网中稳定下来，该年龄段通常被视为社会关系相对稳定的时期。然而在贫困地区和发展中国家，许多人的情况未必如此。部分社区的许多成年人都生活在贫困和（或）处于贫困社会中。在成年这一阶段，人们通常在为人父母、就业和社会安排方面承担着巨大的责任。对于因肌肉骨骼疾病或损伤而无法工作或履行其他职责的个体而言，这种责任承担可能是一个重要问题，医务人员需要将这些问题视为治疗护理过程的重要内容。个体行为和生活方式的选择会影响肌肉骨骼系统的健康。例如，吸烟、过量饮酒和缺乏负重锻炼会对骨密度、肌肉、韧带、肌腱强度和肌张力产生不利影响。

（三）晚年期

发达国家预期寿命的增加意味着大多数骨科患者年龄超过 60 岁。人们晚年通常被描述为活动能力和肌肉骨骼健康状况下降的时期。骨关节炎等疾病常在成年中期开始出现，但 55 岁以上人群受影响往往最大。骨密度随着年龄的增长而不断下降。骨质疏松症在女性中比男性更常见，比例为 3∶1，在发达国家骨质疏松症是一个严重的问题，导致髋部、脊柱和腕部等脆性骨折增加。晚年期躯体健康问题逐步增加，这也导致老年患者从创伤和骨科手术中恢复较为缓慢。重新获得活动能力和恢复到以前独立水平困难重重。老年患者更容易出现手术并发症和丧失活动能力，根据其需求提供护理服务是护士的重要工作。

（四）终末期

肌肉骨骼损伤和骨科手术由于术后并发症而存在死亡风险，特别是伴有相关并发症和重大创伤后出血的患者。另外，原发性肿瘤骨转移导致的病理性骨折也较为严重。通过临终关怀为患者及其照护者提供支持是护理的一个重要方面。本章后续将详细阐述临终问题和护理（见本章中"临终关怀和姑息治疗"）。

五、老年骨科患者

骨科患者年龄普遍超过 60 岁，这是衰老影响肌肉骨骼系统的一个标志。选择照护患有肌肉骨骼疾病的老年人，对于护士而言是一个有意义的决定，既是一种乐趣，也是一种荣幸。由于老年人复杂的健康和社会照护需求，老年骨科护理人员需要具备相应的专业知识、技能和教育，以及与老年人相处的良好动力。

全球老年人预期寿命和人口比例都在持续增加。未来几十年，随着生活水平和医疗保健水平不断提高，亚洲和南美洲老年人口的增长速度可能最快，对健康和社会护理服务的需求将持续增加。

衰老过程普遍且难以避免，但它对个体产生的影响不尽相同。年龄增长对老年人生理、心理和社会产生广泛影响，其程度取决于文化和社会发展。衰老的生理变化对健康有重大影响，与以下两个因素有关。

- 原发性衰老，无法避免的年龄增长的影响，它反映了人体及其细胞的退化方式，机体衰老主要是由于细胞结构和遗传物质的变化。
- 继发性衰老，生活方式选择的结果。例如，饮食、吸烟、体育锻炼减少，以及药物滥用和酗酒，从而导致细胞和组织的物理退化更快。

衰老的心理影响是大脑受衰老影响，以及个人对年龄增长看法和感受的结果。目前人们对此领域研究甚少。

社会对老龄化的应对方式和态度也会影响老年人的生活和体验。年龄歧视会对老年人的生活质量，以及生活和医疗保健经验造成影响。政策因素会影响老年人的经济状况和生活质量。例如，全球卫生及社会照护设施和工作人员的短缺可能意味着老年人往往得不到足够的护理。

（一）年龄增长对身体的影响

许多老年人生活健康且积极，但衰老会对健康和生活质量产生一系列影响，包括以下几个方面。

- 皮肤细胞结构变化，导致皮肤干燥、缺乏弹性，更容易受损且恢复欠佳。
- 视力减退。
- 听力障碍和失聪。
- 由于前庭系统和感知问题，影响平衡和稳定性。
- 神经系统变化，以及某些类型的大脑细胞功能的丧失和退化，导致神经功能退化、记忆力减退和认知减慢。

- 肺部弹性降低，导致肺活量下降，健康状况欠佳时恢复力下降，耗氧量增加时供氧能力下降。
- 血管和心脏的弹性逐渐降低，导致循环系统容量降低，影响肾功能。
- 消化系统的变化导致味觉减退、食欲不振和便秘风险增加。

（二）肌肉骨骼退化

为老年人提供有效的创伤和骨科护理，了解肌肉骨骼系统的退化至关重要。

- 钙质流失导致骨骼结构发生变化和骨密度降低，尤其是松质骨，会导致骨脆性增加（见第 6 章中"骨质疏松症"）并显著增加脆性骨折的风险（见第 10 章中"髋部脆性骨折：概述"）。
- 肌肉量减少，称为肌少症，导致活动能力和功能下降，同时运动反应缓慢，跌倒风险增加，损伤和手术后预后较差。
- 结缔组织结构的变化，尤其是软骨，导致关节僵硬和关节炎，影响柔韧性并导致运动疼痛（见第 6 章中"骨关节炎"），影响功能和活动能力。

这些变化导致活动能力和稳定性逐渐下降，老年人活动能力降低，因此与社会其他人互动的能力下降，从而产生社会孤立。

（三）老年骨科护理

患有肌肉骨骼疾病和创伤的老年人需要提供基于老年人群需求的专业护理，同时考虑到骨科疾病，以及衰老、并发症对健康状况的影响。老年骨科患者应由接受过专业教育的护士为其提供护理。老年人群的恢复和康复（见第 4 章中"康复"）需要更长时间，确保骨科护理适合老年人群的需求，具体原则包括以下几个方面。

1. 活动 衰老对肌肉骨骼和神经系统的影响导致老年人在骨科手术和创伤后需要更长时间恢复活动能力。设定短期、中期和长期目标并逐步进行功能锻炼及反复指导活动是关键。老年人无法以与年轻人相同的速度重新恢复活动，并且他们需要更长的时间支持。

2. 营养 营养不良和脱水会导致康复延迟。老年人常伴有食欲不振和口渴，尤其当其丧失行动能力或身体不适时，因此老年人群在入院和出院时极易发生营养不足或营养不良。营养不良是感染和压力性损伤等并发症，以及恢复缓慢和预后不佳的主要原因。医务人员需要对老年患者营养状况进行评估并制订干预措施以预防营养不良的发生。手术前长时间禁食会导致或加重脱水和营养不良，因此须做好手术安排以确保最大限度地减少禁食时间并仔细做好液体管理。在创伤和术后恢复期间补充热量和蛋白质尤为重要，膳食补充剂（高热量和丰富蛋白质）可作为无法正常饮食时保持充足营养，以及肠内营养的重要措施。

3. 疼痛 与年轻人一样，老年人在损伤或手术后也同样遭受疼痛，但老年人往往因担心药物不良反应（如便秘或成瘾性）而不愿意按时服用镇痛药物。老年患者常伴有脑卒中或认知障碍进而导致沟通困难，使疼痛评估更加困难。详细的个性化疼痛评估和疼痛管理对于改善老年人护理体验及促进康复至关重要。老年人的疼痛耐受度会受到文化、既往疼痛经历和应对机制等多种因素影响。

4. 排泄 老年人容易便秘，当脱水和服用可待因类药物镇痛时更甚。老年人还容易出现尿频、尿路感染（urinary tract infection，UTI）和尿失禁，导致谵妄、拒绝液体摄入和脱水。确保如厕设施便于使用、饮食中含有足够的纤维和液体可避免发生便秘（见第 4 章中"营养"）。尿失禁并非由衰老导致的、不可避免的现象。骨科患者尿失禁可能是由于肌肉骨骼问题导致活动受限而引起的（见第 4 章中"活动能力"），也可能是 UTI 的结果。

5. 感官 视力和听力会随着年龄的增长而减退。与老年人有效沟通时说话要清晰、缓慢，而不是喊叫，此外还包括眼神交流，缩短与老年人交流时的距离，以便在不提高音量的情况下老年人能看清面部表情并听清声音。由于老年人可能存在视力问题，必要时可准备书面材料。

6. 并发症　原发性和继发性衰老都将导致健康状况恶化。在制订护理计划时，护士必须综合考虑老年人面对的医疗和健康问题。例如，心血管和呼吸系统疾病使骨科护理更加复杂化。多重用药即使用多种药物，对身体和心理健康都有影响。在初级和二级保健机构中，定期审查药物，以及对患者和照护者进行药物宣教至关重要。

7. 精神健康　抑郁是老年人常见的心理健康问题。独居、社会孤立，以及丧亲之痛会显著影响老年人情绪和动力，进而影响恢复和康复。识别患有抑郁症的老年人，将其转诊至心理健康服务机构，是改善老年人健康和促进康复的重要措施。

8. 认知功能　认知功能受到年龄、疾病、损伤和手术的影响。谵妄是一种急性的、动态变化的精神状态，表现为注意力不集中、思维混乱和意识水平的改变[1]。医务人员要正确认识谵妄，它是一种严重的疾病状态，并及时评估思维混乱、定向力障碍或其他认知变化发生的根本原因。老年骨科患者出现急性谵妄的常见原因是脱水和感染。护士必须了解谵妄和痴呆之间的区别，谵妄可以通过仔细评估后采取正确的方法进行治疗。痴呆患者也可能出现谵妄，通常表现为定向障碍和意识模糊。

9. 衰弱　衰弱是一种临床综合征，常见于老年人，表现为对生理和心理应激源的脆弱性增加、抵抗力下降，导致功能障碍，以及疾病、损伤或术后健康恶化和死亡的风险增加[2]。通过全面的多学科评估来识别衰弱，以便临床团队能够预测和预防不良后果。例如，跌倒、感染和功能障碍。

（四）痴呆

痴呆是医疗卫生和社会照护服务系统，以及整个社会面临的最重大挑战之一。跌倒和痴呆密切相关，患有痴呆的老年人在跌倒后需要骨科和创伤护理。痴呆不是一种单一的疾病，而是一组与记忆力或其他认知能力下降相关的疾病，该疾病会导致个人日常活动能力下降。阿尔茨海默病、路易体痴呆和血管性痴呆是不同的疾病，但在护理需求上有相似之处。因以下特征致护理需求较为复杂。

- 记忆障碍。
- 抽象思维和判断力受损。
- 言语障碍。
- 情绪障碍。
- 幻觉和妄想。
- 性格和行为改变。

上述特征对老年人个体及其家庭造成破坏性影响，并使肌肉骨骼损伤或手术变得复杂化。痴呆的老年人需要为其提供高标准的个性化护理和支持，包括提供安全、舒适的环境和有效的痴呆友好型沟通，以及了解痴呆患者及其照护者的需求。痴呆患者家属及其日常照护者均应参与其护理过程，帮助了解痴呆患者的行为模式，以便更好地照顾他们。家属比任何人都更了解患者，可以提供如何最好地与患者沟通及解决问题的建议。为了满足痴呆患者的需求，医院和社区机构的环境均需进行专业设计，且所有工作人员都应接受专业培训，以确保他们具备相关护理知识和技能。

（五）尊严

由于躯体功能和认知能力下降，老年人脆弱性增加。他们也不愿表达内心的不满，这使其更有可能遭受低标准护理。

尊严和尊重是承认每个人的价值和被同等对待的权利，也是最基本人权。患者尊严是提供护理时需要关注的主要问题之一，尤其是当老年人的健康脆弱性因医疗保健需求而增加，但该需求高于个人日常生活需求时。护理中的尊严保护和促进个体人格，与自我尊重和相互尊重、自主、赋权、倡导和沟通的伦理原则相关联。维护个体尊严的原则，包括提供高标准、基于各个年龄阶段的护理，评估老年人的决策能力，让老年人参与护理决策并与其进行有效沟通。遵循上述原则可确保患者的最大利益，改善和维持老年人护理质量，尤其是避免 2013 年 Francis 报告中强调的护理事故[3]。

参考文献

[1] Inouye SK, Schlesinger MJ, Lydon TJ (1999). Delirium: a symptom of how hospital care is failing older persons and a window to improve quality of hospital care. *Am J Med* 106:565-73.

[2] Marques A, Queiros C (2018). Frailty, sarcopenia and falls. In: Hertz K, Santy-Tomlinson J (eds) *Fragility Fracture Nursing: Holistic Care and Management of the Orthogeriatric Patient*, p. 15-26. Cham: Springer.

[3] Francis R (2013). *Report of the Mid Staffordshire NHS Foundation Trust Public Inquiry*. London: The Stationery Office.

拓展阅读

[1] Hertz K, Santy-Tomlinson J (2014). Fractures in the older person. In: Clarke S, Santy-Tomlinson J (eds) *Orthopaedic and Trauma Nursing*, pp. 236-50. Oxford: Wiley Blackwell.

[2] Hertz K, Santy-Tomlinson J (eds) (2018). *Fragility Fracture Nursing: Holistic Care and Management of the Orthogeriatric Patient*. Cham: Springer. ✎ https://www.springer.com/gb/book/9783319766805

六、学习或认知障碍患者

接受骨科和创伤服务的患者可能有特殊需求，进而使交流变得困难。例如，有听力和（或）语言障碍、PWLD、心理健康问题或认知障碍（如痴呆）的患者。这些存在困难和残疾的人群获取医疗资源和治疗的质量与非残疾的人群可能存在差异。自本书第 1 版以来，该领域证据不断增加，因此该版本重新增加本节关于支持 PWLD 的专题。骨科和创伤护理的护士应与有 PWLD 及其家人和照护者、专业的学习障碍团队，以及心理健康和痴呆专业护理人员进行合作，以提供满足其需求的治疗和护理措施。有效沟通是提供有效的、个性化护理的最重要因素。此处列出了以人为本护理的以下关键因素。

- 英国所有的医院都有法律责任为 PWLD 提供合理的调整措施[1]。
- 需要建立有效的"标记系统"来帮助识别 PWLD、认知和（或）交流障碍的患者，以确保这些特别脆弱的患者能够及时识别及进行适当的照护[2]。
- 需要高质量支持及进行合理、可实现的措施调整。这要求医务人员具备照护有这些困难患者的相关能力[3]。
- 学习障碍紧急联络护士（英国）的作用是为促进 PWLD 和医务人员之间的沟通提供重要的支持[4]。
- 医务人员要以个性化、以人为本的原则与 PWLD 建立关系，包括教育水平低下、智力障碍、沟通困难或认知障碍的患者[5]。
- 有效沟通是建立关系的核心[6]。
- 需要改变沟通方式，包括提供更易于阅读的信息；使用医院 / 通信手册；图片、照片或符号；签名。例如，使用 Makaton 手语或英国手语；使用参照物；图片交换通信系统（picture exchange communication system，PECS）或使用高科技替代和增强通信（alternative and augmentative communication，AAC）设备，以及合理调整流程[7]。
- 给予患者时间让其接受信息并表达自己的反应，虽然有些患者可能能够理解简短的句子，但应给予充足的时间以适合的方式进行沟通交流[7]。
- 对于有复杂需求的患者，其熟悉的照护者通常是最重要的，因为与熟悉患者需求的陪伴者最易沟通[7]。
- 定期评估和管理疼痛至关重要。由于患者的需求可能会发生变化，因此需重新评估疼痛程度。PWLD 可能以独特或非传统的方式表达他们的疼痛，因此了解个体需求、阅读通信手册并进行有效沟通以确定疼痛程度并评估疼痛管理是否有效至关重要。

- "DISDAT" 残疾和痛苦评估工具可用于评估痛苦程度。它旨在帮助识别沟通严重受限的个体痛苦表现。它的目的是描述个体在满足时的一般表现，从而能够更清楚地识别其痛苦表现。

- 需要在诊疗开始或结束时进行预约，因为会诊前可能需要较长的时间处理患者。

- 便秘会导致严重的健康问题和 PWLD 的死亡，因此预防便秘至关重要。如果患者发生便秘，则必须对其进行有效管理[8]。PWLD 便秘的主要管理措施是使用泻药，但效果可能有限。个性化的综合肠道管理计划可以减少 PWLD 便秘和相关健康状况，这一建议需要进一步的证据来支持。

参考文献

[1] Office for Disability Issues (2010). Equality Act 2010. ✎ https://www.gov.uk/government/publications/equality-act-guidance

[2] Drozd M, Clinch C (2016). The experiences of orthopaedic and trauma nurses who have cared for adults with a learning disability. *Int J Orthop Trauma Nurs* 22:13-23.

[3] Royal College of Nursing (2017). *The Needs of People with Learning Disabilities: What PreRegistration Students should Know*. London: Royal College of Nursing.

[4] MacArthur J, Brown M, McKechanie A, et al. (2015). Making reasonable and achievable adjustments: the contributions of learning disability liaison nurses in 'Getting it right' for people with learning disabilities receiving general hospitals care. *J Adv Nurs* 71:1552-63.

[5] Mansell J (2010). *Raising Our Sights: Services for Adults with Profound Intellectual and Multiple Disabilities*. London: Department of Health.

[6] Bradbury-Jones C, Rattray J, Jones M, et al. (2013). Promoting the health, safety and welfare of adults with learning disabilities in acute care settings: a structured literature review. *J Clin Nurs* 22:1497-509.

[7] Goldbart J, Caton S (2010). *Communication and People with the Most Complex Needs: What Works and Why This Is Essential*. London: Mencap.

[8] Robertson J, Baines S, Emerson E, et al. (2018). Constipation management in people with intellectual disability: a systematic review. *J Appl Res Intellect Disabil* 31:709-24.

七、临终关怀和姑息治疗

多数在骨科接受治疗的患者在手术或损伤后会完全恢复健康。然而，部分患者因病情无法治愈，或者由于其严重程度、并发症或健康状况不佳可能导致死亡，故需要临终关怀和（或）姑息治疗。此类患者通常属于以下类别之一。

- 患有严重脆性骨折的年长体弱患者。
- 严重多发创伤患者。
- 严重的术后并发症，如 PE、脑卒中和呼吸衰竭或心力衰竭。
- 正在接受治疗的病理性骨折患者。例如，患有原发性恶性骨肿瘤和（或）发生骨转移的患者。

在急症护理环境中，护士可能无法识别何时传统治疗已无效，何时应考虑姑息治疗和（或）临终关怀。这常导致患者无法有尊严的死亡，给他们的家人带来痛苦，并让患者失去对死亡地点选择的机会。多数在医院离世的患者更倾向于在家里离世，但其没有机会进行决策。医务人员由于缺乏相关的技能，或者没有意识到这件事情的重要性或意义，不会主动与患者及其照护者进行沟通交流。为了改善姑息治疗和临终关怀，相关指南及倡议就如何进行姑息治疗和临终关怀提供了指导。这些指南不断进行审查和更新，医务人员需了解当前的最佳实践，并了解临终关怀和姑息治疗之间的区别。

（一）临终关怀

死亡既可以预期也可以突然发生。对于可预见的死亡。例如，对于在严重脆性骨折和手术打击中生存概率较低的衰弱老年人，临终关怀可以通过基于善终原则的整体护理实现最有尊严和痛苦程度最低的死亡护理，包括以下几个方面。

- 识别终末期患者，并就生命结束的偏好选择进行讨论。
- 评估需求和偏好，制订护理计划，并与患者 / 家属进行定期审查。
- 护理工作协调。
- 提供优质护理服务，包括症状控制、心理和精神护理，并及时转诊至姑息治疗专家团队。
- 终末期管理。
- 死亡护理。
- 在患病期间和离世后为患者和家属 / 照护者提供支持。

（二）姑息治疗

临终关怀和姑息治疗不是同义词，姑息治疗是临终关怀的一个重要方面。这是一种可以改善患有危及生命或限制生命的疾病 / 伤害的患者及其家人生活质量的护理方法。其原则包括通过有效评估和管理疼痛、预防其他问题（身体、社会、心理）和减轻痛苦[1]。

参考文献

[1] Brent L, Santy-Tomlinson J, Hertz K (2018). Family partnerships, palliative care and end of life. In: Hertz K, Santy-Tomlinson J (eds) *Fragility Fracture Nursing: Holistic Care and Management of the Orthogeriatric Patient*, p.137-45. Cham: Springer. ℅ https://www.springer.com/gb/book/9783319766805

八、骨科和创伤护理的实践场所

（一）概述

骨科和创伤护理主要在医院内进行。然而，在社区和初级保健机构中提供医疗保健服务越来越广泛。以医院为基础的护理逐渐进行转变的原因如下，患者在家庭环境中的康复更符合实际情况，医院无法提供理想的治疗环境；减少住院病床数量的政策使得以社区为基础的护理更具成本效益。骨科和创伤服务应通过初级 / 二级医疗保健机构进行整合，以提供连续性护理。自本书第 1 版出版以来，人们越来越重视通过早期出院到家庭病床（hospital at home，HaH）计划或应用加速康复路径以尽量缩短住院时间（见本章中"服务模式：加速康复 / 快速康复"）及通过非面对面 / 电话诊疗减少门诊随访预约数量（见本章中"服务模式：线上虚拟诊所"）。

（二）骨科和创伤社区护理

服务场所的变化需要骨科和创伤护士不断更新其技能和知识，以便在医院、初级保健机构和社区环境之间良好的胜任工作，以促进骨科和创伤护理的连续性。社区和医院工作之间存在许多差异，包括以下几个方面。

- 护士在社区环境中工作通常独自工作，没有直接监督。
- 由于可获取的医疗支持有限，社区护理需要更高水平的决策和自主权。
- 护士不是患者家属，在使用私人财产方面涉及法律问题。
- 与在医院环境中相比，护士有更多的时间与患者相处，且护理具有持续性。
- 护士在社区外出和单独工作时的人身安全问题。
- 部分临床检查在社区中较难实现，如影像学检查。

为了获得在社区环境中工作所需的知识和技能，护士需要综合学习，其中应包括以下几个方面。

- 向经验丰富的社区护士进行观察和学习。
- 通过传统教育和监督实践来提高评估和决策能力。
- 工作初期由经验丰富的社区医务人员进行指导。
- 进行关于家庭护士人身安全的法律方面培训和自我学习。

（三）结论

在社区和初级保健机构中提供骨科和创伤护

理将越来越普遍。护士应胜任初级和二级医疗保健工作，为患者提供连续的、以患者为中心的综合护理。

九、社区护理模式

以社区为中心的骨科和创伤护理包括两种模式，即医院延续并整合到社区的护理服务模式和社区护理模式。在制订社区护理计划开始，需要医务人员具备延续护理技能和经验，以确保可在社区环境中进行骨科专科护理，社区应具有健全的评估系统以确保患者安全与住院患者相同[1]。

（一）家庭病床

医院延续护理可以称为家庭病床或预防再次入院 / 早期出院计划。该模式团队由来自医院骨科和创伤团队的护士、治疗师和支持人员组成，患者的医疗责任由医院骨科医师承担。家庭病床需要多学科团队和跨学科的方法来优化患者的体验并避免重复就诊，有助于患者在完成髋关节置换、膝关节置换、脊柱融合和髋部骨折内固定等手术后尽早从骨科和创伤科出院。该模式每天在8—20 点提供医院水平护理（非工作时间如有需要可随时联系医务人员）以遵循临床 / 护理路径，而非替代普通社区和社会护理服务。并非所有患者都适合早期出院进入家庭病床管理模式，医务人员应在术前根据下列特定标准评估患者的适用性。

• 患者是否在该模式期间能够与提供支持的亲属或其他人员同住？
• 患者是否有存在增加术后并发症风险的显著疾病。例如，严重且持续的精神疾病、脑卒中病史或严重心脏病？
• 患者家庭住址是否便利，是否在计划涵盖区域内？
• 患者家庭是否对团队构成重大安全风险？
• 患者是否有电话？

此类模式还需要明确界定出院标准，并建立有效沟通系统以便在患者需要持续支持时，转诊至普通社区和社会服务机构。

（二）社区护理和社会服务

该模式是指将骨科和创伤护理提供的特殊护理转移和整合到社区护理与社会服务中。患者的医疗责任由他们的全科医师（general practitioner，GP）承担，并且该模式团队由具有社区护理专业知识和经过专业培训的护士和治疗师组成。一般来说，该模式入院和出院标准的界定不如医院延续护理明确，在患者接受服务的时间方面灵活性更强。此类模式与骨科和创伤医疗机构联系密切，并且社区医务人员能够胜任骨科和创伤患者护理。

参考文献

[1] Jester R, Titchener K, Doyle-Blunden J, et al. (2015). The development of an evaluation framework for a Hospital at Home service: lessons from the literature. *J Integr Care* 23:336-51.

十、服务模式：加速康复 / 快速康复

为促进行全髋关节 / 膝关节置换等骨科手术患者术后安全有效地出院，并最大限度地缩短住院时间，许多国家实施了快速康复模式，又称加速康复模式。快速康复是一种多学科模式，在术前即开始并在出院后继续进行，已成为一种预见且安全的模式[1]。快速康复旨在优化患者术前管理、减少阿片类药物用量进行多模式镇痛、优化液体管理、营养和康复。理想情况下，患者在手术后 1~2h 可以活动。为了实现早期和持续的活动，需要全面的术前教育、最佳控制疼痛、早期经口进食和预防术后恶心呕吐，以及积极的跨学科康复方法。

快速康复不仅可以显著缩短术后住院时间，还具有较高的安全保障（发病率 / 死亡率）和提高患者满意度[2, 3]。护士在促进患者快速康复方面发挥着关键作用，但有证据表明患者在出院回

家后可能会遇到许多困难[4]，包括以下几个方面。

- 患者通过自我用药难以有效缓解疼痛。
- 缺乏继续进行康复和锻炼的动力。
- 入院前和住院阶段的信息过载，但出院后信息支持缺失。

参考文献

[1] Hozack WJ, Matsen-Ko L (2015). Rapid recovery after hip and knee arthroplasty: a process and a destination. *J Arthroplasty* 30:517.

[2] Galbraith AS, McGloughlin E, Cashman J (2018). Enhanced recovery protocols in total joint arthroplasty: a review of the literature and their implementation. *Irish J Med Sci* 187:97-109.

[3] Kehlet H (2013). Fast-track hip and knee arthroplasty. *Lancet* 381:1600-2.

[4] Specht K, Agerskov H, Kjaergaard-Andersen P, et al. (2018). Patients' experiences during the first 12 weeks after discharge in fast-track hip and knee arthroplasty - a qualitative study. *Int J Trauma Orthop Nurs* 31:13-19.

十一、服务模式：线上虚拟诊所

由于创伤和骨科门诊需求的显著增加，线上虚拟诊所的发展呈现增长趋势，在过去 10 年中逐步成熟[1]，尤其是在骨折患者和关节置换术或其他择期手术后患者随访中的应用。线上诊疗多由专科护士主导。

患者进行 X 线或其他放射学检查、生化检查（寄送至患者家中），以及完成纸质或电子版的患者报告结果测量（patient-reported outcomes measures，PROM）。例如，牛津膝关节或髋关节评分量表后，将结果返回至医疗机构，随后医疗机构结合电话咨询和检查结果为患者安排线上诊疗预约。电话咨询包括询问患者既往症状和疾病进展，并根据临床检查结果向患者进行反馈，并为患者提供机会以咨询其病情、治疗、康复的进一步建议。

如果患者进展良好并且对其临床检查结果没有担忧，则将继续通过线上方式对患者进行诊疗。然而，如果患者或临床医师有任何疑虑，则需安排传统的面对面复查，以便进行进一步的检查。

由于患者更倾向于非现场就诊，并在其方便的时候进行诊疗，因此线上虚拟诊所受到多数患者的好评[2]。此外，线上虚拟诊所还可以显著减少候诊时间。

临床医师在从事线上诊疗前须接受适当的培训和教育，以获得非面对面进行虚拟评估和临床决策的能力。

参考文献

[1] Jenkings P, Morton A, Anderson G, et al. (2016). Fracture clinic re-design reduces the cost of outpatient orthopaedic trauma care. *Bone Joint Res* 5:33-6.

[2] Gupta S, Jones G, Shah S (2018). Optimising orthopaedic follow-uo care through a virtual clinic. *Int J Trauma Orthop Nurs* 28:37-9.

十二、循证护理

（一）概述

在现代医疗保健中，传统的做法不再被接受。医务人员必须提供有效的最佳护理。然而，骨科和创伤治疗和护理的许多方面都基于医务人员的偏好，并"以传统的方式进行"。即使护士不进行临床研究创造证据，但仍需具备使用证据的能力。由于证据与临床实践存在差距，并且研究结果发表并提供给临床医师需要大量时间，因此，并非所有护理实践均可通过强有力的研究来支持。

（二）证据来源

护理实践证据来源众多，总结如下（框 1-1）。

（三）使用证据支持护理

上述所有证据来源均可以支持实践。证据的"金标准"来源是实证研究，但并非所有高标准证据都具有良好适用性，护士必须根据患者的偏好和个体情况来决定证据是否可靠且适用。例

框 1-1 证据类型

- 基于研究的证据，来自研究的文献综述，包括系统综述和 Meta 分析。根据实证研究制订的方案和指南
- 基于经验的证据，经验总结和非研究型文献，如意见和病例研究
- 基于理论的证据，来自传统教育、专题讨论会和会议演讲
- 患者和（或）其照护者提供的关于满意 / 不满意 / 投诉问题的证据，以及关于不良事件的汇总数据

如，随机对照试验表明长腿型抗血栓袜是预防下肢术后 DVT 最有效的机械预防方法，但是如果患者存在使用抗血栓袜的禁忌证，或者发现抗血栓袜非常不舒服而拒绝使用，则抗血栓袜就不是该类患者的最佳选择，强行使用可能弊大于利。因此，护士必须能够根据患者的个人需求评估证据的适用性，并能够对证据进行批判性地评估。

（四）如何批判性地评估证据

我们绝不能假设在专业期刊上发表的所有研究都具有良好的质量，并且医疗机构制订的指南和流程都基于可靠的证据。护士应审查所有方案和指南的证据来源。例如，它们是何时、如何，以及由谁构建和发表的，证据来源是否可靠且基于最新的研究。此外，护士需要对证据进行批判性地评估，再决定是否可以将其用于支持临床实践。此外，不太建议使用基于单项研究的证据改变护理实践或政策。

（五）实施循证护理

支持骨科和创伤环境中实施循证护理的指导资源众多，包括以下几个方面。

- 英国国家医疗服务体系（NHS）认可的研发部门。
- 皇家护理学院等专业组织，开展专家论坛。
- 通过 Cochrane 图书馆访问系统评价（https://www.cochranelibrary.com/）和英国国家卫生与服务优化研究院（National Institute for Health and Care Excellence，NICE；http://www.nice.org.uk）。
- 高校的护理及健康研究学院。

第2章

肌肉骨骼的解剖学和生理学
Musculoskeletal anatomy and physiology

Rebecca Jester　　Julie Santy-Tomlinson　　Jean Rogers　**著**

陈亚萍　张　燕　佟冰渡　李高洋　**译**

赵　丹　佟明笑　夏京花　许蕊凤　金姬延　梅雅男　祝腾蛟　**校**

吴新宝　鲁雪梅　孙　旭　龚雪涛　胡雁真　**审**

一、解剖学术语

医学标准术语是跨学科交流的核心。骨科医务人员需要熟练掌握描述创伤和骨科疾病、损伤，以及手术中所涉及的解剖位置和部位的术语。同时，医务人员必须能够使用通俗的语言来表述这些术语，以便向患者和家属解释治疗及护理措施时能够被其理解。

（一）解剖学姿势

解剖学姿势是指身体直立，两眼平视前方，上肢下垂于躯干两侧，掌心向前，双足分开与髋部同宽。

（二）切面

身体切面有助于医务人员准确描述骨骼、肌肉系统结构的位置及 3D 视角下的运动方向，以指导诊断、治疗及护理计划（图 2-1）。

- 矢状面，前后方向垂直穿过身体中心将身体分为左右两部分的纵切面。
- 水平面，左右方向水平穿过身体中心将身体分为上下两部分的横切面。
- 冠状面，左右方向垂直穿过身体中心将身体分为前后两部分的纵切面。

（三）解剖学方位术语

在骨科和创伤中，与疾病、手术或损伤部位

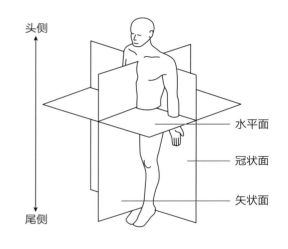

▲ 图 2-1　人体切面图

相关的解剖学方位术语包括以下几个方面。

- 中线，身体解剖位置的中线。
- 内侧，靠近身体中线。
- 外侧，远离身体中线。
- 前方，靠近身体前面。
- 后方（背部），靠近身体后面。
- 近端，靠近躯干、身体中心或肢体连接的位置。
- 远端，远离躯干、身体中心或肢体连接的位置。

- 下，低于、下面或以下，远离头部。
- 上，高于、超过，靠近头部。
- 外翻，偏离解剖标准姿势的中线。
- 内翻，偏向解剖标准姿势的中线。
- 骨骺，长骨的两端。
- 骨干，长骨中轴。
- 骨突，肌腱附着处的骨突出结构。

转子间、髁突、距骨等解剖术语也与骨、关节或软组织等特定部位损伤或疾病相关。

二、运动解剖学术语

运动解剖学术语包括以下几个方面（图 2-2）。
- 屈曲，关节处肢体骨骼之间的夹角变小；发生在铰链关节（又称滑车关节）及躯干弯曲时。
- 伸直，关节处肢体骨骼之间的夹角变大。
- 外展，肢体远离身体中线。
- 内收，肢体靠近身体中线。
- 相对，身体的一部分靠近另一个部分的行为，如拇指对手指。
- 旋转，关节沿纵轴旋转，外旋或内旋。

以下为发生在身体特定部位或关节的运动。
- 旋前，前臂的旋转运动，手掌从解剖位置转向后方；桡骨围绕尺骨旋转，并与其呈交叉状。
- 旋后，前臂的桡骨和尺骨相互平行，手掌处于后方，向前旋转。
  - 旋前和旋后也适用于足部，但更复杂。足部运动涉及步态，以及行走、跑步或运动时负重情况。足部旋前时人体的重量在足的内侧，旋后时重量在足的外侧。
- 跖屈，足底强壮的屈肌和小腿肌肉收缩使足趾向下远离身体。
- 背屈，依靠小腿强壮的屈肌使足趾向上靠近身体。
- 内翻，足部和足踝的运动，足底向内侧 / 向内移动。
- 外翻，足部和足踝的运动，足底向外侧 / 向外移动。

三、骨骼

人体骨骼（图 2-3）由骨骼、软骨和韧带构成，是骨科和创伤护理的重点。骨骼由 206 块骨头组成（人类出生时有 300 块骨头，其中部分在童年时期融合成一块骨头），由一系列复杂的关节连接在一起。骨骼占人体重量的 15%～20%，结实、轻盈及灵活，具有保护、支撑及运功等功能。

骨骼可分为以下两部分。
- 中轴骨骼，颅骨、脊柱、胸廓骨（肋骨和胸骨）。
- 附肢骨骼，四肢和肢带骨。

骨骼作为支撑结构，维持身体的形态。肌肉附着于骨骼构成的刚性支架上，产生杠杆力量使每个关节完成特定的动作。骨骼包裹大脑、肺、心脏、腹部和盆腔器官并为其提供保护。骨骼也是矿物质的储存器官，其腔内的骨髓可制造红细胞和白细胞（造血功能）。

骨骼及其结构

人体骨骼类型包括以下几个方面。

1. 长骨　长骨包括中轴骨（骨干）和两端（骨

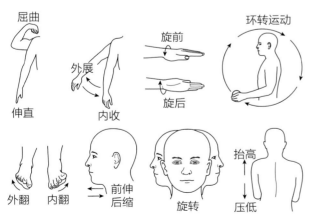

▲ 图 2-2　骨骼肌肉状况评估

经许可转载，引自 Castledine and Close, Oxford Handbook of Adult Nursing, 2009.

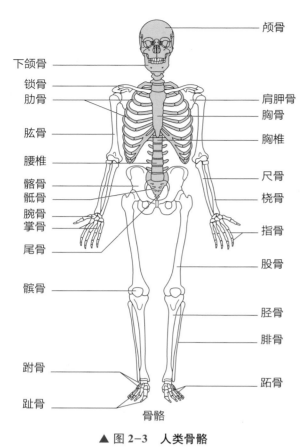

▲ 图 2-3　人类骨骼
阴影表示中轴骨骼，白色表示附肢骨骼

图中标注（从上到下，左侧）：颅骨、下颌骨、锁骨、肋骨、肱骨、腰椎、髂骨、骶骨、腕骨、掌骨、尾骨、髌骨、跗骨、趾骨

图中标注（右侧）：肩胛骨、胸骨、胸椎、尺骨、桡骨、指骨、股骨、胫骨、腓骨、跖骨

骨骼

髋），除关节表面外，其余部分完全被纤维膜（骨膜）覆盖。长骨包括股骨、胫骨和肱骨等。在整个骨骼系统中，长骨的结构是相同的，每一根长骨都包括以下几个方面。

- 骨干，长骨的轴，由致密的骨外层和包含骨髓的中央管组成。
- 骨骺，长骨两端的扩张区域。外面为一层致密的骨组织，通常比中轴骨 / 骨干处薄。骨骺内的骨组织是骨松质（松质骨），密度低于骨密质，使骨骼更轻，便于运动。
- 骺软骨 / 骺板位于长骨两端附近，在长骨骨骼生长中起积极作用，并在发育早期骨骼生长完成时发生骨化。在 X 线片中以条形状清晰可见，因其不含矿物质钙，故比骨骼颜色暗。
- 骨膜覆盖在骨的外表面。包括两层，外层为纤维层，具有保护功能；内层为成骨层，含

有促进骨生长、修复和重塑的成骨细胞和破骨细胞（见本章中"骨生理学"）。

- 内膜覆盖骨松质组织、骨髓腔和骨髓，其内含有成骨细胞和破骨细胞，负责骨松质的产生和吸收。

2. 扁平骨、短骨、不规则骨和籽骨　扁平骨、短骨、不规则骨和籽骨没有骨干和骨骺，大小和形状各不相同，有两层薄薄的骨密质，中间夹有骨松质。由于没有骨髓腔，骨髓存在于骨小梁内。

拓展阅读 ❶

[1] Soames R, Palastanga N (2019). *Anatomy and Human Movement: Structure and Function*, 7th edn. Philadelphia, PA: Elsevier.
[2] Waugh A, Grant A (eds) (2018). *Ross & Wilson Anatomy and Physiology in Health and Illness*, 13th edn. Philadelphia, PA: Elsevier.

四、骨生理学

（一）骨骼结构

骨骼是一种坚固、耐用的结缔组织，在组织水平上可进行更新和修复。骨骼处于不断更新的状态，是高度动态的组织结构。骨骼组织为多孔的矿化物质，由细胞、血管和钙化合物组成，骨骼类型和位置不同，钙化合物的比例不同。骨骼在承受应力的情况下不断重塑，每年有 10% 的骨量更新。

（二）骨骼功能

骨骼的主要功能包括以下几个方面。

- 支撑，身体附着的坚实框架。
- 连接，肌肉和肌腱的附着处。
- 保护，保护内部器官。
- 储存，99% 的钙磷，以及其他矿物质储备。
- 红细胞和白细胞产生（造血功能），由骨髓产生。

❶ 注：建议阅读拓展阅读中的这些文章，它们提供了关于骨骼肌肉解剖和功能的详细材料。

（三）骨骼发育

胎儿时期，骨骼发育为软骨，由致密的胶原纤维组成。出生后随着骨骼的发育和骨化，软骨逐渐被骨骼所取代。骨骼的大小和形状在整个生命周期中不断变化和发展。

在胎儿时期，骨骼作为未分化的间充质细胞，能够发育成许多不同的细胞。例如，骨原细胞可分裂增殖并分化为成骨细胞。骨骼重塑是由成骨细胞和来自骨髓干细胞的破骨细胞共同完成。骨细胞主要有以下 3 种类型。

- 成骨细胞重塑骨骼，分泌胶原蛋白和矿物质以形成新的骨骼。
- 破骨细胞溶解骨骼。
- 骨细胞参与骨骼重塑。

类骨质为成骨细胞产生的一种有机基质。部分类骨质可发生矿化（钙和磷酸盐离子沉积在基质上），一旦矿化，成骨细胞即成熟为骨细胞。

骨细胞分散在骨陷窝中（图 2-4），从周围的骨小管间隙中获得营养，最终通过骨单位与血液供应相连。骨骼外层覆盖骨膜，内层覆盖骨内膜。骨内膜含有能重塑骨组织的成骨细胞和破骨细胞。破骨细胞存在于骨骼表面，在骨骼重吸收中起重要作用。

（四）骨组织类型

人体骨骼由两种类型的骨骼组成（图 2-5）。

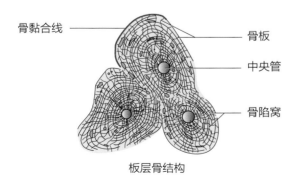

▲ 图 2-4　骨单位和骨骼的宏观结构
经许可转载，引自 Oxford Handbook of Clinical Specialties, 8th edn.

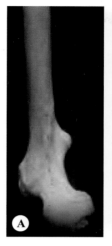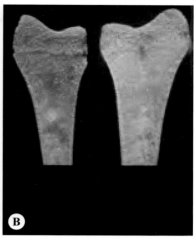

▲ 图 2-5　长骨骨骺的横切面显示骨密质外层很薄，内有骨松质，融合的骺板隐约可见
A. 皮质和外层；B. 骨松质（松质骨 / 小梁骨）

1. 骨密质　骨密质（又称皮质骨）为坚固的骨骼，存在于 80% 的骨骼中，更新速度慢，对扭转和弯曲等应力耐受性高，在骨骼周围形成保护性外壳。骨密质由大量骨单位组成（图 2-4）。骨单位为动态结构，显微镜下每个骨单位都有一个中央血管通道（中央管），管道内分布毛细血管、小静脉、神经和淋巴管，被同心圆排列的骨板层所围绕。每个骨单位之间是同心圆排列的矿化骨板（层状）。

2. 骨松质　骨松质（又称松质骨或小梁骨）存在于 20% 的骨骼中，形成骨骼的内部支架，帮助骨骼在承受巨大压力的情况下仍维持其形状。骨松质结构似海绵，但骨质坚硬，存在于大多数中轴骨（颅骨、肋骨和脊柱）、短骨内部，以及长骨的骨骺和干骺端区域。

五、骨骼生长发育

骨骼生长（成骨）始于胚胎（胚胎期），包括以下 2 种方式。

（一）膜内成骨

膜内成骨是扁平骨在膜内发育的机制。在将要形成骨骼的部位，血液供应丰富，间充质首先分化为原始结缔组织膜，间充质细胞聚集并分化为成骨细胞，成骨细胞分泌类骨质并包埋其中，分化成为骨细胞。继而类骨质钙化成骨基质，形成骨化中心。成骨细胞或骨原细胞附着在不断形成的骨组织表面，向周围成骨，逐渐形成初级骨松质。随后，初级骨松质周围的间充质分化为骨膜，聚集在骨松质边缘，进一步形成坚硬的基质，成为骨密质。

（二）软骨内成骨

软骨内成骨过程中，骨骼的一般形态以预先形成的软骨雏形存在。破骨细胞和成骨细胞逐渐取代软骨，然后软骨骨化成骨细胞。出生时，骨骺中形成次级骨化中心。当破骨细胞破坏中央骨组织时，髓管形成。大多数骨骼的生长以软骨内骨化完成，并一直持续到骨骼成熟，此时骺板融合并脱落。软骨内成骨是长骨、短骨、不规则骨的发育方式。

（三）胚后期骨骼生长

出生后，骨骼的纵径和横径继续增长。新的骨组织不断形成于骨膜下，骨骼横径即增长。骨骺中的软骨被轴侧的骨骼所取代，骨骼纵径即增长，其速度与自身产生新软骨的速度相匹配。成年后，激素导致骨骺中的软骨骨化，骨骼停止生长（图 2-6）。

（四）影响骨骼生长的因素

- 营养。
- 阳光。
- 激素分泌。
- 体育锻炼。

光照可诱导皮肤产生维生素 D，有助于骨骼的生长。维生素 D 是钙吸收过程中的必需物质，缺乏可导致钙吸收不良，骨骼缺乏钙则导致骨质疏松症。

（五）骨骼生长的激素调节

促进骨骼生长和发育的激素，包括以下几种激素（见本章中"骨骼代谢的激素调节"）。

- 生长激素，身高的主要调节器，刺激骺板的活动，在婴儿期和儿童时期尤其重要。
- 睾酮和雌激素，影响青春期身体变化。对成骨细胞无刺激作用，但抑制破骨细胞，保留骨骼中的钙，促进骨骺闭合。
- 甲状腺素，增加能量产生和蛋白质合成的速率。
- 甲状旁腺激素（parathyroid hormone，PTH），增加骨质溶解及血液中钙的重吸收，从而增加血钙水平。
- 降钙素，减少血液中钙的重吸收，降低血钙水平。

在成年早期完全骨化后，骨骼的长度和形态不会改变。但骨骼组织在整个生命过程中不断吸收和再生，并在受损时重建。

六、骨骼代谢的激素调节

骨骼为活跃的、不断生长的组织，通过新陈代谢进行重塑，对于维持骨骼的完整性，以及作为磷和钙的储存器官非常重要。骨骼代谢过程受多种激素及作用于骨骼的机械力影响，包括以下几个方面。

（一）降钙素

降钙素主要通过两种作用降低血钙水平，即抑制骨骼中钙的释出和促进尿液中钙的排泄。同时降钙素还刺激甲状旁腺激素和骨化三醇的释放（图 2-7）。

（二）甲状旁腺激素

甲状旁腺激素促进骨骼中钙的释放。骨骼重

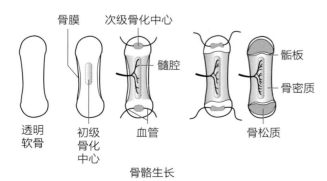

▲ 图 2-6 长骨发育图

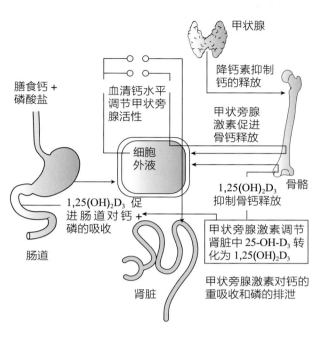

▲ 图 2-7　钙和磷酸盐的代谢

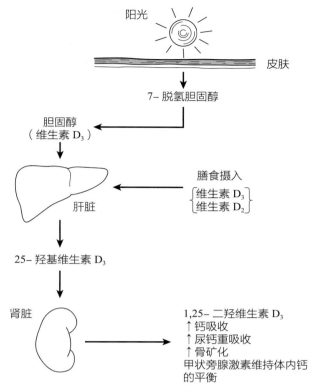

▲ 图 2-8　骨代谢

吸收是破骨细胞对骨组织的正常消耗，破骨细胞受甲状旁腺激素调节，与产生骨组织的成骨细胞结合。随着年龄的增长，甲状旁腺激素的生成增加，导致骨骼转化增加和骨量减少，刺激骨骼生长；婴儿时期甲状旁腺激素缺乏可导致骨骼发育和生长发育迟缓。

（三）骨化三醇（维生素 D）

骨化三醇为类固醇激素，在调节钙、磷水平，以及骨骼矿化过程中发挥重要作用，其还能促进肠道对钙、镁和磷酸盐的吸收。骨化三醇促进血液和骨骼对膳食钙的摄取，从而刺激成骨细胞的活性。当光能被吸收时，皮肤中可产生骨化三醇（图 2-8）。

（四）雌激素

雌激素为多功能激素，其功能之一为影响骨骼生长代谢。成骨细胞促进骨骼对钙的吸收，雌激素对成骨细胞无作用，但抑制破骨细胞的活性，从而保护骨骼避免过度代谢。雌激素参与骨骼生长，与睾酮一起协助青少年进入"生长突增"时期。生长突增发生后，雌激素和睾酮就会引起

骺板的骨化，从而停止生长。

（五）生长激素

生长激素刺激骺板的骨骼生长，对人体生长发育至关重要。生长激素分泌不足，可导致侏儒症；分泌过多，则导致巨人症。

上述激素控制骨骼重塑，维持成骨细胞和破骨细胞之间的平衡，因此，健康成年人的整体骨量在正常衰老发生前变化很小。

七、肌肉

肌肉包括以下 3 种类型。

- 平滑肌：不随意肌或非横纹肌，形成血管和器官壁，由自主神经系统控制。
- 心肌：仅用于心脏泵血活动，受自主神经系统控制。
- 骨骼肌：随意肌或横纹肌，同时受中枢和自主神经系统控制。

（一）骨骼肌的结构和功能

骨骼肌附着于骨骼和关节，在神经系统支配下以不同的速度收缩和舒张，为运动提供动力，从而实现运动功能（图 2-9）。

骨骼肌由肌纤维借助结缔组织结合组成。单个肌纤维为多核细胞，呈细长圆柱形，肌肉的用途和功能决定肌纤维的长度和宽度。每条肌纤维外包裹的结缔组织为肌内膜，肌纤维聚集成大小不等的束称为肌束，肌束外面包裹的结缔组织为肌束膜；肌束聚集形成肌肉，包在整块肌肉外面的结缔组织为肌外膜；发挥共同功能的肌肉聚集成群，肌肉群外面包裹的粗糙结缔组织为筋膜。

每条肌纤维含有数以千计的肌原纤维，肌原纤维是骨骼肌收缩的基本结构单位，接收到神经冲动后，通过肌原纤维内细丝滑动的复杂过程，产生肌肉收缩。

骨骼肌只能在一个方向上收缩和放松，每个动作所需肌纤维数量和长度也不同。肌肉的形态各不相同，有些肌肉形态较其他肌肉长。肌肉的"自主控制"意味着大多数肌肉可以根据所需的功能完成各种强度的收缩。例如，可以将手的挤压动作从轻柔控制到强有力的程度。

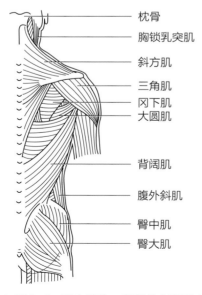

枕骨
胸锁乳突肌
斜方肌
三角肌
冈下肌
大圆肌
背阔肌
腹外斜肌
臀中肌
臀大肌

▲ 图 2-9　肌肉结构：背部的主要肌肉

（二）附着点

每块肌肉都附着在骨骼的两个点上，即起点和止点。在传统的解剖学术语中，起点不移动，止点通过肌肉收缩而移动，但在实际运动中，止点可以保持静止，起点移动（例如，向前弯曲躯干抵抗阻力时，会逆转髂腰肌的起点和止点）。肌腱是附着在骨膜或关节囊上的肌外膜和肌周结缔组织的结合物，骨骼的隆起、凹陷和粗糙区域均为肌腱的附着点，肌肉通过肌腱附着在骨骼上，在骨骼和关节形成的杠杆上产生运动。肌肉通过缩短骨骼系统的杠杆，使两部分肌肉靠近，然后放松，使其分开。当一块肌肉收缩时，另一块肌肉会放松，产生相互运动。

八、韧带、肌腱和软骨

骨骼、关节和肌肉为人类运动的结构和机制，韧带、肌腱和软骨为这些系统之间的连接结构，其自身不产生运动，但引导和保护肌肉运动。

（一）韧带

韧带由致密、规则的结缔组织构成，在关节处将骨骼连接在一起。纤维束在同一个方向上运动，承受一个方向的负荷，在拉的方向上提供很高的抗拉强度。纤维具有柔韧性和延伸性，使韧带具有一定的弹性，在关节运动时能够被拉伸。

韧带加强关节的稳定性，维持关节在正常范围内运动。关节拉伸超出正常范围，韧带拉伸程度可能超过极限甚至撕裂。关节囊韧带是滑膜关节纤维囊增厚部分的延伸[见本章中"关节（一）""关节（二）"]。韧带由生成纤维的成纤维细胞包裹，其他类型的细胞很少，且韧带血液供应差，导致韧带损伤后不容易愈合。

（二）肌腱

肌腱连接肌肉和骨骼，由规则的致密结缔组织构成，提供拉伸强度。肌腱含有的弹性纤维比韧带更少。连接肌肉和骨骼或其他肌肉的片状肌腱称为腱膜。肌腱通常被腱鞘包裹，腱鞘为充满润滑液的纤维囊，其功能旨在保护肌腱免受摩擦。纤维囊覆盖在人体某些部位的肌腱，如膝盖和肘部，除保护肌腱外还具有关节减震功能。

（三）软骨

软骨由不规则的致密结缔组织构成，结构与韧带相似，排列方式更不规则，使软骨在多个方向强度大、柔韧性低。软骨组织在体内呈片状，覆盖在关节处骨骼末端（"透明软骨""关节软骨"），形成肌肉和器官的筋膜组织。软骨很坚韧，同时有一定的灵活性，为更脆弱的结构提供保护。软骨含水量为 70% 以上，在受压时能够回弹。由于缺乏血液和神经供应，营养来源于组织液中的蛋白质和矿物质等成分，因此愈合能力较差。

软骨有以下 3 种类型。

- 透明软骨（或关节软骨），外观有光泽，覆盖在关节处长骨的末端，连接肋骨和胸骨，形成鼻尖部，以及儿童和成年早期的骨骺（生长）板。
- 弹性软骨，类似透明软骨，但含有更多的弹性纤维。
- 纤维软骨，位于透明软骨和肌腱或韧带的交界处，椎间盘和膝关节的半月板（软骨）部位。其特殊的纤维结构具有更大的抗压和抗张强度。

（四）病变

韧带、肌腱和软骨容易受到损伤，这些损伤在骨科临床实践中非常常见。因此，医务人员必须了解其解剖和生理，以便为患者提供更佳的治疗与护理［见第 8 章中"软组织损伤（一）：肌肉和肌腱""软组织损伤（二）：韧带和软骨"］。

九、神经血管供应

骨骼肌肉系统有丰富的神经和血液供应。血管和神经在骨骼中并排走行，为骨骼生长、肌肉收缩，以及生物反馈系统提供了所需的营养物质。

（一）骨骼的血液供应

骨骼需要丰富的血液供应，以获得其生长、重塑和修复所需的营养物质。根据骨骼在体内的大小和位置，每块骨骼都有几条主要的血液供应。

大型营养动脉通过营养孔进入骨骼骨干（图 2-6），然后分为近端和远端分支，供给骨干和骨髓。大型骨骼不止一条营养动脉。长骨的末端也接受干骺端和骨骺动脉的血液供应。

营养动脉形成分支，较小的血管和毛细血管进入中央管，为骨密质内的每个骨单位提供营养。毛细血管从骨密质内的穿孔管进入骨松质，缠绕在骨小梁之间，提供骨细胞和骨髓活动所需的营养物质。当骨折时，骨骼会大量出血，导致严重的失血，并形成血肿，这是骨骼愈合的关键。

红骨髓通常存在于长骨的中心和扁平骨板障中（中心区域）。红骨髓也被称为造血组织，负责产生红细胞。成年人的造血大多发生在长骨的末端和扁平骨的中心，如胸骨和骨盆，因此，骨髓样本通常从这些骨组织处采集。

（二）骨骼的神经支配

有髓神经纤维和无髓神经纤维为骨骼提供良好的神经支配，主要为自主感觉效应提供反馈，在骨骼疾病或损伤时感到疼痛。骨骼的神经沿血管走行，每一块骨骼通过中央管接收所属的神经支配，长骨末端最为丰富，为关节提供自主反馈/本体感觉，这也是患骨关节炎等疾病时疼痛的原因。

（三）骨骼肌血液供应

骨骼肌为人类运动提供力量，需要大量能量和营养物质来实现。因此，所有的肌肉纤维都有其血液供应。

（四）骨骼肌神经支配

自主神经能够控制肌肉活动，使人类能够对环境变化做出快速反应。肌肉和其他软组织的神经支配来源于脊髓，每一块肌肉至少由一个运动神经支配。滑膜关节的关节软骨没有神经支配，这意味着骨关节炎关节软骨磨损时无法感知到疼痛。

十、关节（一）

骨骼在关节处连接在一起，关节作为支点促进骨骼杠杆系统的运动。每个关节都有相应的结构和特定的活动范围。大部分关节还包含部分软组织结构，如韧带和软骨，有助于维持关节的稳定性。

关节分类

关节可分为以下 3 大类。

1. 纤维连结　纤维连结没有关节腔，由纤维组织连接骨骼，是活动度最小的关节类型。纤维连结有以下 3 种类型。

- 骨缝是儿童颅骨骨缝之间编织骨膜构成的连接，边缘呈蛇形交错，无法移动。
- 韧带连结是指两块骨骼通过纤维组织韧带连接起来的关节。关节可以进行一些有限的移动，如距腓关节。
- 嵌合关节是指钉入牙窝的关节，仅存在于牙根与上下颌骨的牙槽之间。

2. 软骨关节　软骨关节没有关节腔，由软骨连接骨骼，包括以下 2 种类型。

- 透明软骨结合是指两骨借透明软骨连结。其灵活性协助骨骼在儿童和成年早期生长，透明软骨随着生长停止而骨化和固定。多见于长骨末端的骺板、胸骨与第一肋骨之间的第一胸肋关节。
- 纤维软骨联合指两骨间借纤维软骨和结缔组织相连结，允许部分运动，其功能是减震。多见于耻骨联合和脊柱椎体之间的椎间关节。

3. 滑膜关节　滑膜关节包括所有肢体关节，是活动度最大和最常见的关节，其关节腔内含有滑膜液。这种结构既坚固又灵活，并为关节提供润滑。滑膜关节的 5 个主要结构如下。

- 关节腔，为运动提供空间。
- 滑膜液，充满关节腔，为黏性液体，作为润滑剂，有助于减少摩擦，在关节使用时变得更薄。
- 关节囊，双层纤维组织，沿关节面连续排列并与骨膜相连。
- 滑膜，关节囊内层，覆盖尚未被关节软骨覆盖的关节表面。
- 关节软骨，骨骼末端的光滑覆盖物，可防止摩擦并减缓关节受压时的冲击。

滑膜关节有坚固的韧带结构支撑，部分滑膜关节存在脂肪垫，称为滑膜囊，用于缓冲骨突，包括髋关节股骨上端的转子、肘部的鹰嘴突和髌骨（图 2-10）。

关节及其周围的软组织结构富含神经纤维，有助于调节疼痛及关节内部和周围的拉伸和压力，从而实现本体感觉。

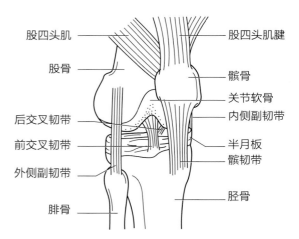

▲ 图 2-10　膝关节的肌腱和韧带

十一、关节（二）

滑膜关节包括多种类型，其分类取决于关节活动方式及其表面的结构。不同类型的关节会产生特殊的运动，反映其骨骼功能（图 2-11）。滑膜关节骨骼末端的关节面覆盖有关节软骨，减缓运动时的震荡和冲击。关节囊内层为滑膜层，产

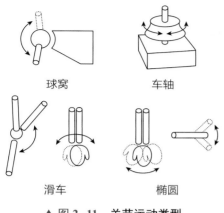

球窝　　　　　车轴

滑车　　　　　椭圆

▲ 图 2-11　关节运动类型

生滑膜液，为关节提供营养，并起润滑作用。

（一）滑膜关节的分类

第 2 章铰链"运动解剖学术语"描述了关节运动，由专门适应关节功能而产生的运动，根据关节表面的形状和关节产生的运动分类如下。

1. 铰链关节　铰链关节指骨骼的圆柱形突出部分与另一个凹陷或凹槽相吻合的关节，关节仅围绕一个轴移动，实现紧密结合。肱尺关节和膝关节都属于是铰链关节。

2. 球窝关节　球窝关节包括可移动的球形关节头和可以固定关节头的关节窝。髋关节是球窝关节典型例子，可以在多个方向上自由运动，包括屈曲、伸展和旋转。关节的稳定性取决于关节窝的深度和关节头被包裹的程度。肩关节的盂肱关节关节窝较浅，活动度更大，稳定性相对较差。

3. 平面关节　平面关节的关节面较为平坦，两个表面在一个平面上相互滑动，只能进行有限的运动。如腕关节，骨头紧密地排列在一起，无法移动。

4. 车轴关节　车轴关节为单轴关节。寰椎（C_1）和枢椎（C_2）之间的寰枢关节处，枢椎的齿状突在寰椎的编织骨套筒内围绕一个轴旋转，为车轴关节。

5. 椭圆关节　椭圆关节关节面呈椭圆形，关节的一侧弯出，另一侧凹陷，紧密结合。椭圆关节允许围绕两个互成直角的轴进行运动，包括屈曲、伸展、外展和内收。手的掌指关节（metacarpophalangeal joint，MCP）为典型的椭圆关节。

6. 鞍状关节　鞍状关节面形状像马鞍，表面有凹面和凸面，互为关节头和关节窝。鞍状关节比椭圆关节活动度更大。最常见的鞍状关节是腕掌关节（拇指的基部）。

Palastanga 等[1] 通过将关节处的运动描述为"旋转、滚动和滑动"，来解释关节复杂运动的形成机制如下。

• 旋转是指一个表面围绕着中心轴相对于另一个表面进行旋转。

• 滚动是指一个表面滑过另一个表面，每个表面的不同部分在不同的时间相互接触。

• 滑动是指一个表面滑过另一个表面。

（二）关节本体感觉

神经末梢广泛分布于关节、关节囊和韧带，作为受体，神经末梢向自主神经系统和中枢神经系统提供反馈，使人们能够在无意识的情况下感觉到关节的伸展和姿势。

参考文献

[1] Palastanga N, Field D, Soames R (2006). *Anatomy and Human Movement: Structure and Function*, 5th edn, p. 5. Edinburgh: Butterworth Heinemann/Elsevier.

十二、脊柱

脊柱由 24 块可活动的椎骨、骶骨（5 块骶椎融合而成）和尾骨（4 块尾椎融合而成）组成。脊柱坚固且灵活，具有保持躯干直立和支撑头部及身体的功能。脊柱侧面观，有 4 个生理弯曲，即两个前凸和两个后凸。生理弯曲增强了脊柱的强度和活动度（图 2-12）。

（一）脊柱的功能

• 直立姿势，脊柱由肌肉和韧带支撑和包裹，

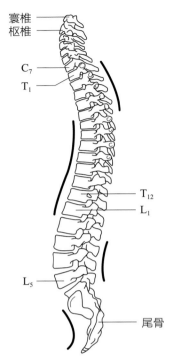

▲ 图 2-12　脊柱

经许可转载，引自 Oxford Handbook of Clinical Specialties, 8th edn.

使脊柱能够以直立姿势支撑身体。

- 活动，多个椎骨及其之间的椎间盘使脊柱具有一定的活动度。
- 保护脊髓，椎骨的椎孔形成一个通道即椎管，为脊髓提供骨性保护屏障。
- 躯干中轴，脊柱连接肋骨、肩带、上肢带骨、骨盆和下肢。

（二）椎骨

不同椎骨之间存在差异，但也具有以下共同的特征。

- 椎体，即每个椎骨前部的扁平体，大小随其位置而变化，颈椎椎体较小，腰椎椎体较大。
- 椎弓，位于椎骨后部，由 2 个椎弓根、2 个椎板、1 个棘突和 2 个横突组成。4 个骨突起，2 个与上面椎骨相连，2 个与下面椎骨相连。

（三）不同部位椎骨的特征

- 颈椎，椎动脉通过颈椎横突上的孔向上进入

大脑。前两个颈椎与其他不同。

　➢ 寰椎，是第一颈椎，由一个骨环和两个横突组成；骨环部分被横韧带固定的齿状突占据，寰椎上有两个关节表面，与头骨相连，允许头部点头运动。

　➢ 枢椎，是第二颈椎，向上伸出的指状突起即齿状突与寰椎相连，允许头部左右旋转。

- 胸椎，椎体和横突与肋骨相连。
- 腰椎，最大的椎骨，承受最大的力量。
- 骶骨，5 块骶椎融合在一起形成的三角形骨头。
- 尾骨，4 块尾椎融合形成的一个较小三角形骨头，并与骶骨相连。

（四）椎间盘

椎间盘位于相邻椎体之间，由纤维软骨组成的外缘（纤维环）和柔软的中央内核（髓核）构成。椎间盘的厚度取决于其所在的脊柱椎体的面积。椎间盘能吸收与运动相关的冲击，并有助于脊柱的灵活性。

（五）脊柱韧带

脊柱韧带固定椎骨的位置，协助维持椎间盘的位置。

- 横韧带维持齿状突的位置。
- 前纵韧带位于椎体前方，延伸到脊柱全长。
- 后纵韧带位于椎管内，延伸到脊柱全长。

（六）脊髓和椎体神经

脊髓位于由脊柱椎孔组成的椎管中，起源于脑干，延伸至马尾神经，被脑膜和脑脊液（cerebrospinal fluid，CSF）所包围，为连接大脑和身体其他部位之间的神经组织。31 对脊神经起源于髓质，通过椎间孔移行出椎管（图 2-13 和图 2-14），与脊髓协同作用。

十三、肩

肩关节具有非常大的活动度，在控制身体方面起重要作用。肩关节通过胸锁关节和肩锁关节连接上肢与躯干中轴骨，通过肩胛骨与胸壁肌肉

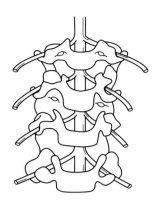

▲ 图 2-13　脊柱和神经

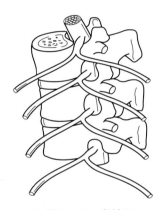

▲ 图 2-14　脊神经

和上肢主要肌肉相连，使肩关节可以在多个方向上自由活动。

肩关节由锁骨和肩胛骨构成。

（一）肩胛骨

肩胛骨分为以下 3 个不同的区域。

- 肩胛骨主体为宽而扁平的三角形扁骨。
- 肩胛骨背面的横嵴为肩胛冈，肩胛冈向外侧延伸至末端悬垂突出处为肩峰。
- 前部上缘的突出为喙突。

肩胛骨通过盂肱关节与肱骨相连，通过肩锁关节与锁骨相连。肩胛骨表面粗糙，便于负责肩部和上肢运动的肌肉附着。肩胛骨外侧缘上端形成一个浅层凹陷，即关节盂，与肱骨头相连，形成盂肱关节。盂肱关节是肩关节的主要部分，肩关节的大多数运动都发生在此关节。

（二）锁骨

锁骨呈细长杆状，有两个弯曲，形成胸壁的上缘，一端与胸骨柄关节面形成胸锁关节，另一端与肩胛骨的肩峰形成肩锁关节。

锁骨具有运动及支撑功能，其所承受的压力多在手臂和上胸部，因此在跌倒时，伸展的手和手臂承受的压力和损伤极易向锁骨转移。

（三）软组织

肩部活动度大，属于相对不稳定的关节。盂肱关节是关节窝较浅的"球窝关节"，可以比作高尔夫球座及其上面的高尔夫球，仅由环绕肩部的肌肉、肌腱和韧带连接在胸部、脊柱和头部组成的中轴骨上，骨骼稳定性较差。

浅层的关节盂腔仅被软骨边缘而略微加深，对关节的稳定性几乎没有作用，因此肩关节容易脱位。

肩关节周围强度不同的韧带增强了肩部稳定性，为手臂提供支撑（图 2-15）。肱二头肌长头等肌腱穿过肩关节，如同绑带将肱骨头固定在关节盂内，提高了肩关节的稳定性。更重要的是肩袖由肩胛下肌、冈上肌、冈下肌和小圆肌的肌腱组成的袖状结构，相互缠绕并围绕在盂肱关节周围。肩袖常因外展臂的撞击和下垂时发生的磨损而损伤。

（四）血液供应和神经支配

肩部血液供应丰富，来自锁骨下动脉和腋窝动脉。肩胛区血管分支为肌肉提供营养。肩部的神经支配来自于 C_5、C_6 和 C_7 的神经根。

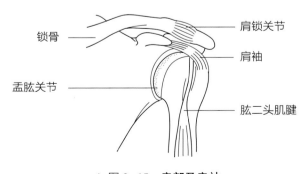

锁骨	肩锁关节
盂肱关节	肩袖
	肱二头肌腱

▲ 图 2-15　肩部及肩袖

十四、肘

肘关节灵活性较肩关节及手部小，但其在活动中起着重要作用。肘关节使手臂在中部弯曲，有助于上肢的灵活性，帮助手触及口腔等身体的其他部位，以便进行进食、洗漱和穿衣等日常生活活动。因此，当肘关节运动受到限制时，尤其涉及主臂时，许多日常生活活动均受到影响。

肘关节为滑膜铰链关节，关节囊相对松弛，可完成屈曲和伸直动作（前臂旋后和旋前的旋转动作是发生在同一关节囊内的桡尺近端关节）。

（一）骨结构

肘的关节部分有肱骨远端的肱骨髁、肱骨小头和肱骨滑车，以及尺骨的滑车切迹和桡骨头部的关节窝组成（图 2-16）。肘部的"突起"为尺骨鹰嘴，当肘部倾斜时，承受重量增加。尺骨鹰嘴由脂肪垫（鹰嘴滑液囊）保护，易发生炎症（滑囊炎）。

（二）软组织

肘部软组织有助于维持关节稳定性，包括肘部两侧强壮的副韧带（桡骨外侧和尺骨内侧），以防止关节过度旋转。上臂肌肉的肌腱（包括肱二头肌、肱三头肌和肱肌）穿过肘部，维持关节稳定性并提供力量。这些结构使肘部可进行全方位运动，但是当需要上肢伸直以携带物品或承受身体重量时（如俯卧姿势向上推和爬行），也可以将肘部"锁定"在稳定的伸展位。

当手臂完全伸展时，肱骨干轴线和前臂轴线之间形成向外倾斜的夹角即"提携角"，使前臂向外方倾斜，当携带物品（如购物袋）时，肘关节可以在不碰撞臀部或腿部的情况下摆动，肘部损伤会破坏提携角。前臂处于旋后位时，通过肱肌和肱二头肌收缩完成屈曲动作，通过肱骨后方的肱三头肌的收缩完成伸展动作。

（三）血液供应和神经支配

肘部和前臂的血液供应主要来自肱动脉的分支。血管靠近肱骨远端并穿过肘部，该部位肌肉及骨骼损伤时可能造成血管损伤。神经支配来自肌皮神经、正中神经、桡神经和尺神经。

十五、腕与手

腕和手灵活度较高且能进行精细活动，由 27 块骨头组成（图 2-17）。

（一）腕

腕部由两排小骨组成，统称为腕骨。近排由手舟骨、月骨、三角骨和豌豆骨组成，远排由大多角

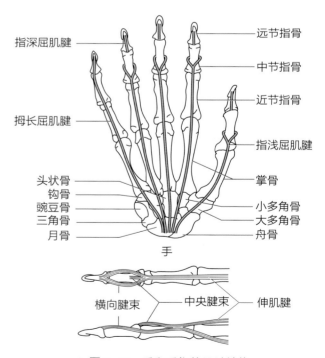

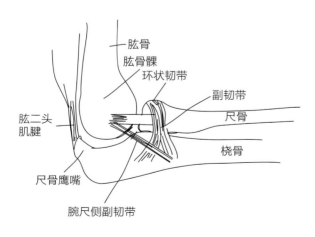

▲ 图 2-16 肘部解剖

▲ 图 2-17 手和手指的肌腱结构

骨、小多角骨、头状骨和钩骨组成。腕骨之间有 4 个关节，近排与桡骨和尺骨紧密相连。

（二）手掌

手掌由 5 根小骨组成，每根手指一根，统称为掌骨。掌骨属于长骨，与腕骨和指骨紧密相连。

（三）手指

手指由 14 根指骨组成，拇指包含 2 根指骨，其余手指各包含 3 根指骨。它们相互连接，并与掌骨相连（图 2-17）。

（四）关节

腕与手由大量的小关节构成，均为铰链关节。MCP 是由掌骨与指骨连接形成。MCP 像铰链一样，使手指实现弯曲和伸直。3 个指骨由两个指间（interphalangeal，IP）关节隔开。靠近 MCP 为近指间（proximal interphalangeal，PIP）关节，靠近手指末端为远指间（distal interphalangeal，DIP）关节。拇指两个指骨之间只有一个 IP 关节。手指的 IP 关节均为铰链关节，使每个手指实现弯曲和拉直。

（五）韧带和肌腱

手指关节两侧的副韧带可防止关节的异常和侧向弯曲（图 2-17）。

PIP 关节两侧的韧带即连接掌侧近节指骨和中节指骨的掌侧板最为坚韧，当关节伸直时，韧带被拉紧，防止 PIP 关节向后过于弯曲。

手指的伸肌腱始于前臂骨骼后部的肌肉，向手部移行，穿过腕关节的后部，最终连接到伸肌腱。伸肌腱向上进入手指，形成伸肌腱腱帽。伸肌腱腱帽变平，覆盖在手指顶部，并伸出分支，与手指中节和远节指骨连接，当伸肌收缩时，拉动伸肌腱使手指伸直。

（六）肌肉

控制手部的肌肉始于肘部或前臂，沿前臂向下移行，穿过腕和手。可以分为以下几类。

- 外在肌，通过手掌或手背的长肌腱，为手指屈伸提供力量。

- 内在肌，负责手指精细运动。
- 骨间肌，负责手指分开和并拢。
- 蚓状肌，位于手指之间，负责手指屈伸。
- 大鱼际肌，负责拇指活动，使拇指可以触摸同一只手的其他手指指尖，即对指。
- 小鱼际肌，负责小指活动。

（七）神经

手部的神经包括桡神经、正中神经和尺神经，均始于肩部。神经将信号从大脑传递到负责移动手臂、手和手指的肌肉上，并将触觉、疼痛和温度等感觉信号传递回大脑。

- 桡神经沿前臂桡侧走行，向第 1、2 掌骨间隙背部的区域提供感觉反馈。
- 正中神经穿过腕管，为拇指、示指、中指和半个环指提供感觉反馈。正中神经还发出分支支配拇指的大鱼际肌。环指的神经支配由尺神经和正中神经共同完成。
- 尺神经为小指和半个环指提供感觉反馈。尺神经的分支也支配手掌中的小肌肉和将拇指拉向手掌的肌肉。

（八）血管

手部血液供应由桡动脉和尺动脉提供。桡动脉靠近拇指侧，穿过手腕前部，尺动脉与尺神经伴行。桡动脉和尺动脉在手掌内吻合在一起呈弓形，为手掌和手指掌侧提供血液供应。其他动脉分支穿过手腕背侧，为手背、手指背侧提供血液供应。

十六、髋关节

髋关节由股骨头和髋臼组成，将重量从躯干转移到下肢，在整个生命周期中承受相当大的压力，容易受到骨关节炎（osteoarthritis，OA）破坏力的影响。髋关节也是负责行走的杠杆系统的重要组成部分。髋关节作为球窝关节，在每个平面上都可以移动，并产生屈曲、伸展、内收、外展、内旋和外旋运动，使身体在负重运动时能够扭曲和旋转，这些运动受到髋臼深度和关节周围软组织结构的限制。髋关节有稳定的骨性结构，这是其与肩关节的不同之处。

（一）髋关节的骨性结构

骨盆的髂骨、耻骨和坐骨汇合于髋臼，股骨头近似球形，位于髋臼的深窝内。髋臼和股骨头表面光滑，覆盖关节软骨。髋臼周缘为纤维软骨环构成的髋臼唇，其环绕髋臼进一步加深髋臼深度。滑膜囊完全包裹股骨颈部在内的整个髋关节，股骨的其余部分从股骨颈处倾斜向身体远端延伸（图 2-18）。

（二）髋关节的软组织结构

髋关节周围为一组坚实但相对较短的肌肉，连接骨盆和股骨近端，在负重条件下完成全方位活动。特定的肌肉完成特定的动作。

- 臀肌和腘绳肌，位于髋关节后侧，完成伸展运动。
- 臀肌和阔筋膜张肌，位于髋关节的前侧和外侧，完成外展运动。
- 内收肌，位于髋关节内侧，完成内收动作。
- 髂腰肌、耻骨肌、缝匠肌和股直肌，完成屈曲动作。
- 臀肌、腰大肌和髂肌，完成内旋动作。
- 臀大肌、梨状肌、闭孔肌和上下孖肌，完成外旋动作。

髋关节周围由韧带覆盖，大部分位于髋关节外。小而弱的韧带（圆韧带或头韧带）附着于股骨顶部的股骨头凹陷处，即中央凹，但不能增加关节的稳定性。

（三）髋关节的神经支配和血液供应

髋关节主要受腰丛的股神经和闭孔神经支配，部分神经支配大腿至膝关节，因此髋关节的疾病，如骨关节炎，有时可以表现为膝关节疼痛。

髋关节的血液供应来自股动脉的分支和圆韧带内的动脉。股骨头的血液供应由穿过股骨颈的血管提供，血管通过头下区域周围的几个小孔进入头部。股骨颈骨折容易损伤这些血管，导致股骨头缺血性坏死，从而影响手术决策（见第 10 章中"髋部脆性骨折：概述"）。

十七、膝关节

膝关节是人体最大、最复杂的关节，缺乏自身稳定性，由复杂的韧带、肌腱和软骨结构支撑。膝关节为铰链关节，允许屈伸，当关节无承重时，可有少量的旋转。人体站立和行走时，膝关节承受身体的全部重量，过度的旋转运动使其承受巨大的压力。因此，在高能量损伤和接触性运动损伤中，软组织结构极易损伤［见第 8 章中"软组织损伤（一）：肌肉和肌腱""软组织损伤（二）：韧带和软骨"］。

（一）膝关节的骨性结构

膝关节由 3 个关节构成：①股骨外侧髁和胫骨外侧髁构成的外侧胫股关节；②股骨内侧髁和胫骨内侧髁构成的内侧胫股关节（由髁间隆起分开，其外观为两个独立的关节）；③当膝关节屈伸时，髌骨在股骨远端滑动，形成髌股关节。股骨髁是轮状结构，有利于在平坦的胫骨髁（又称胫骨平台）上的屈伸运动。所有关节表面都覆盖有关节软骨。胫股关节被滑膜囊所包裹。

髌骨是呈三角形的籽骨，悬浮在股四头肌的肌腱内，为膝关节的前部提供保护，特别是在跪姿时，髌骨使股四头肌的力矩增大从而增加对膝关节屈曲的杠杆力臂。髌骨关节面为凸面，便于

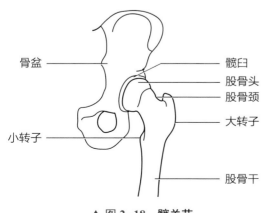

▲ 图 2-18　髋关节

骨盆 —— 髋臼
股骨头
股骨颈
大转子
小转子 ——
股骨干

滑动运动。

（二）膝关节的软组织结构

膝关节的骨性结构不具有稳定性，因此需由韧带、软骨和肌腱来协助（图 2-10）。

交叉韧带较短，在膝关节中央互相交叉。前交叉韧带（下部附着于前方）附着在股骨外侧髁的内侧表面及胫骨前棘的下方和后方。后交叉韧带（下部附着于后方）附着于股骨内侧髁，向前移行，附着在胫骨后髁间棘。交叉韧带是膝关节稳定性的核心，在负重发生旋转运动时常导致损伤，如韧带完全撕裂。

内侧和外侧半月板为胫骨外侧髁和内侧髁顶部的两块软骨，加深浅层关节表面的深度和加强关节的减震特性。半月板位于关节表面，损伤时容易被撕裂。

膝关节软组织周围充满滑膜液，滑膜液可抑制软组织愈合，因此软组织受到损伤时，愈合会延迟。

关节囊外，膝关节两侧为外侧和内侧副韧带，分别将股骨外侧髁和内侧髁附着于胫骨内侧髁和腓骨头下方的粗糙区域，以防止旋转。

（三）膝关节的神经支配和血液供应

膝关节由股神经、闭孔神经、胫神经和腓总神经支配。腓总神经环绕在腓骨头部，其位置表浅，容易受到损伤。

膝关节的血液供应来自股动脉和腘动脉的分支。腘动脉穿过膝关节后方，在绷带包扎、使用夹板和石膏固定时须防止损伤。

十八、足踝

人体通过足踝保持平衡和稳定；足踝承载身体重量，起到减震的作用，让人类可以站立和行走。每侧足踝有 28 块骨头，有助于足部适应不同的表面（图 2-19）。

（一）踝

踝关节由距骨组成，距骨与胫骨和腓骨远端相连。

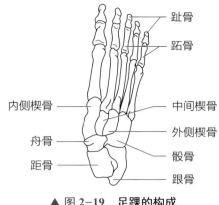

▲ 图 2-19　足踝的构成

（二）后足和中足

后足和中足为复杂的关节结构，其骨性结构包括以下几个方面。

- 跟骨，构成足跟部，行走时承受重力。
- 舟骨，为一块船形的骨头。
- 骰骨，与第 4 和第 5 跖骨相连，形成第 4 和第 5 跗跖关节，与跟骨形成跟骰关节。跟骰关节有助于维持足部的稳定性。
- 3 块楔骨，彼此相连，并与距骨相连。

（三）跖骨

足部包含 5 块跖骨，共同构成足背，跖骨与跗骨和趾骨紧密相连。第一跖骨远端头部膨大，形成跖骨粗隆。

（四）趾骨

足部有 14 块与手指排列相似的趾骨，除了第一足趾（拇趾）有两块趾骨外，每个足趾均有 3 块趾骨。

（五）足弓

足弓由足部的骨骼、韧带和肌腱组成，对运动和负重至关重要。足有突出的足弓，两个"纵向"足弓（内外侧各一个）和一个横跨中足的横弓。

- 内侧纵弓，最突出的足弓，沿足内侧缘从前向后延伸，在行走、跳跃或跑步时吸收大部分的冲击。
- 外侧纵弓，沿足外侧缘与内侧纵弓平行。

- 横弓，从外侧到内侧穿过中足，为足部提供支撑和灵活性。

足弓由骨骼的形状和韧带来维持，肌肉和肌腱在支撑足弓方面也起着重要作用。

（六）足和足趾运动

足趾运动发生在关节处，关节可以在两个方向运动，跖屈或背屈，以及足趾的外展和内收。

足部可进行两类关节活动，内翻和外翻。

（七）肌肉、韧带和肌腱

足部肌腱和韧带对维持其灵活性至关重要，肌腱和韧带支撑足部运动，并降低冲击力（图 2-20）。

- 跟腱，与跟骨相连，完成行走、跑步，以及跳跃等动作。
- 足趾周围的肌腱，允许足趾弯曲和伸展。

足部的肌肉与下肢远端肌肉协作，完成行走、跑步或保持静止。足部的肌肉可以分为内在肌和外在肌。

- 内在肌附着于足内部，控制足趾的运动。部

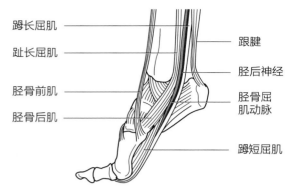

▲ 图 2-20　足踝肌腱构成

经许可转载，引自 Oxford Handbook of Clinical Specialties, 8th edn.

分肌肉同时帮助韧带支撑足弓。

- 外在肌起源于小腿，长肌腱穿过踝关节，附着于足的骨骼上。

（八）神经

神经感知感觉，并向身体的其他部位发送信息。足部神经分布广泛，部分感知行走的路面，部分支配肌肉收缩和放松。

肌肉骨骼系统评估

Assessment of the musculoskeletal system

Rebecca Jester   Julie Santy-Tomlinson   Jean Rogers   著

鲁雪梅　董秀丽　夏京花　张　爽　黄　洁　贾云洋　钱　敏　鲁　楠　李宇尘　译
陈亚萍　张　燕　佟冰渡　李高洋　高　远　李晓芳　谷思琪　陈静茹　校
吴新宝　鲁雪梅　孙　旭　赵　丹　梁陶媛　胡雁真　审

第3章

一、评估原则

（一）概述

医务人员在对患者进行评估时，采用结构化、适时和系统的方法以避免遗漏重要信息并减少重复。应跨专业评估患者，推荐协作共享评估而非单一专科评估，以避免重复问题、化验，以及检查。本章的重点是骨科或创伤患者的评估，注重评估方法的整体性和全面性，因为多数患者除了现有的肌肉骨骼问题，还会存在其他并发症。评估的具体形式将取决于患者的情况，如在创伤急诊或骨科门诊的初诊、复诊及随访。然而，无论患者的情况如何，都应采用一些关键的评估原则。

- 向患者介绍自己，并解释评估将涉及的内容。
- 确保患者在评估过程中尽可能舒适，并始终尊重患者的隐私和尊严（特别是在提出敏感问题，以及要求患者脱掉衣服进行体格检查时）。
- 检查患者有无任何特殊需求，如沟通或学习困难，使用适当的辅助工具，确保患者能够理解所告知的内容（见第1章中"学习或认知障碍患者"）。

- 针对年老或体弱的患者，注意不要长时间询问和检查。患者需要休息，评估可能需要分时段进行。
- 记录所有阳性和阴性发现，如患者自述既往史或当前无呼吸道疾病。

（二）信息采集方法

在评估过程中收集患者信息的方法，包括以下几个方面。

- 观察，我们看到、听到和闻到的东西。
- 病史采集［见本章中"病史采集（一）""病史采集（二）"］。
- 体格检查，关节肿胀、肌萎缩、瘀斑、既往手术或外伤所致的瘢痕。
- 使用患者报告结果测量（PROM），以及疾病特异性和一般性的健康测量方法。
- 临床调查。

该列表按照日常评估顺序列出。

（三）急性创伤或紧急情况的患者

当患者出现急性严重创伤，如疑似头部损伤、脊柱损伤或多发性骨折时，指导原则是采用结构化的（C）ABCDE方法快速识别危及生命或病情变化的损伤[1, 2]。

- （灾难性大出血），即（C）（catastrophic haemorrhage）。

- 开放气道同时保护脊柱，即 A（airway with spinal protection）。
- 呼吸，即 B（breathing）。
- 循环，即 C（circulation）。
- 失能（神经性），即 D［disability（neurological）］。
- 暴露和环境，即 E（exposure and environment）。

有关该方法的更多详细内容（见第 8 章中"高级创伤生命支持"）。

（四）患者评估的一般结构

评估的初始阶段是对患者的总体观察。观察包括我们看到、听到和闻到的东西。

- 整体外观，患者看起来整洁还是蓬头垢面，相对于患者身高而言，体重是否存在明显不足或超重？
- 患者的肢体语言是否表明他们在休息或活动时感到疼痛？
- 患者步态是否表明有下肢功能障碍 / 损伤，是否使用助行器、夹板或其他矫形器具？
- 患者的肤色是否呈现明显的苍白、潮红或黄疸？

护士应继续使用系统性方法采集病史［见本章中"病史采集（一）""病史采集（二）"］。根据病史中获得的信息，护士应考虑可能涉及疼痛的情况，决定需要进行何种类型的体格检查。体格检查包括触诊、听诊、测量下肢长度和关节活动度等技术（见本章中"髋关节评估原则"）。应使用量角器测量关节活动度。使用量角器测量时，应确保肌肉放松，对同一运动进行 3 次测量，记录平均值。在观察和体格检查时，对比两侧肢体情况并考虑到关节和四肢可能因创伤或疾病而严重扭曲，因此识别关键体表标志至关重要。

体格检查完成后，应让患者处于舒适状态，然后再继续进行相关检查或问询，如与患者病情相关的通用指标或疾病特异性指标、PROM 检查。最后，根据病史和检查结果，确定还需要哪些临床检查，如 X 线检查、化验检查等。

参考文献

[1] NICE (2016). Major trauma: assessment and initial management. NICE guideline [NG39]. ✎ https://www.nice.org.uk/guidance/ng39

[2] Parker M, Magnusson C (2016). Assessment of trauma. *Int J Orthop Trauma Nurs* 21:21-30.

拓展阅读

[1] Flynn S, Pugh H, Jester R (2015). Clinical assessment in trauma and orthopaedic nursing. *Int J Orthop Trauma Nurs* 19: 162-9.

二、病史采集（一）

采集准确而全面的病史是骨科或创伤患者整体评估中最重要的步骤。患者的表现将决定病史采集所需的时间和深度。急诊科（emergency department，ED）的患者需要快速评估，重点是气道、呼吸和循环，如果患者无法进行沟通交流，通常会从救护车人员和（或）陪同的朋友或亲属处获取就诊问题的详细信息。然而，在初级保健机构、门诊或骨科病房的患者，护士能够进行更全面的病史采集。患者并非总能准确的回忆病史，因此护士应从患者的医疗记录、转诊信和家属等辅助信息来核实。由于语言或认知问题导致的沟通困难，护士可寻求支持系统，如口译员、使用标语牌和非语言沟通（见第 4 章中"沟通"），且避免使用医学术语。

（一）病史

- 主诉。
- 主诉病史。
- 生长发育史。
- 家族史。
- 既往史。
- 用药史。
- 饮酒史和吸烟史。

- 社会和职业史。
- 过敏史。
- 全身系统检查，从头到脚法。
- 患者问题和健康促进。

（二）病史采集

护士应该检查患者的身份，进行自我介绍，确保患者感到舒适，病史采集环境应保护患者隐私。在病史采集之前，护士应阅读患者的医疗记录和转诊信。交谈期间，护士应采用开放式问题，避免引导性问题以免将患者归入某一诊断类别。

1. 主诉　询问患者为什么寻求骨科治疗以引出患者的主诉。典型的主诉是患者的特定关节或肢体疼痛。如果我们以疼痛为例，主诉的病史将需要涉及以下问题。

- 疼痛部位在哪里，是局部的还是弥漫性的？
- 哪些因素会减轻或加剧疼痛？
- 患者第一次注意到疼痛是什么时候，疼痛与创伤或特定的事件有关联吗？
- 疼痛是持续性的还是间歇性的？白天或晚上是否有特定时间疼痛加剧？
- 是否有其他相关症状（如肿胀、感觉异常、绞锁或无力）？
- 疼痛性质（如灼痛、刺痛、隐痛等）？
- 疼痛的严重程度？使用有效且适当的疼痛评估量表。
- 疼痛对患者的生活质量和功能有何影响？

一旦探讨了这些问题，重要的是对患者的情况进行重述和总结。如果有任何误解或者患者认为重要的内容遗漏了，这为澄清误解或者添加内容提供了弥补的机会。

2. 既往史　询问患者既往有无任何重大的医疗问题，如手术和住院。患者可能需要一些提示，因为他们经常焦虑不安，忘记既往的重要疾病，这就是为什么在会诊前通读患者的医疗记录很重要，这样您就可以根据提示直接提问，如"我注意到您正在看心脏病专家，为什么？"

使用如"MITJTHREADS"（心肌梗死、血栓栓塞、黄疸、结核病、高血压、风湿热、癫痫、哮喘、糖尿病、脑卒中；myocardial infarction，thromboembolism，jaundice，tuberculosis，hypertension，rheumatic fever，epilepsy，asthma，diabetes，stroke）等首字母缩写词可以帮助您组织提问[1]。

3. 家族史　询问患者是否知道家族中存在的任何疾病，如类风湿关节炎（rheumatoid arthritis，RA）、糖尿病、肿瘤或心脏病。通常，基因图是记录家族史最简便的方法。提醒患者这与父母、祖父母和兄弟姐妹等血缘关系有关。

4. 用药史　在可能的情况下，患者应随身携带药物进行咨询，或者至少携带最新的处方打印件。确定患者正在服用的药物至关重要，包括处方药、非处方药、补充治疗和娱乐性药物。此外，这部分病史提供了交叉验证既往史信息的机会，并引出患者对他们正在服用药物的依从性和理解。骨科手术前可能需要停止服用阿司匹林和华法林等药物。

5. 饮酒史和吸烟史　饮酒和吸烟都会对成骨细胞活性产生不利影响，并可能导致骨密度降低。吸烟史应按每天包数 × 年数重新记录。饮酒量应以周为单位。评估过程结束时，应告知患者吸烟和过量饮酒有害健康。

三、病史采集（二）

（一）病史采集（续）

1. 社会和职业史　了解患者的家庭情况十分重要，这包括家人 / 朋友、社会服务和志愿组织的支持，以及患者的家庭布局，如进入房间的通道、扶手及电梯的可用性，以及浴室位置。患者可能仍在从事带薪或志愿工作，或者是其亲属的家庭照护者；在术后的出院计划中需要考虑以上情况或为其亲属安排临时照护服务。此外，应了解患者有无因职业或爱好而接触有害物质的情况。

2. 过敏史　了解患者的过敏史对患者安全非常重要。应询问有关抗生素、乳胶和黏性敷料的具体过敏情况。如果患者存在过敏现象，护士需要知晓患者过敏反应的性质和严重程度，这些需要清楚地记录在患者的医疗病历中，并用贴纸做好过敏标记。

3. 全身系统检查　许多骨科和创伤患者都是老年人，可能患有并发症。通常，老年患者可能患有高血压、心房颤动、2 型糖尿病，并且主诉关节 / 肢体疼痛。因此，询问与每个身体系统相关的具体问题很重要（表 3-1）。

除表 3-1 中详述的系统检查外，询问患者的一般健康状态也很重要，如体重变化、幸福感、睡眠、疲劳等。记录病史时，切记要同时记录阳性和阴性反应，如"患者报告无神经症状"。

4. 患者问题和健康促进　病史采集过程的最后阶段给予患者提问的机会，并利用病史的结果，让患者参与积极的健康促进方式，如给予戒烟、减重的建议，并由其全科医师（GP）或当地药剂师进行药物审查。

（二）结论

采用系统方法进行病史采集以避免重复 / 遗漏，并合理安排采集过程的时间。在采集病史之前，向患者介绍自己，并获得他们的同意。采集病史之后，应继续进行评估，重点检查与主诉相关的身体部位，以及通过全身检查发现的其他问题。体格检查时需要掌握正常的解剖和生理结构，以及以下技能。

- 观察和视诊。
- 触诊。
- 听诊。
- 叩诊。
- 测量主动和被动关节活动度。
- 步态分析。

表 3-1　全身系统检查

身体系统	示　例
表皮	皮肤损伤、溃疡、未愈合的伤口、擦伤、皮疹、指甲真菌感染
心理健康	抑郁和焦虑
神经系统	癫痫发作、晕厥、头痛、肌无力 / 肌萎缩 / 感觉异常、协调和（或）平衡问题、记忆力、吞咽困难、听力或视力问题
呼吸系统	呼吸急促、喘息、支气管炎、哮喘、肺部感染
心血管系统	胸痛、循环系统问题，包括腿部溃疡、静脉曲张
肌肉骨骼	关节疼痛、肿胀、绞锁或无力、活动受限、骨折、肌肉损伤、肌腱损伤、韧带损伤
胃肠道	胃肠道出血、溃疡、胃痛、食管反流、排便习惯异常
泌尿生殖道	尿频和尿急、夜尿、排尿犹豫、尿失禁、尿路感染

参考文献

[1] Fishman J, Cullen L, Gressman A (2014). *History Taking in Medicine and Surgery*, 3rd ed. Oxford: PasTest, University of Oxford.

拓展阅读

[1] Flynn S, Pugh H, Jester R (2015). Clinical assessment in trauma and orthopaedic nursing. *Int J Orthop Trauma Nurs* 19:162-9.

四、肩关节评估原则

肩关节是一个复杂的解剖区域，包含多种结构与关节，且具有较大的活动范围。肩关节疼痛的患者有时可能存在颈椎问题，因此常需要进行颈椎检查（见本章中"脊柱评估原则"）以排除牵涉痛。肩胛带和上肢都要评估。患者需暴露腰部以上区域以便于评估，因此护士要注意保护患者隐私和尊严等重要问题。

肩关节复合体的评估包括以下几个方面。

（一）病史采集

患者的主诉可能是肩关节疼痛和（或）活动受限。肩关节疼痛可能局限于肩部或弥漫于肩部周围，或者沿着神经传导放射到手臂。身体其他部位如颈部、胆囊或心脏的损伤或疾病，患者也可表现为肩关节疼痛[1]。运用本章中"病史采集（一）""病史采集（二）"的问诊模板引出疼痛和损伤的性质/详细内容。同时需要确定患者在特定活动时是否存在困难和（或）疼痛，如梳理前面和后面的头发，解内衣，或者从裤子后面的口袋里拿东西。明确与患者的职业/运动及休闲活动有关的运动，如网球、游泳和高尔夫等运动可能导致肩关节疼痛/损伤。跌倒时用手或肘关节撑地，或者颈部和肩关节广泛疼痛，这些损伤都可以为主诉的可能原因提供有用的线索。

（二）观察

观察患者前面、后面和侧面，评估骨骼和软组织轮廓是否存在异常，如三角肌、肱二头肌、肱三头肌、斜方肌有无肌萎缩，或者盂肱关节有无脱位或半脱位。同时要对患者进行全面的观察，是否存在不适、疼痛或保护性姿势支撑肢体的非语言性体征。进行主动/被动运动时，注意有无骨擦音。

（三）视诊

视诊包括有无肿胀、发红、炎症、瘀伤和既往手术或创伤留下的瘢痕。

（四）触诊

触诊的体征和症状包括压痛、肌肉痉挛、异常肿块或凹陷、肿胀、触觉异常或消失，以及关节温度改变（升高）。

（五）运动

主动运动应在被动运动之前进行。只有当患者无法进行全范围的主动运动时，才有必要进行被动运动。应将患者在病史报告中最疼痛的运动留到最后，以避免将疼痛"延续"到下一个动作。如疑似存在撞击综合征的患者通常表现为在60°～120°的外展困难。主动运动包括以下几种。

- 环转运动（200°）。
- 外展上举（180°）。
- 前屈上举（160°～180°）。
- 旋外（90°）。
- 旋内（60°～90°）。
- 内收（50°～75°）。
- 水平内收或外展（交叉内收/交叉外展130°）。
- 后伸（50°～60°）。
- 肩胛骨平面上举（170°～180°）。

（六）特殊体格检查

许多特殊体格检查可用于协助诊断关节不稳定、撞击、盂唇撕裂、肩胛骨不稳定、肌肉或肌腱损伤。

检查包括以下几个方面。

- Scarf 试验，肩锁关节疼痛。
- Gerber lift-off 试验适用于肩胛下肌试验。
- Neer 征适用于诊断撞击综合征。

（七）肩关节疼痛/功能障碍的疾病特异性测量

肩关节评估可使用多种特异性的临床医师或患者报告的措施，包括以下几个方面。

- 肩袖，生活质量（rotator cuff-quality of life，RC-QoL）和西安大略肩袖指数（Western Ontario Rotator Cuff，WORC），均用于评估疑似肩袖损伤。
- 牛津肩关节评分（Oxford shoulder score），患者自我报告测量法。
- 关节不稳定 Rowe 评分，临床医师用于评估关节不稳定。
- 上肢功能障碍评分（disabilities of arm，shoulder and hand，DASH），患者自我报告测量法。

（八）临床检查

X 线评估肩关节疾病的作用是有限的，因其往往显示不出导致肩关节疼痛的软组织（肌肉、肌腱、软骨）问题。但 X 线能确诊骨折、脱位或半脱位等骨性病变，以及关节间隙缩小和骨赘等骨关节炎改变。超声扫描非常适用于检测软组织增厚、肌腱和肌肉损伤，以及关节积液。磁共振成像（magnetic resonance imaging，MRI）在检测肩袖和其他软组织损伤方面非常适用。

参考文献

[1] Kenyon P, Flynn S, Marlow W (2018). Assessment of the adult patient presenting with shoulder pain. *Int J Orthop Trauma Nurs* 28:40-5.

五、肘关节评估原则

肘关节损伤和疾病通常与职业或运动损伤有关。例如，肱骨外上髁炎（网球肘）表现为肘关节外侧疼痛，由于扫地、绘画或打网球等重复性劳损活动导致手臂难以伸直[1]。原发性和继发性骨关节炎（OA）在肘关节疾病中相对常见，表现为因关节内游离体引起的关节绞锁。RA 常常累及一侧或双侧肘部，表现为关节疼痛和压痛、固定屈曲畸形、滑膜炎和前臂功能丧失。前臂功能丧失的患者可能同时伴有肩关节和（或）肘关节病变，因此同时检查两个关节非常重要。此外，旋前 / 旋后困难可能与肘、腕或尺骨和桡骨有关。

肘关节的评估应包括以下几个方面。

（一）病史采集

主诉和发病史可能包括以下几个方面。

- 在休息时或进行特定运动，如抓握、手腕屈曲或旋前时，肘关节的外侧和（或）内侧、前侧和后侧疼痛。
- 肘部以下麻木和刺痛。
- 关节压痛和肿胀。
- 关节绞锁和（或）关节不稳。

（二）观察 / 视诊

患者需要脱去上衣，以便观察上肢 / 肩部。视诊时应特别注意以下几点[1]。

- 患者因肿胀而将肘部保持半屈曲姿势。
- 关节积液。
- 滑囊炎或类风湿结节。
- 关节上方或下方肌萎缩。
- 关节压痛和（或）发热。
- 绞锁或固定屈曲畸形。
- 鹰嘴滑囊肿胀。

（三）血管评估

检查桡侧和尺侧脉搏，注意前臂下部有无肤色或皮温的变化。

（四）感觉评估

正中神经、桡神经和尺神经与肘关节及其肌肉组织内的各种解剖结构有关。检查前臂内侧 / 外侧和前侧 / 后侧是否有感觉改变或丧失。尺神经麻痹通常在肘部损伤后渐进性发作。

（五）运动

尽管可以通过要求患者触摸两侧肩部快速目测肘关节主动屈曲的范围，但应尽可能使用量角器测量肘关节主动外展和屈曲的范围。外展 / 屈曲的正常范围为 0°～145°，但有些患者尤其是女性，可能会使肘关节过度伸展达 15°。要求患者保持肘部弯曲并靠近身体两侧，然后将手掌向上（旋后）和向下（旋前），以此来评估旋后和旋前。旋后的正常范围为 80°，旋前的正常范围为 75°。

（六）肘关节疾病的特异性检查

Tinel 征阳性提示肘管综合征（尺神经受压）。测试方法是检查者在肘管附近轻敲患者的尺神经数次，如果出现刺痛和感觉异常，则视为阳性。临床医师完成的评分包括 Mayo 肘关节评分，患者完成的测量包括 Oxford 肘关节评分和 DASH 评分，后两种评分有完整版和简化版。

（七）临床检查

肘部 X 线适用于诊断骨折和脱位，以及由于 RA 或 OA 引起的关节改变。神经传导研究有时也用于测试神经传导的幅度和速度，特别是在诊断肘管综合征时。如果怀疑关节感染，可能需要进行血液检查，如全血细胞计数（full blood count，FBC）。如果怀疑存在 RA，则可能需要进行炎性标志物检查。

参考文献

[1] Magee D (2014). *Orthopaedic Physical Assessment*, 6th edn (Musculoskeletal Rehabilitation). St. Louis, MO: Saunders Elsevier.

拓展阅读

[1] 〽 http://www.orthopaedicscores.com

六、腕关节评估原则

腕关节和手部通常一起评估，因其神经、肌肉和韧带异常时，通常会同时影响两者（见本章中"手部评估原则"）。腕关节包括桡腕关节和桡尺关节。影响腕部功能最常见的问题是 Colles 骨折，绝大多数患者在受伤后存在疼痛和畸形。影响腕部功能的其他疾病包括常见的 RA、不常见的 OA、尺神经压迫（尺神经综合征）和正中神经压迫（腕管综合征），以及桡骨茎突狭窄性腱鞘炎（de Quervain syndrome），腕部后侧的神经节囊肿也很常见。

腕关节评估应包括以下几个方面。

（一）病史采集

主诉和发病史可能包括以下几个方面。

- 摔倒时用手撑地后出现腕部疼痛、肿胀、畸形、功能丧失，表明可能发生 Colles 骨折。
- 桡骨茎突疼痛，尤其是在抓握运动时，表明可能存在桡骨茎突狭窄性腱鞘炎。
- 腕关节肿胀、疼痛、局部发热和僵硬，表明可能存在 RA。
- 手和手指感觉改变或刺痛，表明可能存在腕尺管综合征。

（二）观察 / 视诊

观察部位应包括正面、侧面和背面。观察局部肿胀是否可能是神经节、畸形，如桡骨偏曲和桡腕关节肿胀。注意腕关节运动时是否出现骨擦音，并且留意既往创伤或手术留下的瘢痕。

（三）血管评估

检查桡动脉搏动和手指的毛细血管充盈反应情况。注意手和手指有无肤色或皮温的变化。由于腕关节周围肿胀 / 压痛，桡动脉可能难以定位。

（四）感觉评估

检查腕部、手和手指的感觉是否改变。触诊正中神经和尺神经，检查手和手指部分是否有压痛和感觉异常。Phalen 试验和 Tinel 试验（又称神经干叩击试验）通常用于测试腕管综合征。

（五）运动

如果腕部疼痛剧烈及肿胀明显并且怀疑骨折，应暂缓测量关节活动度，待完成 X 线检查后进行。测量背屈（正常范围 75°）、掌屈（正常范围 75°）、桡偏（正常范围 20°）、尺偏（正常角度 35°）、旋前（正常范围 75°）和旋后（正常范围 80°）的程度时，应保持患者肘部固定在身体两侧。

（六）临床检查

腕部 X 线检查适用于诊断骨折、脱位，以及 RA 或 OA 引起的关节改变。肌电图神经传导检查有时仍用于测试神经传导的幅度和速度，特别是在诊断腕管或尺管综合征时。如果怀疑存在关节感染，则可能需要进行血液检查，如 FBC，如果怀疑存在 RA，则需要进行炎性标志物检查。

（七）手部疾病的特异性检查

最常用的手部疾病特异性测量方法是完整版和简化版的 DASH 评分，以及 Mayo 腕部评分（http://www.orthopedic.scores.com）。

拓展阅读

[1] Hattam P, Smeatham A (2010). *Special Tests in Musculoskeletal Examination: An Evidence-Based Guide for Clinicians*. Edinburgh: Churchill Livingstone/Elsevier.

七、手部评估原则

手部损伤和疾病非常常见，患者可以在不同的环境中就诊，如急诊、初级医疗机构、二级医疗机构的风湿科或骨科。手部是一个复杂的评估区域，因其有复杂的神经分布，出现手部问题的患者通常会出现颈椎、肩部或肘部的牵涉体征和症状。重要的是评估和对比双手，包括双手以上的结构，以排除牵涉痛或其他症状，如感觉异常。

手部评估应包括以下几个方面。

（一）病史采集

询问患者的主诉和发病史包括单侧或双侧的慢性关节疼痛、一个或多个手指的感觉和力量改变，或损伤后急性疼痛和功能丧失。如果患者出现急性损伤，应确定损伤机制，如舟骨骨折通常是由于跌倒时手掌撑地所致。确定患者惯用手是左手还是右手非常重要。确定手部是否有外伤史、疾病史或手术史，记录职业史也非常重要，因为手部问题通常由重复性劳损导致，如患者长期使用键盘或其是一名音乐家。检查是否存在与神经病变相关的疾病，如糖尿病，特别是腕管综合征，以及使用可能导致手关节严重出血的华法林治疗。

（二）观察

检查手镯或戒指是否使手部感到紧缩，并在手部可能出现肿胀前取下。在静息时观察并比较双手的位置和对称性，注意手指的屈曲或伸展畸形。同时观察肌萎缩，尤其是大鱼际隆起处的肌萎缩，这可能提示腕管受压。

（三）视诊

检查有无肿胀、发红、炎症、瘀伤和既往手术或创伤留下的瘢痕。

（四）触诊

触诊包括有无压痛、肌肉痉挛、异常肿块或凹陷、肿胀、触觉异常或消失，以及关节温度是否发生变化（温度升高）的症状或体征。

（五）血管评估

检查桡动脉和尺动脉搏动情况，并检查手指的毛细血管充盈反应情况。

（六）感觉评估

手部由 3 根神经支配，包括桡神经、尺神经和正中神经。评估 3 根神经分布的背侧和掌侧感觉，以确定感觉是否丧失或减弱。Phalen 试验、Prayer 试验和 Tinel 试验通常用于检查腕管综合征[1]。

（七）运动

主动运动应在被动运动之前进行。只有当患者无法进行全范围的主动运动时，才有必要进行被动运动。应将患者在病史报告中最疼痛的运动留到最后，以避免将疼痛"延续"到下一个动作。主动运动应包括握力、手指 / 拇指的屈曲和伸展、对掌运动以及每根手指的外展和内收。

（八）手部疾病的特异性测量

最常用的测量方法是完整版和简化版的 DASH 评分。

（九）临床检查

手部 X 线适用于诊断骨折、脱位，以及 RA 或 OA 引起的关节改变。肌电图神经传导检查有时也用于测试神经传导的幅度和速度，特别是在诊断腕管综合征时。

参考文献

[1] Hattam P, Smeatham A (2010). *Special Tests in Musculoskeletal Examination: An Evidence-Based Guide for Clinicians*. Edinburgh: Churchill Livingstone/Elsevier.

八、脊髓评估原则

脊髓损伤（spinal cord injury，SCI）可能会危及生命，具体取决于损伤程度，可累及呼吸系统、心血管系统等全身系统。护士可能会在急诊、重症监护病房、脊髓损伤病房及医院或社区机构的康复病房见到疑似或确诊的脊髓损伤患者。一旦患者病情稳定，应尽快将其转移到脊髓损伤病房（见第 10 章中"脊髓损伤"）。在从最初的院前评估到长期康复的整个临床过程中，评估的侧重点会有所不同。然而，整个评估阶段为患者及其家庭提供心理支持非常重要。

（一）损伤部位

疑似脊髓损伤的患者可能因处于昏迷状态而无法提供受伤史，因此，应当询问现场的目击者来了解损伤，这将有助于确定脊髓损伤潜在的严重程度及损伤部位。基本原则是疑似损伤平面越高，发生呼吸系统和心血管系统并发症的风险越大。有能力的医务人员应尽快采用颈椎轴向制动，然后使用颈托、沙袋、头板和绷带固定颈椎位置，达到限制颈椎活动、提高颈椎稳定性的目的[1]。评估应以初步和二次检查为框架[2]。

- 对任何创伤患者（包括疑似脊髓损伤患者）的初步检查，包括首先处理危及生命的失血，然后进行气道管理，颈椎轴向制动、呼吸、循环、功能障碍和暴露评估，即 cAcBCDE（cessation of life-threatening exsanguinating haemorrhage followed by airway control, within-line cervical spine immobilization, assessment of breathing, circulation, disability, and exposure）评估法[1]（见本章中"评估原则"和第 8 章中"高级创伤生命支持"）。
- 初步检查（在颈椎得到保护后）完成后，立刻进行二次检查，包括从头到脚、从前到后的查体，检查是否存在畸形、挫伤、穿透伤、双侧不对称和皮肤擦伤[2]。

（二）诊断试验

可根据以下内容确诊脊髓损伤。

- 临床症状和体征，运动和感觉的神经功能评估。
- X 线片，侧位和前后位（AP）视图。
- 计算机断层扫描（computed tomography, CT）。

- MRI。
- 动态透视。

（三）对患者的持续评估

一旦确诊脊髓损伤（包括损伤程度），就需要进行持续评估，以确保能够及时发现并发症。当患者面对这种改变人生的事件时，医务人员应评估其情绪 / 心理状况。主要的潜在并发症包括以下几个方面。

1. 脊髓休克　脊髓休克可在受伤后即刻出现，最长可在受伤 6 周后发生。根据损伤程度，脊髓休克可影响自主神经反射，而自主神经反射控制着血压、心率、体温（T_6 以上）、膈肌（$C_3 \sim C_5$）、肋间肌（$T_1 \sim T_7$）和呼吸肌（$C_1 \sim C_8$）。因此，对生命体征、尿量和肠道功能的持续评估非常重要。

2. 深静脉血栓（DVT）　脊髓损伤患者 DVT 的发生率为 60%～100%，评估体征非常重要，包括小腿肿胀，腓肠区皮温增高，胫骨、腘静脉和股静脉分布周围的皮肤颜色改变（发红、苍白），以及无法解释的低热。脊髓损伤患者无法主诉小腿疼痛，也无法对 Homan 征测试做出反应。对疑似 DVT 患者的检查包括 D- 二聚体血液检测、超声多普勒检查、超声波检查法和静脉造影。

3. 自主神经反射障碍　自主神经反射障碍是一种潜在危及生命的并发症，是对损伤平面以下的伤害性刺激做出的反应，如膀胱膨胀或便秘。评估包括观察症状和体征，如严重头痛、恶心、焦虑、胸部皮肤色素沉着、损伤平面以下无汗。密切监测是否出现血压升高、心动过缓、体温改变等生命体征变化，以便及时发现泌尿系统感染等潜在伤害性刺激。

4. 压力性损伤　脊髓损伤患者极易发生压力性损伤，应仔细评估皮肤完整性，早期发现皮肤压红或皮肤压力至关重要。

5. 心理健康　脊髓损伤患者经常会处于抑郁和焦虑状态，因此对他们进行持续精神心理评估至关重要。护士应使用有效和可靠的评估工具如医院焦虑抑郁量表（hospital anxiety and depression scale，HADS）[3] 对患者的情绪健康状况进行全面评估。

参考文献

[1] Parker M, Magnusson C (2016). Assessment of trauma. *Int J Orthop Trauma Nurs* 21:21-30.

[2] NICE (2016). Major trauma: assessment and initial management. NICE guideline [NG39]. ✏ https://www.nice.org.uk/guidance/ng39

[3] Zigmond A, Snaith R (1983). The Hospital Anxiety and Depression Scale. *Acta Psychiatr Scand* 67:361-70.

九、脊柱评估原则

腰背痛非常普遍，如果转变为慢性疼痛且无法缓解，可能会给患者及其家庭带来严重的心理和社会问题。因此，评估患者的压力、应对方式、抑郁状态、社会环境与体格检查同等重要。腰背痛可能只局限于背部，但由于神经根疼痛，通常会放射至臀部、腿部和足部。腰痛也可能由与脊柱无关的其他疾病引起，如肠道、泌尿生殖系统或肾脏疾病，在评估过程中应当排除这些疾病因素。脊柱区域（颈椎、胸椎、腰椎、骶骨）的评估取决于患者的表现和病史。腰背痛的原因包括扭伤和拉伤、骨关节炎、颈椎病、椎管狭窄、强直性脊柱炎、骨质疏松性骨折，以及较少见的肿瘤 / 脊柱转移和感染。出现腰背痛的患者可能是骶髂关节或髋关节的病变，因此也应纳入检查。

脊柱评估包括如下几个方面。

（一）病史采集

详细记录在进行何种特定运动、活动和姿势时会引起或加剧疼痛，如长时间坐位或站立、职业活动、咳嗽、打喷嚏或排便，同时需要确定什么方式可以减轻疼痛。确定是否有外伤史，患者有无自诉脊柱扭伤或绞锁？确定是否存在任何需

要紧急处理的神经症状，如坐骨神经痛、勃起功能障碍、大小便失禁。还要确定是否存在任何相关的肌无力或肌萎缩。

（二）观察 / 视诊

在检查时患者需要脱去内衣，因此医务人员要注意保护他们的隐私和尊严。观察脊柱的对称性，并注意任何异常弯曲，如脊柱前凸、侧弯或后凸。应观察站立时肢体的不等长，记录步态模式。检查有无肿物、发红、肿胀及既往手术或创伤留下的瘢痕。

（三）触诊和叩诊

应在患者坐位或站位时进行脊柱触诊，并记录有无压痛、发热、移位和突出。让患者身体前屈，从颈根部向骶尾部轻轻叩击，出现疼痛及时记录。

（四）感觉评估

运动和感觉功能的具体评估内容取决于脊柱疾病表现的程度，及患者是否在病史中主诉出现感觉和运动功能的改变。如对出现坐骨神经痛的腰骶部疼痛患者，则需要评估其下肢的感觉和运动功能。

（五）脊柱活动

应评估脊柱屈曲 / 伸展、侧弯和旋转的活动度，如果怀疑存在椎间盘突出，还应评估患者直腿抬高的能力。

（六）临床检查

英国国家卫生与服务优化研究院（NICE）发布的伴或不伴坐骨神经痛的非特异性腰痛管理指南[1] 中提出，不建议对非特异性腰痛患者进行腰椎 X 线检查，仅在怀疑脊柱恶性肿瘤、感染、骨折、马尾综合征、强直性脊柱炎其他感染性疾病或检查结果有可能改变诊疗管理方案时，才考虑进行 MRI 等影像学检查。当怀疑患者存在强直性脊柱炎时，应进行炎性标志物的血液学检查 [如 C 反应蛋白（C-reactive protein，CRP），红细胞沉降率（erythrocyte sedimentation rate，ESR），血浆黏度（plasma viscosity，PV），人类白细胞

抗原 –B27（human leucocyte antigen，HLA）］（见第 6 章中"强直性脊柱炎"）。

（七）心理和社会学评估

护士在评估慢性腰背痛患者心理状态方面发挥着重要作用。当患者无法继续正常工作和社交活动时，他们可能会对自己的未来感到抑郁和焦虑。观察患者的整体外观和面部表情，如他们看起来是否蓬头垢面、情绪低落或沉默寡言。许多有效且可靠的测量指标可以用来评估抑郁和焦虑，包括贝克忧郁量表（Beck depression inventory，BDI）和医院焦虑抑郁量表（HADS）。同时，护士还应了解腰痛如何影响患者的社交和职业活动。

（八）腰背痛疾病的特异性评估

有许多评估指标用于腰背痛的特异性评估，包括 Oswestry 腰痛评分（完整版和修订版）和腰痛指数（http://www.orthopaedicscores）。

参考文献

[1] NICE (2016). Low back pain and sciatica in over 16s: assessment and management. NICE guideline [NG59]. ✎ https://www.nice.org.uk/guidance/ng59/

十、髋关节评估原则

髋关节是人体最大、最稳定的关节之一，承受相当大的负重。髋关节承受的力将根据所进行的活动而发生变化，跑步时髋关节受力可从 0.3× 体重到 4.5× 体重[1]。所有下肢、骨盆和脊柱下段的承重关节都受到体重过大的不利影响，并且已知肥胖是髋关节退行性变过程的一个促成因素。通常，出现髋关节疼痛的患者可能存在腰椎或骶髂关节问题，因此需要对髋关节进行检查（见本章中"脊柱评估原则"）以排除牵涉痛。髋关节和下肢都要评估。患者需要脱掉腰部以下的部分衣服进行评估，因此保护患者隐私和尊严很重要。

髋关节评估包括以下几个方面。

（一）病史采集

患者主诉可能是髋关节和（或）腹股沟疼痛。较少的患者可能主诉活动受限，当患者存在外伤史而非渐进性疾病时，这种情况更为普遍。运用第 3 章中"病史采集（一）"的问诊模板引出疼痛和损伤的性质 / 详细内容。

（二）观察

应从前后两方面观察患者的步态。通常，如果患者由于稳定型髋部骨折、半脱位 / 脱位或骨关节炎引起的关节间隙缩小而导致双下肢不等长，患者将会出现蹒跚步态。髋关节屈曲挛缩会导致腰椎前凸增加，这可从后面观察到。此外，还需要对患者进行全面观察，特别是在行走或从椅子上站起来时，观察患者不适或疼痛的非语言迹象。观察患者是否正在使用助行器，以及他们是否正确使用助行器。检查患者的鞋子，因为鞋子可以显示任何异常步态和重量分布。在进行主动 / 被动范围运动时，注意听有无骨擦音。如果患者不能负重或活动，观察患者平躺时的髋关节 / 下肢摆放姿势，如肢体的外旋和缩短可能提示髋部骨折 / 脱位或半脱位。

（三）视诊

有无肿胀、发红、炎症、瘀伤和既往手术或外伤留下的瘢痕。

（四）触诊

触诊的体征和症状应包括压痛、肌肉痉挛、异常肿块或凹陷、肿胀、触觉异常或消失，以及关节温度改变（温度升高）。大转子压痛通常提示股骨大粗隆滑囊炎。

（五）运动

主动运动应该在被动运动之前进行。只有当患者不能进行自主的全范围主动运动时，才有必要进行被动运动。评估的结构应使患者在病史中报告的最疼痛的运动留到最后，以避免将疼痛"延续"到下一个运动[1]。患者检查时应取仰卧位或俯卧位，因此在要求患者以这两种姿势平躺之前，确定患者有无任何呼吸问题非常重要。主动运动范围应包括以下几个方面。

- 屈曲（110°～120°）。
- 外展（30°～50°）。
- 内收（30°）。
- 后伸（10°～15°）。
- 外旋（40°～60°）。
- 内旋（30°～40°）。

（六）特异性体格检查

许多特异性的检查可用于辅助诊断，包括 Trendelenburg 征（髋关节的稳定性和髋关节外展肌的力量）和测量结构性或功能性双下肢不等长。结构性双下肢不等长可能是由于骨关节炎或髋关节骨折引起的关节间隙缩小。测量时应从髂前上棘至内踝或外踝。患者的骨盆必须是平的，并且与检查台成直角，否则获得的测量值可能不准确，并记录明显的短缩异常。Thomas 试验用于测试髋关节的屈曲挛缩。

（七）髋关节疼痛 / 功能障碍的疾病特异性测量

许多临床医师或患者报告的特异性测量方法可用于髋关节评估，包括以下几个方面。

- 哈里斯髋关节评分（Harris hip score）。
- 西安大略和麦克马斯特大学骨关节炎指数（Western Ontario and McMaster Universities Arthritis Index，WOMAC）。
- 牛津髋关节评分（Oxford hip score）。
- 梅奥髋关节评分（Mayo hip score）。

（八）临床调查

X 线检查在诊断髋关节疾病中具有重要作用。患者仰卧位的前 / 后位视图将显示髋关节骨折 / 脱位和骨关节炎的体征，如关节间隙缩小、骨赘和股骨头移位。

参考文献

[1] Magee DJ (2006). *Orthopaedic Physical Assessment*, 4th edn. St. Louis, MO: Saunders/Elsevier

十一、膝关节评估原则

膝关节是人体最大的关节，依靠其相关的韧带和肌肉来保持稳定，特别是髌骨，承受了很大的负荷。通常，表现为膝关节疼痛的患者可能存在髋关节、腰椎或踝关节问题，因此也需要对这些部位进行检查，以排除牵涉痛。膝关节和下肢均需要检查。患者需要裸露腰部以下区域以便进行评估，因此注意保护患者隐私和尊严。在体格检查过程中，患者还需要从坐位改为站立位、仰卧位、侧卧位和俯卧位。膝关节韧带损伤很常见，因此在检查中评估这些韧带非常重要。急性膝关节损伤可能会出现严重肿胀和疼痛，膝关节检查可能十分困难，因此急性膝关节损伤患者诊断最有用的辅助手段是患者病史[1]。膝关节评估包括以下几个方面。

（一）病史采集

患者的主诉可能涉及从膝 / 髋关节疼痛到腰痛。如果患者表现为急性膝关节损伤，了解受伤机制的全部细节至关重要。确定患者是否存在膝关节发软、绞锁或肿胀的病史。运用本章中"病史采集（一）"的问诊模板引出疼痛和损伤的性质 / 详细内容。由于膝关节内部和周围结构的复杂性，因此在检查膝关节时，确定疼痛和（或）僵硬的位置，以及明确加剧症状的活动类型十分重要。

（二）观察

患者的步态应该从前、后和侧三个方向进行观察。前方重点观察膝关节与髋和踝关节的力线，注意有无内翻或外翻畸形。后方和侧方观察时，嘱患者充分伸直膝关节，注意有无屈曲畸形。还需要对患者进行全面的观察，特别是行走或从椅子上站起时，是否存在不适或疼痛的非语言性体征。观察患者是否正在使用助行器，以及他们是否正确使用助行器。患者是否能够完全负重。患者膝关节屈曲时，是否因疼痛导致步态僵硬。同时检查患者的鞋子，了解患者异常步态和体重分布。注意患者在进行主动 / 被动运动范围时是否存在骨擦音。

（三）视诊

检查患者膝关节是否肿胀、发红、炎症、瘀伤、既往手术或外伤留下的瘢痕。注意观察患者仰卧位时，髌骨的力线有无偏移。

（四）触诊

膝关节触诊的体征和症状包括压痛、肌肉痉挛、异常肿块或凹陷、肿胀、感觉异常或消失，以及关节温度改变（温度升高）。触诊髌骨边缘并向外侧和内侧移动，检查股四头肌和腘绳肌是否萎缩。膝关节极度肿胀和疼痛时，体格检查的价值可能有限，应谨慎进行，以避免造成进一步损伤。

（五）神经系统和循环系统的评估

评估内容应包括检查下肢神经的运动和感觉功能。测试髌骨和内侧腘绳肌反射，同时观察下肢颜色 / 温度是否改变，如果可能存在血管损伤，应检查腘动脉和足背动脉搏动。

（六）运动

主动运动应在被动运动之前进行。只有当患者无法进行全范围的主动运动时，才有必要进行被动运动。应将患者在病史报告中最疼痛的运动留到最后，以避免将疼痛"延续"到下一个运动[1]。检查时要求患者先保持坐位，然后躺下，因此在嘱患者躺平之前，确定患者有无呼吸系统疾病。主动运动活动范围包括屈曲（0°～135°）、后伸（0°～15°，注意大多数人后伸只能达到 0°）、旋外（40°～60°）、旋内（30°～40°）。

（七）特异性体格检查

有许多特异性检查可用于辅助诊断，包括以下几个方面。

- Lachman 试验和前抽屉试验，适用于前交叉韧带损伤。
- 后抽屉试验，适用于后交叉韧带损伤。
- Slocum 试验，膝关节前侧方不稳。
- McMurray 试验，半月板撕裂。

- Bulge 试验，评估关节积液。

（八）膝关节疼痛 / 功能障碍的疾病特异性测量

膝关节评估方法有临床医师或患者报告的测量方法，包括 WOMAC，牛津膝关节评分量表（Oxford knee score，OKS）和美国膝关节协会评分（knee society score，KSS）。

（九）临床检查

X 线检查在诊断膝关节疾病中具有重要作用。患者仰卧位或负重时，前位、后位和侧位 X 线片可显示骨折、对合不良和骨关节炎，如关节间隙缩小和骨赘。MRI 检查适用于软组织问题（韧带断裂 / 撕裂和半月板撕裂）。

参考文献

[1] Pincher B (2017). Assessment of the adult patient presenting with knee pain: a review article. *Int J Orthop Trauma Nurs* 25: 29-35.

十二、踝关节检查原则

由于患者经常出现与踝关节和足部相关的症状，因此两者通常需要同时评估。踝关节的软组织损伤和骨损伤非常常见。踝关节作为行走时的主要负重关节，承受着相当大的压力，其稳定性依赖于骨结构和周围的韧带来保持。退行性踝关节炎并不常见，通常继发于既往的关节损伤。

踝关节由胫骨远端关节面和距骨上关节面组成的一个铰链关节。大多数关节损伤是由于踝关节和足部过度内翻或外翻而发生的，使关节承受极大的压力。评估踝关节的医务人员需要熟练掌握踝关节的解剖和功能。

当怀疑损伤或其他情况时，踝关节检查应包括以下内容。

- 疼痛评估。要求患者指出最疼痛的部位。这是检查踝关节损伤部位的首要线索。
- 感觉 / 循环。应检查疼痛、损伤或活动受限部位的远端，以确保神经血管结构完整，包括足背和足底的神经血管。

- 视诊。应检查踝关节是否肿胀、瘀伤，以及畸形。应考虑肿胀程度和扩散范围。同时检查双侧踝关节以便发现任何不对称现象。
- 触诊。应评估踝关节或韧带是否存在压痛。检查应该从疼痛最轻的区域开始，朝着最疼痛的部位移动。
- 活动度。应评估关节的功能，检查踝关节是否能够充分屈曲、背伸、外翻和内翻。这是检查潜在结构损伤的重要线索。这应该在最初主动进行，如果患者无法进行主动运动，则应被动进行。同时，应对双侧踝关节进行比较。应注意所有活动受限和疼痛的部位，这些可提示骨和软组织损伤。
- 负重能力。踝关节负重能力应评估为部分负重或完全负重。一些存在踝关节问题的患者可能将重量压在足趾或前脚掌，但整个足部不能够完全负重。医务人员应观察患者的入院方式。即使患者自述不能负重，也应要求患者尝试负重。
- 踝关节特异性运动测试，可使医务人员评估踝关节特定结构的疾病状况，包括识别韧带和肌腱损伤的特异性测试，以及踝关节特定区域内可能的骨损伤，包括韧带压力测试和关节稳定性测试。踝关节扭伤可通过韧带负荷试验进行评估，包括距腓前韧带、跟腓韧带、跟骰韧带和内侧副韧带[1]。

渥太华（Ottawa）原则

区分韧带损伤和骨折一直是一个挑战。1992年，Stiell 等发表了一系列准则，旨在帮助从业者评估患者踝关节损伤，以排除骨折[2]。

根据这些准则，只有在以下情况下，才需要进行踝关节 X 线检查。

踝关节区域的骨压痛，和以下任何一种情况。

- 胫骨尖端或后缘的骨压痛。
- 腓骨后缘的骨压痛。
- 踝关节无法在损伤后立即或在检查时要求行走超过 4 步。

这些准则已证明在区分软组织和骨损伤方面非常有效[3]，假阴性率非常低。

参考文献

[1] Hattam P, Smeatham A (2010). *Special Tests in Musculoskeletal Examination: An Evidence-Based Guide for Clinicians.* Edinburgh: Churchill Livingstone/Elsevier.

[2] Stiell IG, Greenberg GH, McKnight RD, et al. (1992). A study to develop clinical decision rules for the use of radiography in acute ankle injuries. *Ann Emerg Med* 21:384-90.

[3] Jenkin M, Sitler M, Kelly J (2010). Clinical usefulness of the Ottawa ankle rules for detecting fractures of the ankle and midfoot. *J Athl Train* 45:5.

十三、足部评估原则

足部可能会受到多种疾病的影响，包括 RA、OA［通常涉及姆趾的跖趾关节（metatarsophalangeal，MTP），即姆僵症］、痛风、足底筋膜炎，或者因创伤或应力而受伤，如 March 骨折。在休息、负重和行走时观察并比较足部，以评估步态模式。还应检查患者的鞋子，以检测异常磨损模式，表明异常负重和步态模式。由于骨关节、韧带、肌肉定点和动点的相互作用，通常也要检查踝关节和足部。

对足部的评估应包括以下几个方面。

（一）病史采集

患者的主诉和发病史可能是以下几种情况。

- 足跟在最初行走或长时间行走后疼痛，表明可能发生足底筋膜炎。
- 足底表面疼痛和（或）麻木和刺痛，表明可能出现跗管综合征或源自下背部的坐骨神经痛。
- 跗跖关节 /MTP/ 趾间关节的压痛和（或）肿

胀表明存在 RA。

- 踇趾疼痛和畸形表明踇趾僵硬、踇趾外翻和踇趾囊肿。
- 疼痛、肿胀，以及从高处坠落后跟骨上的瘀伤表明跟骨骨折（从高处坠落后就诊并出现跟骨损伤 / 疼痛的患者应进行全面的脊柱评估）。
- 跖骨（metatarsal，MT）上的疼痛和肿胀，直接创伤（如被踩脚等）后无负重能力可能表明 MT 断裂。

（二）观察 / 检查

应包括足跟、足背、每个足趾和趾甲，以及双侧足底。观察扁平足、踇趾外翻、锤状趾、外翻或内翻等畸形；注意显示负重不均，足底筋膜组织增厚，以及腱鞘囊肿的骨痂形成。注意趾甲有无任何变色、瘢痕或真菌感染。

（三）血管评估

检查足部动脉搏动（足背动脉和胫骨前后动脉）和趾甲的毛细血管充盈反应情况。注意足和足趾的任何肤色或皮温变化。足部脉搏可能难以定位，可借助多普勒超声。

（四）感觉评估

腓肠神经、胫神经、内外侧跖神经、隐神经、腓骨深浅神经供应足部的运动和感觉。检查足背、足跟、足底和每个足趾是否有感觉改变或丧失。注意糖尿病神经病变通常出现在足部。

（五）运动

使用量角器测量足旋后（正常范围为 35°）和旋前（正常范围 20°）的角度。还应测量每个足趾的 MT 和 IP 关节的屈曲和伸展程度。

（六）临床检查

足部 X 线检查适用于诊断骨折、脱位，以及 RA 或 OA 引起的关节改变。肌电图神经传导检查有时仍用于测试神经传导的振幅和速度，特别是在诊断跗管综合征时。如果怀疑存在关节感染，则可能需要进行化验检查，如 FBC，如果怀疑存在 RA，则可能需要进行炎症标志物检查。

十四、检查

（一）概述

作为评估过程中的一部分，大多数骨科和创伤患者可能需要临床检查来协助诊断。检查对于患者来说既昂贵又不舒适，因此只有在检查结果有助于治疗计划的决策时，才应进行检查。X 线、MRI、CT 和超声等检查的适用原则见本章中"其他类型的影像学检查"。其他类型的检查包括以下几个方面。

（二）双能 X 线吸收法

双能 X 线吸收法（dual-energy X-ray absorptiometry，DXA）用于测试骨密度以诊断骨质疏松症。扫描结果能够协助临床团队评估病理性骨折的风险，并决定是否给药，如钙片、维生素 D、双膦酸盐和激素替代疗法（见第 6 章中"骨质疏松症"）。DXA 通常需要 15min，要求患者躺下（穿着衣服），同时使用非常小剂量的辐射（相当于在阳光下度过 1 天）对所有骨骼进行 X 线检查。护士应向患者解释 DXA 涉及的内容以缓解焦虑，并告知患者何时能拿到检查结果。

（三）血液检查

FBC 检查包括 3 种细胞类型，红细胞、白细胞和血小板。需要采集 2.5ml 的静脉血样以进行实验室检查。术前检查以了解是否有贫血、白细胞计数升高或血小板功能异常，术后检查以确保血红蛋白水平在正常范围内（10～12g/dl）。白细胞计数升高可能表明存在感染，需要进一步检查以确定感染源。红斑狼疮患者可能存在白细胞计数低，这可能是抗风湿药（disease-modifying antirheumatic drug，DMARD）的不良反应。当怀疑患有类风湿关节炎和强直性脊柱炎等疾病时，需要进行血液检查确定有无炎症，以协助诊断。检测炎症的 3 种最常见的化验检查如下。

- C 反应蛋白（CRP）。
- 红细胞沉降率（ESR）。

- 血浆黏度（PV）。

然而，CRP 和 ESR 升高也可能表示感染和（或）炎症，因此只能在其他信息如体格检查和病史的背景下进行结果解读。疑似或确诊患有风湿性疾病的患者需要进行特定的化验检查，如类风湿因子（rheumatoid factor，RF）、致敏绵羊红细胞凝集试验（Rose Waaler 试验）和乳胶凝集试验，以评估风湿性疾病的活动性[1]（见第 6 章中"类风湿关节炎"）。

患者可能还需要采集静脉血进行生化检查，包括术前、术后，以及病情恶化时检查肝肾功能、电解质水平和血糖。

护士在血液检查中向患者解释要求进行哪些检查、检查原因及结果。静脉穿刺获取静脉血样本时，应遵循临床操作指南，最大限度地降低患者和医务人员针刺伤的风险。及时、适当地向患者解释血液检查结果，以确保其理解。

（四）尿液分析

尿液分析应作为评估过程的一部分，检测内容包括以下几个方面。

- 尿糖，提示糖尿病或肾脏吸收葡萄糖功能下降。
- 胆红素，提示肝胆疾病。
- 血尿，提示感染、结石或外伤。
- 蛋白尿，提示感染或肾脏病。
- 白细胞，提示感染。

尿比重测量值升高提示脱水，而较低的测量值提示肾脏病或尿崩症。如果怀疑存在尿路感染（UTI），应留取中段尿（midstream urine，MSU）标本送检。护士在留取尿液标本时应保护患者的隐私，并解释收集中段尿标本的正确步骤，以避免污染样本。

拓展阅读

[1] Adebajo A, Dunkley L (eds) (2018). *ABC of Rheumatology*, 5th edn. Oxford: Wiley Blackwell.

十五、影像学检查（X 线）

X 线成像是骨科和创伤中最重要和最常见的诊断性成像技术。X 线成像是由透过身体并与照相胶片或荧光屏相互作用的短辐射脉冲产生。图像变黑的程度取决于到达图像的 X 线数量，而 X 线数量又取决于组织的密度。X 线很容易穿过软组织，但很难穿过密度较大的骨骼。X 线片提供了骨骼结构、骨密度，骨与骨的连续性和轮廓之间的关系，以及关节内空间形状的图像。X 线成像用于所有疑似骨折的患者，通常用于骨关节炎等肌肉骨骼疾病的诊断，如以下情况。

- 骨关节炎的 X 线片显示关节间隙变窄、骨质增生和软骨下骨内囊肿。
- 骨折的 X 线片显示骨骼结构连续性丧失，以及发生的任何移位。

（一）健康和安全

X 线成像的辐射量非常小，健康风险也非常低。然而，患者和工作人员反复暴露于辐射可能会导致细胞损伤。因此医疗机构应遵循保护和监测指南，如电离辐射（医疗照射）条例（2017）[1] 以最大限度地减少对患者和工作人员的风险。

（二）护士职责

有肌肉骨骼问题的患者在进行影像学检查时，由于在检查台上的移动和定位可能会感到疼痛，因此在检查前护士应间断给予足够的镇痛药。对于受伤严重的患者，如果安全且可用，可能需要在检查过程中使用安桃乐气体®来缓解疼痛。

检查过程中护士的主要职责是考虑患者的舒适，同时帮助放射科技师获得良好的图像。护士应为患者提供情感支持，帮助患者摆放并保持正确的检查体位。某些检查过程可能会使患者感到痛苦，如需要在颈椎图像中显示 C_7 时，可能会要求患者在患有关节炎的踝关节上负重，或者帮助患者压低肩部。

为获取 X 线成像中肌肉骨骼疾病较为清晰的

图像，对患者进行宣教是十分必要的。X 线成像作为解释其肌肉骨骼疾病的一部分，显示了患者骨骼和关节的外观。因此，护士需要充分了解骨骼解剖结构，以及肌肉骨骼疾病如何在 X 线片中显现。向患者解释 X 线片结果是许多专科护士和高级执业护士的职责。

（三）X 线成像解释原理

X 线成像通常从多个不同角度拍摄，以提供一块骨头、骨骼或关节的详细视图。越来越多的此类图像可以在计算机屏幕上查看，从而能够有效地存储、检索和处理图像。在急诊和骨科工作的高级非医疗从业者经过相关培训和实践后，也正在将 X 线成像的解释纳入其实践中。McRae[2] 建议采用以下基本方法来进行 X 线检查。

- 远射：X 线成像的总体概述，从远处可整体检查骨骼和关节的形状、大小和轮廓。
- 中射：注意骨骼纹理、新生骨的区域，有无骨骼破坏和畸形。
- 特写：沿着骨骼轮廓系统地追踪，并注意有无骨骼轮廓和结构连续性的异常。

参考文献

[1] Department of Health and Social Care (2018). Guidance to the Ionising Radiation (Medical Exposure) Regulations 2017. London: Department of Health and Social Care.

[2] McRae R (2010). *Clinical Orthopaedic Examination*, 6th edn. Edinburgh: Churchill Livingstone.

十六、其他类型的影像学检查

诊断成像是在诊断疑似肌肉骨骼疾病或损伤时的关键技术。除了 X 线外，还有许多其他诊断成像技术可供使用，均在诊断肌肉骨骼疾病方面很有帮助。

（一）计算机断层扫描

CT 扫描是由不同旋转角度穿过组织的辐射束产生，提供身体各部分的横截面切片图像，从而以多个角度更详细地观察骨结构，更清楚地显示不同类型的组织。目前多数情况下，CT 扫描已被 MRI 取代。CT 的风险与正常 X 线的风险相同，但是 CT 扫描时间更长，因此辐射剂量可能更大。

（二）磁共振成像

MRI 越来越多地用于诊断肌肉骨骼疾病。MRI 允许改变磁场方向和强度，使用高强度磁场和电脉冲，重新排列组织中的原子，从而产生计算机化图像。MRI 能够提供骨和软组织高度详细的图像，特别适用于可视化复杂的关节和结构，如膝关节、肩部和脊柱。MRI 成像可以十分清晰地看到韧带的轻微撕裂，从而有助于疾病的诊断、治疗和管理规划。金属伪影磁共振扫描（metal artefact resonance scans，MARS）是特殊类型的 MRI 扫描技术，用于评估髋关节的金属离子病（见第 5 章中"金属对金属髋关节假体摩擦碎屑引起的软组织反应"）。MRI 扫描没有辐射，但根据扫描区域的大小，时间可能较长，患者需要完全静止躺卧，因此对于部分患者来说可能非常困难，尤其是容易在封闭空间中产生焦虑的患者。患有幽闭恐惧症的患者可能无法进行 MRI 扫描。医务人员应告知患者扫描时会有较大噪声，可以播放音乐来帮助患者放松。患者还可以通过对讲机与房间内的其他工作人员沟通，在交谈中给出患者指示，缓解恐惧。由于金属在进行 MRI 扫描时会发热，因此当申请 MRI 扫描时，患者体内的任何金属都必须记录在申请单上。

（三）超声成像

超声成像是利用高频声波创建的，高频声波根据组织的密度以不同的方式"回声"。超声成像在评估关节中的液体和液量，以及软组织结构损伤方面具有较大的价值，还可用于评估疼痛、炎症和感染。超声科医师使用探头向组织发送声波脉冲。超声检查没有辐射，无风险也相对便宜。它也可用于指导关节内注射和疑似 DVT 检查。不能进行 MRI 扫描以检查金属病的患者可以进行超声检查。

（四）护士职责

护士在所有影像学检查过程中的关键作用是确保患者做好充分准备并了解检查原因和可能发生的情况，减轻患者对预期结果的焦虑。患者了解得越多，就越可能配合。患者应意识到检查过程中涉及的任何风险，以及他们应该做的准备，如穿着合适的衣服，在进行 MRI 检查时，不能戴金属首饰或穿含有金属的衣服。

此外，护士应确保患者在根据影像学检查进行诊断时，完全理解被告知的内容。在将结果呈现给患者时，护士应在场，以便详细地回答患者提出的问题。

十七、患者报告结果测量

（一）概述

患者报告结果测量（PROM）是临床评估中的重要组成部分，患者通过 PROM 报告肌肉骨骼疾病或干预措施是如何影响自身的生活质量、功能和疼痛水平的[1]。在评估过程中纳入相关的 PROM 是最佳的临床实践。PROM 通常包括与幸福感、功能和疼痛相关的评分量表，并包含固有的主观组成部分。自我报告结果测量可分为一般生活质量 / 健康和特定疾病，建议同时使用，以优化测量结果的敏感性和特异性。

（二）一般健康测量

一般健康测量旨在多方面地衡量人群的健康和幸福感，包括社会、心理，以及身体健康有关的综合内容，有助于评估不同人群和不同疾病患者群体的健康状况。常用的一般测量量表包括以下几个方面。

- 疾病影响程度量表（sickness impact profile，SIP）。
- 诺丁汉健康概况（Nottingham health profile）。
- 健康调查量表 36（short form 36 health survey questionnaire，SF-36）。
- 达特茅斯 COOP 功能表图（Dartmouth COOP function chart）。

（三）疾病特异性测量

疾病特异性测量用于特异性地采集患者自身对特定疾病过程或干预影响的观点。Bowling[2] 指出使用疾病特异性测量不仅是为了更简洁，而且要确保变化虽小，但对健康状况和疾病严重程度意义重大的敏感性。大量的疾病特异性 PROM 用于骨科和创伤患者。示例如下。

- DASH。
- 关节炎影响测量量表（arthritis impact measurement scale，AIMS）。
- 牛津髋关节和膝关节评分。
- WOMAC。

（四）建立严格的自我报告结果测量

上述一般性和疾病特异性自我报告结果测量均经过严格的测试，以确定其心理测量特性。在使用任何工具之前，护士应确保针对特定患者群体（骨科和创伤患者）设计和验证该措施。验证性研究应探讨并确定以下特点。

- 有效性。
- 可靠性。
- 特异性。
- 敏感性。
- 实用性。

（五）自我报告结果测量的实际问题

许多骨科干预措施。例如，关节置换术，需要长期监测或审查系统，包括在手术后的患者整个生命周期完成自我报告结果测量。监测或审查的实施时间通常包括术前基线、术后 6 周、术后 6 个月、术后 12 个月，之后每 3 年完成 1 次测量。在没有帮助的情况下，患者可能无法准确地完成测量，因此护士必须始终提供帮助和支持[1]。患者有时报告他们在量表中提供的答案范围并不能反映他们自身的特殊问题，这可能导致测试不完全或不准确。因此出现了一种由患者制订结果指标的趋势，即在临床团队的帮助下，患者制订自己的成功指标，如"手术后，我希望能够在没有疼痛的情况下睡一整晚"。这种方法的价值在于结果指标对患者具有高度特异性。

（六）总结

强烈建议以疾病特异性测量补充一般健康测量，并且协助患者尽可能准确地完成相关检查和测量。

参考文献

[1] Jester R, Santy-Tomlinson J, Drozd M (2018). The use of patient reported outcome measure (PROMs) in clinical assessment. *Int J Orthop Trauma Nurs* 29:49-53.

[2] Bowling A (2001). *Measuring Disease*, 2nd edn. Buckingham: Open University Press.

拓展阅读

[1] Jester R, Santy-Tomlinson J, Drozd M (2018). The use of patient reported outcome measure (PROMs) in clinical assessment. *Int J Orthop Trauma Nurs* 29:49-53. ✎ http://www.orthopaedicscores.com

十八、认知功能评估

（一）概述

认知是个体的思想、知识、理解、认识和想法。认知过程包括感知、记忆和信息处理，帮助人们解决问题、计划和获取信息。多种类型的创伤和疾病会影响患者的认知功能，如痴呆、脑卒中、头部损伤和酗酒。护士会经常遇到一些出现意识模糊的老年患者，因此确定意识模糊的原因非常重要。不能因为患者是老年人，就认为造成他们意识模糊的原因一定是痴呆。意识模糊的其他原因包括以下几个方面。

- 谵妄。
- 尿素和电解质（urea and electrolyte，U&E）失衡。
- 感染所致的毒性。
- 血糖水平异常。
- 药物不良反应。
- 颅内压升高。

（二）急性意识模糊状态

通过询问家人/朋友，查阅辅助信息，如医疗记录，护士应确定意识模糊的发作情况。例如，是数月或数年渐进性发作，还是急性/突然发作？如果发病是突然的，护士应该联系负责该患者的医疗团队，组织全面的神经系统筛查。此外，护士应使用格拉斯哥昏迷评分（Glasgow coma score，GCS）完成意识水平的基线评估，然后开始收集信息以排除造成意识模糊的非神经系统原因，包括以下几个方面。

- 血液检查包括 U&E、血糖、肝功能检查（liver function test，LFT）、CRP 和 ESR。
- 监测体温以确定是否发热。
- 审查药物并与药剂师和医疗团队讨论任何潜在的不良反应。
- 如果怀疑有尿路感染，进行尿液检查和 MSU 分析。
- 尿量测定以确定脱水或肾功能损伤。

一旦排除急性发作的意识模糊，护士应使用有效的评估工具完成认知功能的基线评估。认知功能的评估应在入院/初始评估时进行，如果患者的认知状态有任何变化，应重新进行评估。

（三）测量认知功能的工具

已经有很多开发和验证了的评估工具来评估认知功能，护士应该确保使用的工具是适用的，并经过测试确保其符合以下几个方面。

- 有效性。
- 可靠性。
- 特异性。
- 敏感性。
- 实用性。

在英国最常用的工具是简易智力测验评分（abbreviated mental test score，AMTS）和简易精神状态检查（mini mental state examination，MMSE）。AMTS 由 10 个项目组成（框 3-1），每答对一个条目得 1 分（最高分数为 10 分）。不

框 3–1　AMTS 的 10 个项目

- 年龄
- 时间（最近的时间）
- 年份
- 地名
- 辨识两个人
- 出生日期和月份
- 第一次世界大战日期
- 英国女王姓名
- 反向计数：从 20 到 1
- 5min 回忆：完整的街道地址

同研究者的诊断分界值不同，通常认为＜6 分表明认知异常。MMSE 主要包括两个部分，语言测验和功能测验。语言部分的最高分数为 21 分，功能部分的最高分数为 9 分，MMSE 的总分为 30 分。认知功能障碍的分界值为＜24 分。

为了优化测试环境，应从友好的非正式讨论、轻松和私密的环境开始，并允许患者自己设定测试的节奏。避开在患者刚睡醒或有疼痛或不适时进行测量。

（四）局限性

尽管 AMTS 和 MMSE 均经过了广泛的测试评估其心理测量特性，但它们针对的是特定年龄和文化群体，即英国白种老年人，因此存在局限性。此外 MMSE 要求人们能够阅读，并具有绘制复杂形状的灵活性，这对有视力问题、无法阅读或手部关节畸形的人来说是困难的。

（五）结论

应明确老年患者意识模糊的原因，而不是假设为痴呆。MMSE 和 AMTS 等测量工具虽然有其局限性，但对于确定认知障碍是一种有用的初步筛查工具，并以此将患者转诊到专业的痴呆机构。

拓展阅读

[1] Butler A (2016). Neurological assessment. *Int J Orthop Trauma Nurs* 22:44-53.

护理的一般原则
General principles of care

Rebecca Jester　　Julie Santy-Tomlinson　　Jean Rogers　　**著**

鲁雪梅　韩　冰　郭榕晨　张　爽　张晓婕　彭贵凌　郑元元　姜　耀　胡雁真

胡　芮　鲁　楠　李宇尘　霍　妍　徐好好　谢思羽　**译**

陈亚萍　张　燕　佟冰渡　李高洋　高　远　李晓芳　谷思琪　陈静茹　**校**

吴新宝　鲁雪梅　孙　旭　赵　丹　梁陶媛　夏京花　**审**

第 4 章

一、骨科手术特点和手术环境

骨骼、肌肉和肌腱手术主要包括以下两类。

- 有计划的、非紧急的或"择期"手术，旨在治疗肌肉骨骼疾病或矫正畸形。
- 急诊手术：通常在肌肉骨骼受到创伤后进行。

手术计划有助于管理手术及麻醉相关的风险。择期手术可以完善术前准备，但对于急诊和创伤手术，术前准备不太可能提前完善，因此更具挑战性。

骨科手术通常涉及骨骼、关节和软组织（如肌腱和韧带），包括儿童和成人。为了显露骨骼和关节，通常手术切口较深，此类切口需要多层缝合，因此，增加了出血、血肿和深部组织感染的风险。随着骨科手术快速发展，许多骨科手术已成为常规手术。然而，这类手术依然属于高度侵入性的，其所呈现的几个主要风险是骨科医师在计划和实施治疗时需要考虑的问题（见第 5 章中"并发症与风险管理"）。

骨科手术相对复杂且耗时，这使得患者手术时间延长及麻醉风险增加，也加剧了术后疼痛。骨科手术通常涉及植入物，如螺钉、钢板和关节假体，材料通常由金属材质和（或）塑料材质构成。虽然这些植入物在过去的半个世纪里经历了重大发展，但其仍然属于人体组织内的异物，因此可能引起不良的组织反应，包括对金属离子的反应从而导致金属离子病（见第 5 章中"金属对金属髋关节假体摩擦碎屑引起的软组织反应"）。

对于四肢的骨科手术，止血带的使用可以使手术部位产生无血术野，这可能会增加术后即刻出血和血栓形成的风险。

（一）感染

在骨科手术中最重要的是控制感染风险。大多数骨科手术是需要将骨骼显露于手术环境中的。骨髓炎（骨感染）是一种难以治疗的严重疾病，需要长时间使用抗生素进行治疗。骨髓炎可以引起骨坏死，从而导致骨质丢失和严重畸形，因此需要采用良好的感染预防措施避免其发生（见第 6 章中"骨髓炎"）。如果感染控制不利，会影响骨愈合，甚至需要移除植入物，填塞抗生素珠和（或）骨移植物，同时结合使用外固定来设法根除感染。骨科术前预防性使用抗菌药物，在预防伤口感染和骨髓炎方面发挥了重要作用。

（二）骨科手术室

所有骨科医务人员均需要了解手术的环境。

包括感染预防在内的患者安全，在手术室推进许多医疗实践，尤其是骨科手术室且涉及植入物的时候。骨科手术室特制的层流通风系统减少了空气中潜在感染性微生物的数量，工作人员同样需要穿单独定制的刷手衣。由于患者在漫长的手术过程中会迅速降低体温，低体温可能对他们的恢复和愈合产生不利影响，因此手术室也需要维持合适的温度。手术室工作人员要尽量减少流动，但这很难实现，因为他们在手术过程中需要使用 X 线成像设备及石膏设备。

（三）微创手术

近几十年来，骨科微创手术和关节镜手术发展迅速。这有助于最大限度地减少深层组织和骨骼的细菌暴露。小切口并不一定意味着患者会恢复得更快或经历更少的疼痛，因为切口内部的手术区域同样广泛（见第 7 章中"关节镜检查"）。

拓展阅读

[1] Bowden G, McNally M, Thomas S, et al. (eds) (2010). *Oxford Handbook of Orthopaedics and Trauma*. Oxford: Oxford University Press.

二、麻醉与骨科患者

麻醉是通过应用药物预防疼痛，包括诱导无意识状态，使患者完全失去知觉，或者选择性降低特定部位的感觉来避免患者疼痛。麻醉被应用于包括手术在内的各个医疗环节，也可用于治疗急性和慢性疼痛。

（一）麻醉类型

5 种主要麻醉类型包括以下几个方面。

- 全身麻醉，完全失去知觉和痛觉的状态。
- 脊椎麻醉，患者处于清醒状态，将麻醉药注入椎骨间的脊髓间隙，使注射部位下方区域产生麻木和镇痛。
- 硬膜外麻醉，一种区域麻醉的形式，将麻醉药注入硬膜外腔，麻醉药从注射部位沿着特定神经达到特定区域产生麻醉效果。脊椎麻醉和硬膜外麻醉可以联合应用。

- 区域麻醉，将麻醉药物注入四肢或手术部位的主要神经内或周围，为更大面积区域（如整个肢体）提供镇痛。
- 局部麻醉，只对手术部位周围的神经或组织注射麻醉药物，仅局部产生麻木感。

（二）安全性

由于麻醉后感觉和（或）意识丧失，患者不能有效控制自身安全、识别风险或有效沟通，所以在手术过程中必须全程确保患者安全。

这些主要内容包括术前检查表、患者状况监测和环境控制。核对患者身份、手术类型及考虑所有影响安全的因素，同时在麻醉前获得患者对整个过程的知情同意。

麻醉药物完全代谢前，患者仍有发生意外伤害及病情变化的风险，所以在术中及术后要严密监测患者生命体征。

（三）麻醉准备

在进行麻醉诱导前，大多数患者有以下担忧。

- 害怕术中和术后发生意外。
- 无法控制目前情况。
- 麻醉状态下仍有触觉、听觉或视觉。
- 当需要帮助时无法寻求帮助。

麻醉科医师必须充分了解麻醉的实施方式及效果，通过准确地向患者解释麻醉后的反应及解答患者提出的问题来减轻患者焦虑。在患者手术前几天或几周，麻醉科医师或麻醉科护士应评估患者一般健康状况及适宜的手术方式等。由于许多骨科患者在入院当天即接受手术治疗，对这类患者采取术前麻醉评估是必不可少的。

部分麻醉科医师为了降低患者焦虑，可能在实施麻醉前给予镇静药或其他抗焦虑药物。

麻醉和术前准备是患者术后快速康复的重要措施（见第 1 章中"服务模式：加速康复 / 快速康复"）。

（四）术前禁食

术前禁食是手术的必要准备。肌肉松弛药会影响吞咽反射，使患者无法对反流做出"呕吐"反射，因此存在胃液反流和误吸的风险。禁食的主要目的是减少胃内容物，防止反流，降低术后恶心呕吐的发生。患者术前禁食和禁饮的最佳时间一直存在争议，许多患者由于禁食过久导致营养不良和脱水，老年和体弱的骨科患者尤甚。虽然还需要进一步的研究，但大多数指南建议，术前 2h 内可以喝清饮，术前 6h 内可以吃轻食（包括牛奶和配方奶 / 母乳）。有脱水风险的患者应在术前进行静脉补液，同时严密监测患者围术期的液体平衡情况。

扩展阅读

[1] Smith A, Kisiel M (2016). *Oxford Handbook of Surgical Nursing*. Oxford: Oxford University Press.

[2] World Health Organization (WHO) (2018). WHO Surgical Safety Checklist. ✍ http://www.who.int/patientsafety/topics/safe-surgery/checklist/en/

三、全身麻醉

全身麻醉是由药物介导的一种可逆的无意识状态，通过减轻患者疼痛、放松肌肉、镇静等作用使患者在承受最小伤害的同时保证骨科手术顺利进行，通常需要静脉注射结合呼吸道吸入两种途径实施。

（一）术前评估与计划

患者安全是实施全身麻醉的重点，理想的麻醉效果是患者在手术过程中没有任何感觉并处于完全放松的状态，但在此状态下患者易受到伤害，所以需要术前全面评估和计划。

为了保证在麻醉诱导、维持及复苏过程中能够有效把控存在的风险，麻醉科医师应在手术当天或手术前一天对患者的一般健康状况进行评估。评估的内容由患者的一般健康状况、年龄、手术类型和手术时间决定。麻醉科医师和手术团队在充分了解麻醉药的不良反应及对患者个体影响的前提下，选择最佳的麻醉药种类与剂量。术前评估包括以下几个方面。

- 胸部 X 线检查。
- 心电图（electrocardiogram，ECG）。
- 全血细胞计数（full blood count，FBC），血红蛋白，尿素和电解质水平（urea and electrolytes，U&E）。
- 血液的种类、保存及交叉配血；术中预计失血量及输血量。

麻醉科医师还需要考虑关节病变的影响。例如，类风湿关节炎（rheumatoid arthritis，RA）和强直性脊柱炎会导致颈椎活动度降低，在抬下颏和插管时需要注意。

（二）麻醉过程

全身麻醉通常包括以下 3 个阶段。

- 诱导，麻醉给药。
- 维持，持续监测及麻醉状态维持。
- 复苏，促进患者意识恢复。

（三）围术期监测

全身麻醉引起的无意识和肌肉松弛状态有可能损伤气道，包括在使用口咽通气道、喉罩或气管导管插管时，这些操作可能会导致术后疼痛和不适，所以气道保护是麻醉护理的重点。

在整个手术过程和术后短时间内要严密监测患者呼吸系统、心血管系统和神经系统，通过监测患者血氧饱和度和二氧化碳水平合理提供氧气。当手术过程中使用过量的止痛药和肌肉松弛药来维持镇静和肌肉松弛时，手术结束后需要抗胆碱酯酶药来抵消这部分作用，尤其是肌肉松弛作用。

（四）复苏和术后监测

手术结束、麻醉复苏后，患者将被转运至麻醉恢复室进行复苏。当患者身体状况和意识状态恢复良好时会被转送至普通病房或术后病房。不同患者对全身麻醉所用药物的反应不同，有些患者可能需要更长的时间来恢复意识和肌肉控制。在全身麻醉后的最初几个小时，医师必须严密监测患者以下情况。

- 意识和定向性，为镇静水平的评估，由于镇静药的作用患者仍有发生意外的风险。
- 呼吸功能，患者维持自主呼吸的功能可能会在全身麻醉后的数小时内受到影响：早期可能需要氧疗，所以在患者完全清醒、具有良好定向性前必须定时评估患者呼吸频率和血氧饱和度。
- 心血管功能可能因麻醉和手术本身而受损：应在术后即刻密切监测外周组织灌注、血压和脉率。
- 医务人员应利用早期预警评分（early warning score，EWS）/ 英国国家早期预警评分（National Early Warning Score，NEWS）尽早发现异常变化，目的是能够快速评估和采取抢救措施。

尽管全身麻醉技术已有显著改善，但仍是骨科择期和急诊患者围术期死亡的一个重要因素，因此对于接受全身麻醉的患者而言，管理风险的核心在于全身麻醉各个阶段的严密监测。

四、区域麻醉

局部麻醉仅作用于局部组织，是将麻醉药注入支配整个肢体或身体某一部位的主要神经（神经丛或单神经）周围，也被称为周围神经阻滞。患者不需要在全身麻醉或脊椎麻醉下手术（尽管可能需要镇静），不仅避免了全身麻醉引起的潜在并发症，同时术后能够即刻缓解疼痛，尤其适用于较小手术和日间手术。股神经阻滞通常用于下肢手术和慢性疼痛治疗，同时治疗某些骨折（如髋部骨折）的急性疼痛。区域麻醉由超声成像引导，也可以通过留置导管定期注射药物持续止痛。

（一）静脉局部麻醉

一种常用于骨折即刻处理、麻醉时间＜1h 的上肢手术阻滞技术。使用特制的绷带或抬高肢体 2～3min，通过挤压将血液挤出动脉，然后使用止血带防止动脉血液进入血管，静脉局部麻醉药通过导管缓慢输注，实现了麻醉、肌肉松弛状态和清晰的术野。止血带松开后肢体很快恢复知觉，使用止血带时必须严格控制时间，手术过程中注意保护止血带处的皮肤。使用止血带后，必须监测患肢的神经血管情况[1]。

（二）术前护理

按照常规要求进行术前准备。有时区域麻醉会失效，所以要做好全身麻醉的准备，以防发生意外。根据患者的认知程度与知情同意，医务人员必须在术前全面告知患者在手术过程中可能会面临的各种情况。

（三）术后护理

区域麻醉后需要观察患者是否有低血压、头痛和头晕等症状。区域麻醉可能掩盖并发症的症状，如骨筋膜室综合征等，因此采取区域阻滞的四肢手术必须严密监测患者疼痛程度、神经血管系统、肢体感觉与活动能力恢复情况等。

有些区域麻醉阻滞靠近中枢神经系统，术后监测应与脊椎麻醉相同，目的是能够及时发现问题并实施抢救措施（见本章中"脊椎麻醉"）。

（四）疼痛管理

区域麻醉的原理也可作为疼痛管理的干预措施，既可以用于单次注射作单一神经阻滞，也可以用于区域神经阻滞来减轻慢性疼痛，经过培训并且取得资格的专业医师方可进行操作。评估患者信息和制订护理计划时必须考虑术后可能的不良反应，这些不良反应会持续数周或数月。

参考文献

[1] Murphy S, O'Connor C (2010). So what! if a pneumatic tourniquet is used intraoperatively: a study of neurovascular assessment practices of orthopaedic nurses. *Int J Orthop Trauma Nurs* 14:48-54.

拓展阅读

[1] Gay J, Parker MJ, Griffiths R, et al. (2017). Peripheral nerve blocks for hip fractures. *Cochrane Database Syst Rev* 5:CD001159.

五、脊椎麻醉

脊椎麻醉是将局部麻醉药和（或）镇痛药注入蛛网膜下腔，注射部位以下的区域会产生麻木和镇痛，尤其适用于骨盆和下肢手术。脊椎麻醉必须先进行腰椎穿刺，将中空细孔的穿刺针插入腰椎蛛网膜下腔，常规选择腰椎 $L_2 \sim L_5$ 节段，将麻醉药注入脑脊液（cerebrospinal fluid，CSF）中达到阻滞交感神经的作用。

脊椎麻醉的优点包括以下几个方面。

- 对呼吸系统影响较小，适用于有呼吸系统疾病的患者；由于上半身不受麻醉药物影响，所以出现围术期呼吸问题的概率较小。
- 特别适用于紧急抢救、术前准备时间有限的紧急创伤手术。
- 根据患者的意愿，保持术中清醒或给予镇静药物。
- 通常恢复快，不良反应相对较少。
- 具有一定肌肉松弛效果。
- 麻醉时间较短，术后可以早期活动。脊椎麻醉后恶心和呕吐少见，因此可以尽早恢复进食进水等。
- 术后短时间内疼痛不明显从而促进患者术后早期活动。
- 有非常显著的降压作用，有助于减少术中出血。

不能配合或有不稳定心血管疾病的患者不适合该麻醉方式。

（一）术前护理

患者做好术前常规准备，术前常规禁食以防脊椎麻醉失败或不能顺利进行改为全身麻醉。患者需要了解麻醉方式及手术后的效果，术前建立静脉通路。在手术过程中应持续监测心血管系统，尤其是血压和心电图。虽然严重的低血压或中毒性休克是罕见的并发症，但如果发生其中任何一种情况，患者可能都需要心肺复苏，因此必须备好复苏设备。

（二）术后护理

在术后 24h 内，应注意以下要点。

- 必须仔细监测患者麻醉水平以下部位的神经功能状态：感觉与运动应逐渐完全恢复正常，出现任何问题应立即通知医师。
- 定时评估、记录血压和脉搏。
- 应密切观察腰椎穿刺部位是否出现脑脊液漏（一种罕见但危险的并发症）、出血和感染，持续性头痛可能是脑脊液漏的征兆。
- 出现任何异常必须立即通知医师。
- 由于脊椎麻醉后膀胱感觉缺失、平卧位排尿困难，因此尿潴留是骨科手术脊椎麻醉后的常见问题，尤其是男性[1]。这类患者通常需要导尿，但同时增加尿路感染的风险（见第 5 章中"尿路感染"）。
- 术后应告知患者可能会出现暂时性尿失禁。
- 告知患者术后早期应采取平卧位休息。
- 给予患者静脉输液和镇静药物预防头痛。

虽然脊椎麻醉是目前临床上常见麻醉方式，但仍需要严密监测。

参考文献

[1] Crew S (2007). A review of the effects of spinal anaesthetic in lower limb orthopaedic surgery on urinary retention. *J Orthop Nurs* 11:104-9.

拓展阅读

[1] Maher AB (2016). Neurological assessment. *Int J Orthop Trauma Nurs* 22:44-53.

六、术前评估

术前准备主要有两个作用：评估患者健康状况以确保适合接受手术和麻醉；为患者提供术中和术后相关的护理和康复信息，使患者为即将到来的手术做好准备（见本章中"康复"）。依据加速康复的原则（见第 1 章中"服务模式：加速康复/快速康复"）即使手术的时机和类型可能有所不同，但所有择期或紧急手术的患者，都需要术前准备。

（一）择期手术的准备

择期手术可分为以下 4 级（根据 NICE 指南[1]改编）。

- 1 级（小手术），如腱鞘囊肿切除术。
- 2 级（中等手术），如膝关节镜手术。
- 3 级（较大手术），如腰椎间盘切除术。
- 4 级（大手术），如全关节置换术（total joint replacement，TJR）。

术前评估的时机和类型取决于手术的等级，以及患者整体健康状况和既往病史。在术前评估工作中，麻醉科医师和护士通常使用美国麻醉师协会（American Society of Anesthesiologists，ASA）量表来描述患者是否适宜接受麻醉和手术[2]。ASA 量表分级如下。

- ASA1 级，正常健康患者，无任何临床严重的伴随疾病或严重既往 / 现病史。
- ASA2 级，患者伴随轻微系统性疾病。
- ASA3 级，患者伴随严重系统性疾病。
- ASA4 级，患者伴随严重系统性疾病并危及生命。
- ASA5 级，濒死的患者，不做手术生存的希望很小。
- ASA6 级，脑死亡的患者，器官即将以捐献为目的摘除。

例如，一位准备采取局部麻醉的择期小手术患者，ASA 分级为 1 级，将接受最简单的术前评估，包含健康筛查问卷和一组基线观察。而一个 ASA 分级为 3 级的患者则需要合适的内科医师评估和审核，如心内科医师，同时还要由麻醉科医师进行复审。ASA4 级或高于 4 级的患者则不适合择期骨科手术。

一般择期手术如 TJR（ASA4 级以上）的术前准备将会分阶段进行，当在门诊做出治疗决定时，即视为开始。第一阶段进行健康筛查问卷和一组基线观察。ASA 分级为 1 或 2 级的患者通常在手术日前 2～4 周被要求定期去术前或麻醉复查门诊。一些医务人员会把预约复查门诊和提供信息 / 健康教育相结合。但也有一些医务人员会把这两部分分开单独进行，要求患者和家属额外参加"关节小组""髋和膝关节小组"。

如果在初始筛查过程中发现了健康问题，患者将被转诊至他们的全科医师或专家，以调查和处理他们的共病（如高血压、腿部溃疡等）。在这个阶段，患者不会被列入等候手术的名单，直到确定他们的健康问题得到解决。

骨科团队和患者的全科医师之间需要密切联系和沟通，以确保优化患者术前健康状态，并保证在等待手术期间得到适当的症状管理。应尽早确定不适合手术 / 麻醉的患者，理想情况下，全科医师应该在将患者转到骨科治疗前解决一切潜在不稳定的共病问题。延迟发现健康问题可能导致手术推迟，使患者及其家属感到失望，而且违背资源的成本 – 效益原则。

（二）术前评估门诊

术前门诊或麻醉复查门诊通常由护士主导服务，他们借鉴其他专家提供的专业知识，如麻醉科医师和职业理疗师。复查内容包括以下几个方面。

- 了解患者的家庭情况，确定出院后的支持需求。
- 推荐需要准备的用具，如加高的马桶座等。
- 根据早期出院路径的标准进行评估。
- 通过病史采集、体检和临床调查评估患者最近的健康状况［见第 3 章中"病史采集（一）""病史采集（二）""检查"］。
- 如果发现共病，需要转诊到其他专科，手术前需得到专家的意见。
- 提供关于手术和术后治疗计划的相关信息。

参考文献

[1] NICE (2016). Routine preoperative tests for elective surgery. NICE guideline [NG45]. ⁂ https://www.nice.org.uk/guidance/ng45

[2] ASA (2014). ASA Physical Status Classification System. ✎ https://www.asahq.org/standardsand-guidelines/asa-physical-status-classification-system

七、术前准备

根据患者的 ASA 分级和手术分级，NICE 指南[1] 推荐了择期手术的术前检查内容，并将其归类为：①需要；②不需要；③考虑，ASA2 级或 3 级的患者，取决于其年龄和共病的特征。对于接受 TJR 手术，ASA2 级伴有心血管疾病的患者，可考虑以下的临床检查。

- 胸部 X 线检查。所有年龄段均需考虑。
- 心电图。需要。
- 全血细胞计数。需要。
- 肾功能检查。需要。
- 凝血功能。所有年龄段均需考虑。
- 随机血糖。不需要。
- 血气分析。所有年龄段均需考虑。
- 尿液分析。所有年龄段均需考虑。

除了建议的检查外，骨科手术患者可能还需要其他检查以发现潜在的感染，这些感染可能导致手术部位的感染。应进行尿液分析，送尿液标本进行尿培养和药敏检查。此外，患者可能还需要以下基线评估。

- 身高、体重和 BMI 指数。
- 血压、脉搏、呼吸和体温。
- 依据当地政策，采集鼻、腹股沟和腋窝标本筛查耐甲氧西林金黄色葡萄球菌（meticillin resistant Staphylococcus aureus，MRSA）。
- 检查皮肤是否有感染 / 溃疡 / 炎症的迹象，特别是在靠近手术部位的区域。
- 口腔检查是否有龋齿，牙龈疾病，牙齿松动或碎裂。
- 对疑似或诊断为强直性脊柱炎的患者要评估颈部的活动范围。
- 考虑对患者进行血型鉴定配对以备术中和术后输血。

来自北、西、南非或非裔加勒比地区的患者需要进行镰状细胞基因检测。

（一）急诊手术准备

骨科急诊手术患者的准备时间要短得多。例如，髋部骨折需要内固定的患者应在 24h 内进行手术，以避免其整体健康状况恶化。但是他们仍然需要进行病史采集、体格检查和择期手术所必需的临床检查等术前评估。急症患者病情往往不如择期患者稳定，特别是那些 ASA 分级 3～5 级的髋部脆性骨折患者。与麻醉科医师和医疗团队一起确保患者在手术前尽可能的状况稳定是必要的，为保证患者状况稳定可能需要静脉输液或输血。

（二）其他准备工作

- 知情同意。保证在手术前得到患者的知情同意。必须确保患者知晓关于手术过程的信息并了解手术过程，手术风险，手术潜在的获益和可替代的治疗方式。病情严重或认知障碍不能签署知情同意的患者，可能需要获得其近亲或医师的同意（如果是紧急手术情况下），这取决于目前地方和国家的法律和指南要求。
- 术前禁食。4 级择期手术的患者大多都是在手术当天入院的，除非有严重的共病，如 1 型糖尿病。所有患者在手术和麻醉前都需要一段时间的禁食，尽量减少由于食管反流导致的窒息风险。他们可以在手术前 2h 以上喝透明液体，在手术前 6h 以上进食或喝牛奶[2]。
- 药物治疗。除非麻醉科医师另有医嘱，否则患者应在手术前服用他们的常规药物。一些外科医师会要求术前 5 天停用华法林和阿司匹林等抗凝药。
- 手术前。在患者进入手术室之前，病房和手术室工作人员应完成最终的安全检查表。由于大多数患者在手术前会感到焦虑，因此有必要对患者进行心理支持。

参考文献

[1] NICE (2016). Routine preoperative tests for elective surgery. NICE guideline [NG45]. https://www.nice.org.uk/guidance/ng45

[2] Smith I, Kranke P, Murat I, et al. (2011). Perioperative fasting in adults and children: guidelines from the European Society of Anaesthesiology. *Eur J Anaesthesiol* 28:556-69.

八、术后护理

肌肉骨骼系统的术后恢复有很高的并发症风险，严重时有可能致命。这就需要对患者进行严密的监测，以便及时识别因手术或麻醉引发的不良反应，并采取相关措施。

术后监测和护理

术后必须严密监测与护理以下几个方面，包括使用 EWS/NEWS 评分。

- 意识水平。麻醉恢复后，患者的状况可能仍受麻醉残余效应的影响。在麻醉恢复后的数小时内，应密切监测意识水平。意识水平降低会导致呼吸功能障碍。

- 气道与呼吸。麻醉中使用的物质会显著影响气道和呼吸功能。应密切监测患者的气道和呼吸功能，直至患者完全清醒。这包括定时监测是否出现气道阻塞的迹象，以及呼吸的深度和频率。术后数小时内给予患者氧气吸入以保证足够的氧合，一旦患者完全清醒，如无禁忌应鼓励患者坐起，以促进肺扩张。

- 循环。伤口出血是术后并发症最重要的风险之一。仅对伤口的观察并不一定能发现伤口深处的出血，心动过速和低血压，均为出血的征象，因此在术后早期内应定时密切监测脉搏和血压。骨科手术中的失血量通常很大，术后可能需要立即输入血制品。

- 引流。从伤口处或其他部位进行引流，记录患者引流量，并报告给医师，引流量过多表明可能存在大出血。

- 补充水分和营养。骨科手术的患者通常需要补充水分，因为术前术中禁食禁水均会造成血液和电解质流失，应密切监测液体出入量，特别是在最初的 24h。在患者能够正常饮水、液体不足的问题得到解决前，可能需要静脉补液。特别是衰弱的老年患者，由脱水和（或）电解质平衡失调引起言语行为混乱提示可能出现谵妄。恶心和呕吐是术后常见并发症，会加剧脱水。因此手术后尽快恢复正常饮食有助于伤口愈合和术后康复。

- 体温过低。由于手术和患者在术中的暴露，体温过低是一个严重的术后并发症，因此必须要监测体温。体温较低会影响肢体血液循环灌注，使组织未达到最佳温度状态，从而影响愈合，因此应使用升温毯和其他取暖设备为患者保暖。此外，伤口感染是骨科常见并发症，可能在术后几天才会显现出来。从术后早期开始监测体温，并比较近期的体温变化，以便迅速识别发热症状。发热也可能是发生输血反应的标志。

- 患肢观察。四肢手术有血管和神经损伤的风险，在术后早期，密切监测肢体的神经血管状况至关重要（见第 5 章中"神经血管损伤"）。

- 疼痛。术后疼痛的评估和管理是术后护理的重要内容（见本章中"急性疼痛""慢性疼痛""疼痛评估""疼痛管理""疼痛的药物管理""患者自控镇痛和硬膜外镇痛"）。

- 患者体位与患肢移动。许多骨科手术都需要考虑体位和肢体的移动。骨科医师最重要的技能之一是了解体位对特定类型手术的影响，并能够帮助患者在术后安置和保持正确的体位，包括使用专业设备来支撑或抬高四肢。

一旦患者麻醉完全清醒，就可以开始正式的术后康复。但在骨科大手术后，均需要对患者进行一段时间的术后监测和护理。

拓展阅读

[1] Smith A, Kisiel M, Radford M (eds) (2016). *Oxford Handbook of Surgical Nursing*. Oxford: Oxford University Press.

九、血液和输血

失血可能与骨科大手术及创伤有关，需要在术前、术中或术后输血。例如，在严重的骨盆骨折后，患者可能会迅速丢失 3~4L 血液进入腹腔或盆腔，或者在全膝关节置换术（total knee replacement，TKR）的术中和术后丢失 500ml 的血液。对大出血患者及时输血可显著改善预后（见第 5 章中"大出血"）。

过去，输血一直是术中失血管理的主要方法。然而随着供血者的日益短缺、公众对供血者血液感染的日益关注及宗教信仰等影响，人们对输血更加谨慎，输血主要遵循以下原则[1]。

- 输血只能在获益大于风险且无合适替代方案时使用。
- 实验室检查结果不是唯一的决定因素，输血应基于临床评估和循证指南。
- 输血不是治疗贫血的唯一方法。
- 与患者讨论风险、获益及替代方案并获得知情同意。
- 输血的原因应记录在临床病历中。
- 在输血的整个过程中，确保患者身份并确认其输入的血液与之匹配，如果不核对患者的身份信息可能会带来致命的后果。
- 输血期间密切监测患者有无发生不良反应的征象。
- 对所有参与输血的工作人员进行定期的教育和培训。

（一）血液和血制品

补充因出血引起的失血时，需要给患者开具血制品处方，包括下列一种或多种血制品形式。

血液的组成部分包括以下几种。

- 红细胞。
- 血小板。
- 新鲜冰冻血浆。
- 冷沉淀。

血浆衍生物包括以下几种。

- 白蛋白。
- 凝血因子。
- 免疫球蛋白。

血浆衍生物必须由具有执业资格的医师开具处方。目前很少使用全血进行输血。自体输血（输入个体自身的血液）已被证实价值有限，目前很少使用。

（二）替代品

为了减少手术和创伤性损伤中血制品的使用量，人们已经研制出了血制品的替代品。药物方面的选择包括以下几个方面。

- 氨甲环酸，一种合成的赖氨酸衍生物，可抑制纤维蛋白溶解。
- 抑蛋白酶多肽，抑制多种蛋白水解酶，减少纤维蛋白溶解。
- 组织黏合剂，来自人类或动物的凝血因子，如纤维蛋白原，喷洒在手术区域或原始组织以加快止血和减少失血。临床试验表明组织黏合剂可以降低术中出血，减少与供血者血液接触，特别是在骨科手术中。

（三）输血风险的识别与管理

接受输血的患者需要从交叉配血、开具处方到执行输血程序的所有阶段进行严格的风险管理。血型不匹配可能会造成严重且危及生命的并发症。所有与血液及血液成分有关的不良反应和事件必须报告给相关部门。

血液成分的安全申请、采集和管理是当地输血政策的基础。血液管理过程中每个阶段的关键原则是以下几个方面。

- 正确识别患者身份信息。
- 完备的文件记录。
- 有效的沟通。

参考文献

[1] Joint United Kingdom (UK) Blood Transfusion and Tissue Transplantation Services Professional Advisory Committee (JPAC) (2014). *Transfusion Handbook*. London: JPAC. ✂ https://www.transfusionguidelines.org/transfusion-handbook

拓展阅读

[1] Joint United Kingdom (UK) Blood Transfusion and Tissue Transplantation Services Professional Advisory Committee (JPAC) (2014). 4: Safe transfusion - right blood, right patient, right time and right place. In: *Transfusion Handbook*. London: JPAC. ✂ https://www.transfusionguidelines.org/transfusion-handbook/4-safe-transfusion-right-blood-right-patient-right-time-and-right-place

十、急性疼痛

（一）概述

急性疼痛有明确的定义，是指持续时间小于 3 个月的疼痛，愈合后缓解。急性疼痛的主诉通常出现在创伤性软组织损伤、骨折和术后早期的患者中。它是对损伤的一种生理反应，具有保护性功能，也是患者需要创伤骨科服务的常见原因之一。

（二）急性疼痛的生理反应

急性疼痛会导致几种生理反应，包括以下几个方面。

- 血压增高。
- 脉搏增快。
- 呼吸频率增快。
- 瞳孔扩大。
- 出汗。
- 恶心和呕吐。
- 腹泻。

这些反应是人体的应激反应，即身体对威胁或危险做出的反应。

（三）疼痛生理学

运动神经纤维和感觉神经纤维都参与了对疼痛的传递和反应。疼痛感受器在真皮、骨膜和关节面分布密集。这些结构的损伤或手术会刺激到痛觉感受器和冲动的传递，高级中枢将解释为疼痛。

（四）疼痛的定义

疼痛是一种难以定义的现象，因其具有主观性且多种因素会影响患者对疼痛的感知和表达，如以下几个方面。

- 性别。
- 种族 / 文化。
- 心理状态。
- 疼痛的病史。
- 知识。

然而，一个被广泛理解的定义是"疼痛是正在经历疼痛的人说的，只要那个人有主诉，疼痛就存在"[1]。

（五）急性疼痛的后果

急性疼痛如果无法缓解，可导致慢性疼痛，并影响患者的健康和功能，包括以下几个方面。

- 行动 / 移动不便。
- 焦虑和压力。
- 食欲减退。
- 睡眠障碍。
- 注意力不集中。
- 行动不便增加了压力性损伤和静脉血栓栓塞（venous thromboembolism，VTE）的风险。

（六）急性疼痛的处理

急性疼痛需要进行快速评估，以确定疼痛的原因。评估包括病史采集、体格检查和临床调查。医师有责任与 MDT 的其他成员合作，使用有效及可靠的方法来评估患者的疼痛情况，并及时提供足够的疼痛缓解措施（见本章中"疼痛评估""疼痛的药物管理"）。如果骨科 MDT 成员难以管理患者的急性疼痛，应该寻求急性疼痛专家的支持。

参考文献

[1] McCaffery M (1972). *Nursing Management of the Patient in Pain*. Philadelphia, PA: Lippincott.

拓展阅读

[1] Brook P, Pickering T, Connell J (eds) (2011). *Oxford Handbook of Pain Management*. Oxford: Oxford University Press.

十一、慢性疼痛

（一）概述

慢性疼痛通常没有明确的定义和发展轨迹。当疼痛时间＞3 个月时，疼痛被归为慢性。慢性疼痛是一个普遍存在的问题，不能总是通过药物和医疗干预来解决。据估计，英国有 1/3～1/2 的人口会在生活中的某个阶段受到慢性疼痛的困扰[1]，给个人、社会和医疗资源带来巨大的压力。这也是许多骨科疾病的常见症状，如腰痛、骨关节炎、类风湿关节炎和强直性脊柱炎。尽管慢性疼痛很普遍，但许多患者的疼痛管理仍然不佳，对他们的生活质量产生了严重的负面影响。

（二）慢性疼痛的影响

慢性疼痛如果管理不当，会在生理、心理和社会方面产生不良后果，并危害患者的生活质量，包括以下几个方面。

- 焦虑、抑郁和（或）愤怒。
- 脱离社会。
- 家庭和社会角色功能的丧失。
- 社会孤立。
- 减少或失去收入。
- 肌萎缩。
- 行动 / 移动不便。
- 形象改变。
- 人际关系相处困难。

慢性疼痛的患者可能会被公众贴上装病的标签，包括某些医务人员。慢性疼痛通常没有明确的疼痛原因且预后不良。疼痛的感受是主观的，是患者正在经历的，因此需要采用支持性和不带偏见的方法来管理患者的慢性疼痛。

（三）慢性疼痛患者管理

慢性疼痛患者的有效管理需要全面的跨专业的方法，并与患者及其家属合作。治疗的第一阶段是评估和诊断疼痛的原因，包括 MRI、体格检查、疼痛日记和疼痛评估工具等。当疼痛的原因可以识别时，如椎间盘突出，完全可以通过手术解决疼痛问题。然而，在相当一部分情况下，疼痛的原因无法确定和（或）不能治愈。因此需要采取有效地策略来支持患者，管理疼痛，应对和适应疼痛。

专科慢性疼痛管理服务在骨科中心越来越普遍，该服务汇集了 MDT 的专业知识。英国皇家麻醉师学院[2] 已经为英国的疼痛管理服务提供了核心标准，其中包括使用基于认知行为原则的疼痛管理方案（pain management programme, PMP）。PMP 可以作为个人或团体活动在初级或二级保健环境中提供，有助于提供标准化的疼痛体验，以及个性化的管理策略。PMP 包括以下几个方面。

- 在疼痛生理学、疼痛心理学和自我管理方面的患者教育。
- 支持和指导患者制订目标、计划，并评价其进展。
- 放松、锻炼及自我管理技巧。
- 克服与疼痛相关的消极态度及行为。

慢性疼痛的其他管理方法见本章中"疼痛管理""疼痛的药物管理""患者自控镇痛和硬膜外镇痛"。

参考文献

[1] Fayaz A, Croft P, Langford R, et al. (2016). Prevalence of chronic pain in the UK: a systematic review and meta-analysis of population studies. *BMJ Open* 6(6). ✆ http://dx.doi.org/10.1136/bmjopen-2015-010364

[2] Royal College of Anaesthetists (RCA) (2015). *Core Standards for Pain Management Services in the UK*. London: RCA. ✆ https://www.rcoa.ac.uk/system/files/FPM-CSPMS-UK2015.pdf

拓展阅读

[1] Mackintosh-Franklin C (2014). Pain assessment and management in orthopaedic and trauma care. In: Clarke S, Santy-Tomlinson J (eds) *Orthopaedic and Trauma Nursing*, pp. 120-30. Oxford: Wiley-Blackwell.

十二、疼痛评估

（一）概述

医务人员应准确和定期评估患者疼痛，并确保疼痛管理策略的有效性。不充分的疼痛管理可能对患者的健康和康复产生严重影响（见本章中"急性疼痛"）。未缓解的疼痛会影响术后效果，延长住院时间。由于疼痛具有主观性，医务人员，包括患者的陪护人员和评估过程中的参与者经常会低估患者的疼痛，因此使用正确的评估方法很重要。疼痛评估的频率取决于疼痛的性质（急性或慢性），同时也应在每次疼痛干预后进行再次评估，以评价其有效性。

（二）疼痛评估方法

患者常常在休息时出现轻微疼痛或没有疼痛，但在运动或进行某些活动时出现严重或剧烈的疼痛，所以疼痛应在休息和活动时分别进行评估。老年人很少表达他们的疼痛，因此医务人员也存在疼痛管理不充分的风险。

疼痛的评估应包括对患者疼痛性质的询问，包括以下几个方面。

- 疼痛开始时间、持续时间和频率。
- 疼痛部位。
- 疼痛加重和缓解的因素。
- 疼痛强度。
- 疼痛分类，如刺痛、烧灼痛、锐痛、钝痛。
- 疼痛相关的体征和症状，如肿胀 / 绞锁或无力。

对于有认知、记忆、学习和沟通困难的患者，还应观察患者的非语言疼痛表现，如躁动不安、焦虑、沉默寡言、苦笑面容和运动 /

活动减少。

慢性疼痛患者可以从书写每日疼痛日记中获益。建议使用以循证为基础的疼痛评估工具，保证工具的以下几个方面。

- 有效性。
- 可行性。
- 灵敏性。
- 特异性。
- 可操作性。

经过验证的疼痛评估工具包括以下几个方面。

- 视觉模拟评分法（visual analogue scale, VAS），患者需要在 10cm 的线上做一个标记来表示他们的疼痛程度，0 表示没有疼痛，10 是可以想象到的最严重的疼痛。
- 数字分级评分法（numerical rating scale, NRS），患者用数值对他们的疼痛进行口头评分，例如，0 分没有疼痛，10 分表示最严重的疼痛。
- 口述描绘评分法（verbal descriptor scale, VDS），患者在预定义列表中选择一个词量化他们的疼痛。例如，无疼痛、轻度、中度、重度、极重度疼痛。
- 疾病特异性 PROM，如牛津大学髋关节评分量表、牛津大学膝关节评分量表、WOMAC；包含疼痛评估的临床腰背痛量表。

（三）特殊患者的疼痛评估

由于一些患者存在沟通、认知或学习上的困难，可能无法用语言表达他们的疼痛情况或使用疼痛评估工具。因此护士必须使用生理指标评估疼痛（见本章中"急性疼痛"）和（或）观察患者非语言的体征和行为。人们已经为儿童和有认知障碍或沟通障碍的人开发了一些特定的工具，如 Wong-Baker 面部表情疼痛评分量表，包含 6 种面部表情表示从"没有疼痛"到"剧烈疼痛"。

拓展阅读

[1] Mackintosh-Franklin C (2014). Pain assessment and

management in orthopaedic and trauma care. In: Clarke S, Santy-Tomlinson J (eds) *Orthopaedic and Trauma Nursing*, pp. 120-30. Oxford: Wiley-Blackwell.

十三、疼痛管理

所有医护人员在有效地管理患者疼痛方面发挥着重要作用。管理策略将取决于疼痛的性质。

- 疼痛是急性的还是慢性的？疼痛是局部的还是多部位的？
- 疼痛的病因。例如，发生在手术后还是创伤后？

对患者采用个性化的疼痛管理方案是相当重要的。利用 MDT 的专业知识，在疼痛管理复杂的情况下，寻求专家疼痛管理团队的进一步指导。药物干预并不是管理疼痛的唯一方法，多模式的镇痛方案可能最有效。因此，本节侧重于非药物干预（见本章中"疼痛的药物管理""患者自控镇痛和硬膜外镇痛"）。非药物治疗的疼痛管理方法包括以下几个方面。

- PMP（见本章中"慢性疼痛"）。
- 经皮神经电刺激疗法（transcutaneous electrical nerve stimulation，TENS）。
- 冷疗和热疗。
- 针灸。
- 其他补充疗法，如按摩（见本章中"补充疗法和替代疗法"）。

其他方法包括体位摆放、支具固定支撑患肢，以及一般的舒适措施，如枕头的摆放位置。

一些最常见的非药物性疼痛管理干预措施如下。

（一）经皮神经电刺激疗法

TENS 常用于治疗慢性疼痛，特别是腰痛。它的工作方式有两种：①使用高频信号刺激疼痛区域周围的神经纤维，阻断大脑接收到的疼痛信号；②使用低频电流刺激内啡肽（人体的天然止痛药）的释放。通过电流施加在疼痛源周围皮肤上的电极来传递。TENS 是一种安全的止痛方法，唯一已知的不良反应是刺激电极所在的局部皮肤，但禁忌在癫痫患者和有起搏器的患者中使用。出于安全考虑，不得在水源附近或在受损皮肤上使用电极。患者可以自我控制，根据自身需要调节电极位置、使用频率和使用时间。

（二）冷热疗法

冷疗法（又称冷冻疗法）被推荐用于治疗创伤后的急性肌肉骨骼损伤，如踝关节扭伤、TKR术后，或者疲劳损伤（如腕管综合征）。冷疗法不适用于肌肉痉挛（如腰痛）。冰袋不应直接接触皮肤，而是用塑料或织物覆盖，通常冰敷区域的皮肤在 1～5min 开始失去知觉，因此冷疗时间不宜过长，以避免冻伤。冷疗应用的频率取决于损伤组织的深度，通常间隔 2～3h。冷疗法禁用于受损皮肤、糖尿病或有循环障碍及皮肤感觉障碍的患者（如神经病变）。在手术伤口上用冰块时，用干净的布覆盖伤口，把冰块装入塑料袋中，以免弄湿伤口。

热疗法，如热水瓶、深层热膏、电热毯、小麦袋和烤灯，可以在炎症消退 48h 后缓解肌肉痉挛和损伤。通常热敷 20min，然后在该区域冷却或疼痛再次发生时重复加热。应注意避免灼伤皮肤，不得在受损皮肤或手术伤口及周边区域使用深热敷（热膏或喷雾）。

（三）针灸疗法

针灸在中医药文化中已经使用了数千年，在过去的 20 年里其他国家也开始使用；针灸疗法逐渐成为疼痛药物治疗的替代疗法或辅助手段。针灸是指根据人体经络使用细针插入身体的各个穴位。这项操作只有经过充分训练的专业人员才能进行。

（四）其他方法

肌肉骨骼疼痛，特别是颈部、背部和上肢的疼痛，会影响人们的正常工作。肌肉骨骼研究和临床实施研究所的一份报告建议，通过患者、用人单位和骨科医师之间的合作，对肌肉骨骼疼痛进行早期评估和治疗[1]。适应工作环境，改善姿势和减少压力也是非常有效的。例如，使用手腕支架减少使用电脑时的压力，正确的办公椅及工作台高度有助于预防和减少肌肉骨骼疼痛。

参考文献

[1] Institute for Musculoskeletal Research and Clinical Implementation (2005). *Improved Early Pain Management for Musculoskeletal Disorders*. The Health and Safety Executive. London: Her Majesty's Stationery Office.

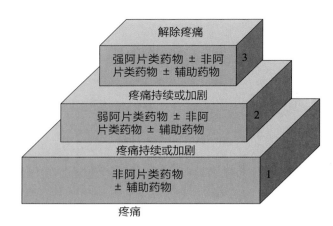

▲ 图 4-1　世界卫生组织的疼痛阶梯

十四、疼痛的药物管理

药物镇痛可通过以下途径进行。

- 区域麻醉，如股神经阻滞和硬膜外麻醉（见本章中"术后护理""患者自控镇痛和硬膜外镇痛"）。
- 口服给药。
- 舌下含服给药。
- 外用药，如涂抹非甾体抗炎乳膏和凝胶。
- 注射给药，IV、肌内注射（intramuscular，IM）或皮下注射（subcutaneous，SC）。
- 鞘内注射，进入脊柱的鞘膜间隙。
- 吸入剂，例如用于治疗闭合性骨折的安桃乐气体®。
- 经皮给药，缓释镇痛贴剂。

（一）镇痛类型

镇痛药分为 3 种类型。

- 阿片类药物，如吗啡和可待因。
- 非阿片类药物，如对乙酰氨基酚、非甾体抗炎药。
- 联合镇痛药物，如肌肉松弛药或抗抑郁药，如阿米替林治疗神经性疼痛。

（二）镇痛阶梯

镇痛阶梯（图 4-1）为镇痛类型提供了一个基本模型。最弱的强度是在阶梯的底部，即非阿片类药物（如对乙酰氨基酚），上升一个阶梯为弱阿片类药物（如可待因），阶梯的顶部为强阿片类药物（如吗啡）。镇痛阶梯可用于骨科术后疼痛管理，患者术后静脉或硬膜外注射吗啡，通常保留 24～48h 后作用消退，之后患者开始口服可待因加对乙酰氨基酚，最后减至单独使用对乙酰氨基酚。只有对患者疼痛进行准确和持续评估，才能确定如何实现阶梯性给药。

（三）镇痛的临床决策

越来越多的医疗人员在接受了严格教育后，承担起独立开处方的角色；根据当地的政策和程序，以及小组决策确定镇痛的类型、剂量、频率和给药途径。虽然骨科手术或创伤后的镇痛方案经常采用基于循证的方案进行，但个性化评估也很重要。评估内容包括患者的疼痛性质和强度，以及对某些镇痛类型和给药途径过敏的病史（考虑针状物恐惧症，无法吞咽药片等）。医师必须通过定期评估患者的舒适度和疼痛评分来监测镇痛的效果。如果镇痛作用无效，应尽快复查处方，以避免疼痛恶化/没有治疗效果。还必须密切监测患者镇痛的不良反应，包括以下几个方面。

- 呼吸抑制。
- 便秘。
- 恶心和呕吐。
- 过敏反应。

- 皮肤刺激，瘙痒，皮疹。

由于害怕成瘾、过度依赖和（或）便秘和其他不良反应，患者往往不愿接受规律的镇痛。患者教育是确保充分缓解疼痛的关键。在疼痛无法控制或情况较为复杂时，与医疗团队、疼痛专家团队和药剂师合作是非常有必要的。

拓展阅读

[1] Mackintosh-Franklin C (2014). Pain assessment and management in orthopaedic and trauma care. In: Clarke S, Santy-Tomlinson J (eds) *Orthopaedic and Trauma Nursing*, pp. 120-30. Oxford: Wiley-Blackwell.

十五、患者自控镇痛和硬膜外镇痛

当患者可以自己控制镇痛药物时，术后和急性疼痛的管理往往更有效。其中一种选择是患者自控镇痛（patient-controlled analgesia，PCA）。PCA 是指患者使用阿片类药物进行自我给药镇痛，通常选择静脉注射（或皮下注射），并且使用输液泵和给药装置。当患者感到疼痛时，可以按压设备上的按钮，以提供标准剂量的镇痛药。可以在泵内设置"锁定"间隔，以防止给药过量。这种方法可以使药物快速吸收和发挥作用。这种给药途径可以逐渐由"疼痛阶梯"中的口服镇痛药补充和替代（图 4-1）。PCA 可以使患者在休息或活动时没有疼痛或轻微疼痛，便于早期活动。

使用 PCA 优点包括以下几个方面。

- 患者可以自己控制镇痛给药，不需要等待医护人员镇痛，以确保在需要时迅速镇痛。
- 药物剂量可根据不同疼痛水平调整。
- 可以通过持续小剂量泵入来维持血液中的镇痛药物浓度水平，以避免药物浓度的峰值和低谷。
- 良好的镇痛使患者更容易下地行走，有助于预防卧床带来的并发症。

PCA 可能存在的潜在问题包括以下几个方面。

- 需要有计划的、仔细的进行患者选择、患者教育、获得患者的同意和理解，然而对于创伤和紧急手术后，以及有认知障碍的患者，不太可能实现。
- 需要有专门的人员持续监测患者及镇痛设备。
- 这些药物可能会使患者产生一些不良反应，包括恶心、呕吐、便秘，以及呼吸系统问题，使患者感到不适。
- 静脉输液管路和（或）泵的故障可能导致镇痛效果不足。
- 医护人员需要对使用 PCA 的患者进行专门指导，以建立输液通路，管理泵，以及教会患者自我观察。
- 笨重的泵和其他设备可能会限制患者的活动。

与所有阿片类镇痛药物一样，密切监测患者至关重要，因为呼吸抑制为其不良反应之一。必须不断地评估患者，并通过定期的疼痛评估监测疼痛水平，以确保设备、药物和剂量都处于正常水平。

硬膜外镇痛

硬膜外镇痛是使用留置导管向硬膜外腔注入镇痛药物。它也可以连接到一个泵上，由患者自己来控制。它在预防术后和创伤性疼痛方面特别成功，尤其涉及下肢疼痛，目的是让患者在休息和运动时达到无痛或轻微疼痛。最常见的药物是阿片类药物和局部麻醉药物。

监测和护理必须由具有硬膜外镇痛管理知识和技能的从业人员提供，内容必须包括以下几个方面。

- 观察是否出现局部麻醉药漏入鞘内腔所引起的"全脊椎麻醉"，这种并发症非常紧急，症状有抽搐、意识丧失、呼吸暂停和低血压。
- 阿片类药物抑制副交感神经系统，可能会引起尿潴留。

- 必须观察阿片类药物的不良反应，包括呼吸抑制、恶心和呕吐。
- 肌肉无力和不能活动表明运动系统受到硬膜外镇痛的影响，这是一种医疗突发事件。
- 需要密切观察导管部位的皮肤变化、导管堵塞或脱出情况。
- 所有的不良反应必须立即报告给医师。

拓展阅读

[1] Mackintosh-Franklin C (2014). Pain assessment and management in orthopaedic and trauma care. In: Clarke S, Santy-Tomlinson J (eds) *Orthopaedic and Trauma Nursing*, pp. 120-30. Oxford: Wiley-Blackwell.

十六、补充疗法和替代疗法

补充医学 / 疗法是指对那些传统的医疗方法的补充，而替代疗法指的是使用某些疗法替代传统疗法。在西方文化中被称为补充和替代疗法的内容，在几个世纪甚至几千年来，一直是其他文化的标准医疗实践。补充和替代医学 / 疗法（complementary and alternative medicine/therapy，CAM）现在是发达国家医疗保健的一个日益重要的方面（表 4-1）。诸如此类的非常规疗法虽通常用于姑息治疗和临终关怀，但在传统医疗保健和骨科患者中得到了越来越广泛的接受。由于它们与传统的"西方"生物医学模式背道而驰，许多医疗保健从业人员对其价值持怀疑态度。

（一）CAM 在骨科护理中的作用

虽然有许多不同类型的治疗，但有几种在促进舒适和康复方面有一定的价值，因此通常用于骨科实践。按摩、芳香疗法和足底疗法是护士最常使用的疗法，通常也被认为是在这个领域最有用的实践。针灸和灵气疗法正越来越多地被护士使用[1]。放松、可视化和意象用于舒适和疼痛管理，伤口疼痛和伤口气味有时也可以用精油来治疗。

除了特定的身体益处外，许多 CAM 被认为具有广泛的健康益处，并且经常被患者用来补充其应对策略。个人偏好和患者自身的健康信念在选择特定疗法上具有重要意义。

触摸是一种非常简单的补充疗法。人们认为，CAM 的主要好处之一是与治疗师一对一的接触，包括触摸和主动倾听，而这些接触本身就是有益的。虽然其在骨科治疗的证据有限，但在许多患者报告中显示了该治疗对身体及心理的好处。

（二）从业者的角色和专业问题

虽然 CAM 很受患者和照护人员的欢迎，但

表 4-1 CAM 的类别

一 组 有专业组织的替代疗法	二 组 补充疗法	三 组 替代学科

• 针刺（疗法）
• 脊椎推拿疗法
• 草药
• 顺势医疗论
• 整骨疗法
	• 亚历山大技术
	• 芳香疗法
	• 巴赫花疗法或其他花精疗法
	• 推拿
	• 反射疗法（足底）
	• 包括灵气在内的舒缓
	• 催眠术
	• 指压按摩疗法
		• 建立已久的过渡期医疗体系
		  – 阿育吠陀医学
		  – 人智学医学
		  – 中草药
		  – 中医学
		• 其他替代学科
		  – 水晶疗法、占卜术、虹膜学、运动功能学、电疗

CAM. 补充和替代医学 / 疗法

医疗行业的反应往往不那么积极。由于 CAM 的专业指南各不相同，而且证据基础不如传统医疗保健完善或具有说服力，因此与医学相关的专业人员比医师更有可能参与这类治疗的管理。

考虑安全性和有效性，以及患者的意愿是实践的重要方面。医护人员应该了解地方和国家关于提供和管理 CAM 治疗的指南。治疗必须由经过培训和评估的具有职业资格的医护人员来管理。CAM 应与最有可能获益的医疗保健和内外科干预一起使用。患者的主管医师必须了解补充和替代疗法与传统医学一起使用的情况，以避免与药物等传统医疗干预措施的潜在不良反应。

参考文献

[1] Royal College of Nursing (2003). *Complementary Therapies in Nursing, Midwifery and Health Visiting Practice*. London: RCN.

十七、伤口管理

加强伤口愈合及其发生机制的理解，能够让医护人员提供更为有效的伤口护理，从而使手术或创伤造成的伤口得以避免并发症发生，如延迟愈合，伤口裂开，在血肿或感染的情况下愈合。

（一）伤口愈合

伤口愈合分为 3 个阶段，每个阶段都有不同的细胞和组织活动。虽然愈合过程不一定在每个伤口中以相同的方式呈现，但它有一个基本模式（表 4-2）。

（二）伤口类型

骨科中常见的伤口有几种不同类型，大体可以分为两类。

1. 急性伤口　急性伤口是突发性的，通常在 6 周内愈合。包括外科手术伤口和大多数创伤性伤口。急性伤口的愈合主要以"一期愈合"为主，因为切口边缘通常相对紧密，从而促进新毛细血管的形成和上皮细胞的迁移。但是有组织缺损的急性伤口难以实现一期愈合，如皮肤撕裂伤、脱套伤、复合骨折伤和烧伤。

2. 慢性伤口　慢性伤口定义为愈合时间＞ 6 周的伤口。这类伤口通常有严重的组织缺损和（或）血液供应不足。包括压力性损伤、下肢和足溃疡，以及因手术或创伤而形成带有空腔的伤口。慢性伤口通常以"二期愈合"为主，从伤口底部向上愈合，通常无法闭合，但在某些情况下可以进行皮肤移植手术。

（三）伤口评估

护理人员应对患者及其伤口（包括愈合障碍）进行详尽而明确的评估，确保为伤口愈合创造适当的条件。评估应该包括以下几个方面。

表 4-2　伤口愈合阶段

炎　症 即刻或 2～5 天	增　生 2 天至 3 周	重　构 3 周至 2 年
• 止血（凝血） 　– 血管收缩 　– 血小板聚集 　– 促凝血酶原激酶形成血凝块 • 炎症 　– 血管扩张 　– 吞噬作用	• 肉芽形成 　– 成纤维细胞产生胶原纤维着落到胶原床 　– 缺损填充 　– 新毛细血管形成 • 收缩 　– 边缘牵拉 • 上皮形成 　– 新上皮细胞迁移到伤口	• 新胶原纤维形成 • 抗拉强度增加

- 伤口的原因和性质，以及组织丢失或显露的程度。
- 伤口的大小和位置。
- 愈合的阶段。
- 伤口床和伤口边缘的状况。
- 周围皮肤状况及有无渗出物。
- 有无感染的迹象，如炎症、脓液或臭味。
- 患者的一般情况，包括营养状况和可能影响愈合的潜在疾病。

（四）伤口愈合所需条件

- 潮湿、温暖的伤口床有利于愈合；应避免伤口床干燥。
- 伤口和周围组织的循环良好，提供良好的氧气和营养供应。

（五）伤口愈合的障碍

阻碍伤口愈合的几个重要因素包括以下几个方面。

- 出现感染（见第 5 章中"伤口感染"），脓液或腐肉。
- 营养不良，特别是缺乏蛋白质、热量、维生素 C 和水（见本章中"营养"）。
- 对肉芽组织的创伤，如揭开粘连在皮肤上的敷料时。
- 承受身体压力的伤口，如膝盖上或肿胀肢体上的伤口，通常愈合得更慢。

（六）伤口管理的原则

有效的伤口管理需要考虑以下因素。

- 患者及其伤口部位应尽可能保持温暖，特别是在术中和术后。
- 伤口应尽可能少受污染，采用严格的无菌技术进行伤口护理，有助于避免感染。
- 只有在伤口"脏污"或已知被污染的情况下才进行伤口清洁。
- 未愈合及开放的伤口应使用无菌敷料覆盖，这种敷料应保护伤口不受细菌感染，同时使未愈合的组织暴露在潮湿环境中。

拓展阅读

[1] Donnelly J, Collins A, Santy-Tomlinson J (2014). Wound management, tissue viability and infection. In: Clarke S, Santy-Tomlinson J (eds) *Orthopaedic and Trauma Nursing*, pp. 131-50. Oxford: Wiley-Blackwell.

十八、手术切口处理

大多数骨科手术的切口都是在无菌的或至少是洁净的手术室环境里造成的。这样的骨科手术环境是为了确保这些切口在手术过程中能够得到尽可能多的保护，不被微生物污染。因此，手术切口在愈合的过程中应该是没有并发症的。但当出现问题时，医护人员要知道如何处理。

（一）潜在的手术切口问题

手术切口有 4 种主要的并发症。

- 由于骨科手术涉及深层组织，因此术后有出血的风险。术后 24h 内出血的风险尤其高，应密切观察切口是否出现引流过量或渗液外漏的情况。如果切口持续出血，必须立即通知医师。
- 如果在切口愈合前或愈合期间没有及时止血，可能会出现血肿阻碍深层组织的愈合，导致切口的破裂。之后，血肿可能会液化，并通过裂开的切口渗出。血肿可能是感染的主要来源，使用引流管可以降低感染的风险（见本章中"伤口引流系统"）。
- 手术部位感染（surgical site infection，SSI）仍然是骨科切口愈合的一个重要问题。深度 SSI 可导致植入物和假体周围的感染及骨髓炎（见第 5 章中"伤口感染"）。如果植入物周围发生感染，意味着需要移除植入物。此外，在切口充分愈合和拆除缝线或钉皮钉前，应观察患者是否有发热现象。
- 切口裂开最常见的原因是由于感染或营养不良导致手术切口的延迟愈合，有时也见于深部血肿，这种情况通常在拆除缝线或钉皮钉时才会出现。裂开的原因需要进行分析。

（二）术后切口管理：一般原则

- 手术后，应立即用保护性无菌敷料覆盖切口，并用牢固的黏性敷料或绷带将其固定。应密切观察切口敷料是否渗血。在术后 24h 内，应保持敷料完整，保护切口并保持切口温暖。如果敷料出现明显的渗血渗液，应更换敷料，并密切观察切口是否有过量渗出液。

- 预防感染是骨科手术后切口护理的核心。切口和植入物的深部感染可导致严重的感染和骨髓炎。通常在骨科植入物术前、术中和术后会预防性地使用抗生素。医师必须确保所有的抗生素治疗都按处方进行，并通过严格的无菌操作保护切口。

- 在更换手术切口敷料时，应严格执行无菌操作，并观察切口是否有上述问题，如缝线或钉皮钉的开口、肿胀、发红、渗液或渗血。切口应尽可能地少受干扰。

- 任何覆盖切口的敷料都应该是无菌的。在选择敷料时必须考虑患者对黏合剂是否过敏。敷料还有助于保持切口的温暖，并作为屏障防止污染和衣服刺激。只有在有干燥的渗出物、血液或其他需要清除的切口碎片时，才有必要清洗切口。

- 如果没有渗出物，那就可以拆除敷料、显露切口。许多患者更倾向用敷料覆盖以保护切口。

- 关于泡澡或淋浴的风险还存在争议。有人认为，在用敷料覆盖切口的情况下淋浴，然后立即更换敷料是可以接受的，但是应该避免泡澡，以防止切口浸渍和污染。切口应使用无菌纱布擦干，并立即更换新的敷料。

- 许多患者在术后几天内就可以出院。在出院时，需要向患者提供书面和口头的健康指导，指导他们如何护理切口，发现异常问题，以及寻求帮助。术后一定要拆除切口的闭合材料，如缝线或钉皮钉。

十九、伤口引流系统

骨科手术是在深层组织内进行的，通常会涉及骨骼。因此，必须确保术后早期伤口深处没有血肿聚集。可以在手术过程中放入伤口引流系统，以确保在术后的 24～48h 内伤口能够得到引流。这也给伤口自身的凝血系统提供了充分的凝血时间，并防止伤口出现深层血肿，阻碍伤口的愈合或成为感染灶。然而，能证明伤口引流系统应用的必要性和优点的证据并不确切[1, 2]，一些研究表明，使用引流系统并不能促进伤口愈合，甚至会增加感染的风险和输血的需求。

（一）伤口引流系统的护理

伤口引流系统提供了一个从外部环境进入深层组织的入口，有时甚至到达骨骼。这是深层伤口感染的巨大风险来源，可能导致骨髓炎或植入物部位的感染，所以骨科手术中的伤口引流系统应该始终是封闭的，没有使微生物进入伤口的开放通道。系统由带孔的引流管和引流容器组成，引流容器通常接有负压，引流手术部位的液体（图 4-2）。

伤口引流管的护理包括以下几个方面。

- 密切监测和记录引流液的量和性状。引流液过多时应立即报告医师，可能存在出血的

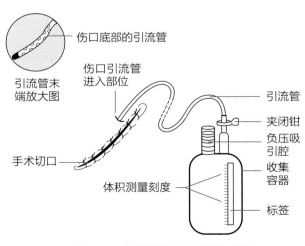

▲ 图 4-2　典型的闭式负压引流装置

迹象。

- 当引流瓶内的引流液超过一半时应在无菌操作下清空引流瓶，并记录引流量。
- 引流系统的所有部件都只能使用无菌操作和标准预防措施进行处理，防止交叉感染。
- 应定期检查引流系统是否有堵塞或移位的迹象，并检查容器的封闭状态。
- 引流管的插入部位应始终用无菌、闭塞的敷料覆盖，并使用胶带固定管路；根据外科医师的习惯，引流管也可在皮下缝合。
- 应告知患者引流管的作用以及工作原理。鼓励患者活动，不要因为引流管而限制或避免活动。

（二）拔除伤口引流系统

伤口引流系统应在引流停止或 24h 内引流量＜50ml 时拔除。引流管只应在短时间内留存，最多保留到术后 48h。留置引流的时间越长，感染的风险就越大。为了确保引流装置顺利取出应做好充足准备并给予患者镇痛。

应拆除固定引流管的所有缝合线。在拔除引流管之前，应先关闭引流管中的负压吸引，并佩戴无菌手套使用严格的无菌操作技术拔除引流管。引流管和容器应按照临床医疗垃圾处理流程处理。

参考文献

[1] Dealey C (2005). *The Care of Wounds: A Guide for Nurses*, 3rd edn. Oxford: Blackwell.
[2] Parker MJ, Livingstone V, Clifton VR, et al. (2007). Wound drains in orthopaedic surgery (surgery in joints or limbs). *Cochrane Database Syst Rev* 2007;3:CD001825.

二十、伤口闭合

伤口闭合的目的是使伤口边缘紧密相连，并在愈合过程中尽量减少组织间隙，并且可以支撑组织，最小化伤口的张力。对于大多数外科切口，伤口边缘都可以紧密相对，形成新的血管，

上皮细胞也容易迁移。

大多数骨科手术和创伤的伤口要将边缘整齐相连并固定在适当的位置，以促进愈合。一期愈合是指伤口立即愈合或在 12h 内愈合。对于已知被污染、含有异物或发生在 6h 前的伤口，需要有计划地延迟伤口愈合（从 1～2 天到几周），使伤口充分引流且需要密切观察创面。这种愈合方式被称为延迟一期愈合。非常深的伤口可能根本无法从闭合中获益，只能选择二期愈合的方式。这些伤口需要更长的时间从伤口底部向上逐渐愈合。

（一）创伤性伤口闭合

由复合骨折和其他创伤引起的伤口，如果污染物或细菌污染可能会引起感染，因此不应该立即闭合，而是保持一段时间的开放。

创伤性伤口应进行彻底的冲洗，确保没有污染物或异物残留。应确定患者的破伤风免疫状况，如果怀疑缺乏破伤风免疫，应接种疫苗。在闭合伤口之前，应全面评估伤口，确保没有异物残留，肌腱和神经等基础结构没有被损坏。深层和复杂的伤口，以及组织严重受损缺失的地方，可能在一段时间内都无法闭合，需要长期专业的伤口护理，如负压封闭引流技术或皮肤移植。

（二）手术伤口闭合

在骨科手术中，大多数手术伤口的闭合是在手术的最后阶段进行的，通常涉及深层组织的缝合，如肌肉或筋膜，以及在皮肤闭合前对周围结构的修复。一旦伤口充分愈合，由于其不再需要外部支持，因此应在愈合的增殖期结束时拆除缝线和其他闭合材料。拆除时间取决于愈合伤口的抗拉强度、伤口的深度、所需的组织愈合程度，以及伤口所承受的张力大小等多个因素。贯穿膝关节的伤口，特别是从远端到近端的伤口，由于膝关节弯曲和伸直时伤口会受到牵拉，往往需要更长的时间才能拆除缝合材料。目前越来越多的医护人员使用不需要拆除的可吸收的缝合材料。

（三）伤口闭合材料

有几种不同类型的伤口闭合材料可供选择。主要包括以下几个方面。

- 缝合线，用于固定深层和浅层伤口组织。深层伤口的缝合材料往往是可吸收的，不需要拆除。缝合材料的主要类别是单丝（由单股材料制成）和多丝（由多股材料编织而成）。单丝材料更难处理，但不容易感染。
- 夹子或皮钉通常用于深层组织缝合后的骨科切口表面。它们是在手术室用专业设备钉入的，只穿透伤口的上表面，一般不容易感染。
- 医用胶可用于闭合浅表的创伤性撕裂伤，目前正在尝试用于小的外科伤口。
- 伤口闭合胶条可用于小的外科伤口，如关节镜下的门静脉伤口或轻微的创伤，这些伤口的张力很小，边缘分离度也很小。也可以与其他类型的闭合器一同使用，以提供额外的支持。这种闭合材料很容易从皮肤上剥离。

（四）伤口闭合材料的清除

- 缝合线和夹子或皮钉在被拆除之前一直作为异物留在皮肤内。因此每个缝合线或夹子造成的小伤口仍然有感染的风险。应在拆除前保持伤口敷料覆盖。
- 应小心地拆除缝合线，同时确保在伤口愈合过程中显露出来的缝合材料不通过缝合孔拉回；在愈合之前，缝合孔可能仍然是感染的来源。
- 拆除夹子或皮钉应使用专门的拆除装置。
- 一旦缝合线和（或）夹子、皮钉被拆除，应继续用敷料覆盖伤口 24h，直到缝合孔初步愈合，伤口达到封闭状态。

二十一、卫生与舒适

舒适和卫生是人类的基本需求。由于骨科疾病、损伤及手术通常伴有疼痛且无法活动或行动不便，因此患者难以维持自身的卫生和舒适。这也意味着护理的一个核心内容是确保患者的舒适和卫生。

（一）舒适

患者的舒适是一个宽泛的概念。舒适通常认为是一种普遍的幸福感，这种幸福感是患者没有疼痛、液体及饮食摄入需求得到满足、排泄需求得到满足，以及保持个人卫生和尊严标准[1]。舒适也是无痛苦的代名词。在骨科护理中，提高舒适不仅包括疼痛评估和镇痛管理，还包括正确的体位摆放和体位转换，以达到有利于恢复、休息和睡眠的舒适状态。调整枕头或泡沫楔形板的位置以更有效地支撑关节或轻柔地按摩肌肉痉挛的肢体，可能是相对简单有效的策略。关注这方面的护理对于骨科患者从损伤和手术中恢复，以及应对长期的疾病状态至关重要。有经验的骨科医师往往能够很容易地识别那些感到不舒服且需要帮助的患者。改善舒适度的办法包括以下几个方面。

- 确保提供舒适的、支持性的面料，如床和椅子罩有干净亚麻布及不刺激皮肤的布料。
- 为患者提供舒适的衣服，并考虑患者的骨科疾病、尊严和个人偏好。
- 保持患者舒适的环境温度，以及充足的新鲜空气和自然光照。
- 确保照护环境中的噪声控制，使患者能够休息和入睡，不会受到感官超负荷的影响。
- 注意患者日常的体位习惯。通常情况下，患者最清楚或最能感觉到哪种体位适合他们目前的状态。医师可以帮助患者尝试不同的体位转换。

（二）保持个人卫生

个人卫生是个人身份和尊严的重要方面，也是预防皮肤问题和感染的重要方面。对于行动能力受到严重影响的骨科患者来说，自我护理可能很难达到他们通常希望或需要达到的卫生水平，因此医务人员在帮助患者保持一定的卫生水平以确保舒适方面发挥着核心作用。其中主要的干预措施包括以下几个方面。

- 协助患者保持皮肤清洁和干燥。应特别注意皮肤褶皱区域和那些容易出汗和散发气味的区域，如腋窝、乳房下、会阴和肛周。应仔细评估患者清洗所需的帮助水平，以确保尽可能地帮助患者实现自我护理。
- 确保完善的如厕设施，患者能够在床上、床旁、椅子旁或不远处使用。
- 帮助患者预防皮肤过度干燥。审慎地使用适当的清洁剂和保湿剂 / 润肤霜，以保护而不刺激皮肤。
- 协助患者洗漱和穿衣，但使患者尽可能多地参与。尽力接近患者的标准偏好，包括洗头，但对那些不能活动或卧床或坐轮椅的患者来说，可能会非常困难。
- 确保无法使用卫生间和如厕设施的患者，应在饭前和如厕后都能保持安全的手部卫生水平。
- 为患者提供完善的口腔、牙齿和假牙护理设备，协助患者保持口腔清洁、清新和湿润，避免牙龈和牙齿的腐烂及感染。
- 加强手脚皮肤和指甲的护理。对于那些不能正常活动，以及不能触及双脚的患者来说，脚可能会出现一些问题。皮肤会逐渐干燥、硬化，趾甲也会变得又长又脆，不仅影响活动还会引起疼痛。

保持骨科患者满意的舒适和卫生水平是高质量护理的核心。这些护理干预通常由没有执业资格的护理人员提供，因此有执业资格的医务人员对此进行监督是非常重要的，并要确保护理人员在日常照护中接受适当的培训且具有熟练的技能。

参考文献

[1] Santy J (2001). An investigation of the reality of nursing work with orthopaedic patients. *J Orthop Nurs* 5:22-9.

二十二、移动和搬运

损伤和背部疼痛是骨科医务人员面临的重要问题。损伤往往是由不良移动和搬运习惯造成的。由于骨科患者通常无法移动且需要帮助，因此患者及其照护者都有损伤的风险。针对人工搬运，地方和国家出台了大量的健康与安全政策、法规和指南。为了避免损伤，管理者和医务人员必须确保搬运者接受过培训或教育，并能将安全操作知识应用于实践。

（一）在骨科场所的移动和搬运

在骨科场所中，常见的典型高风险活动包括以下几个方面。

- 移动和搬运因肌肉骨骼疾病、损伤或手术而限制其自主活动的患者。
- 在入院和围术期将患者从床上移动到转运车上，或者从转运车移动到床上。
- 协助受石膏、牵引和矫形器限制的患者移动。
- 协助患者床上转换体位，或者从床上移动到椅子上，或者从椅子上坐起或行走。
- 帮助患者使用坐便器、便盆和浴室设施。
- 协助疼痛、无法配合、移动方式不可预知或可能跌倒的患者移动。

（二）风险评估

对每个患者的每次移动和搬运情况进行风险评估是安全实践的重要步骤。这应该包括以下几个方面[1]。

- 任务，需要做的事情（如患者从点 A 移动到点 B）。
- 个人能力，个体执行搬运任务时的技巧。
- 负荷，要移动的对象（如患者或物体）及其特性。
- 环境，影响任务、负荷和执行任务个体的环境因素。

必须评估移动和搬运的必要性，以及是否可以使用设备。记录可识别的风险并应用在决策辅助及移动和搬运的计划中。此外，医务人员还须考虑在工作场所内外生活的各方面，移动和搬运的风险和人工搬运实践。

移动和搬运技术的教育和培训是所有医务人员必不可少的，参加培训是医务人员的责任，他们必须确保自己参加培训并将其付诸实践，以避免给自己和他人带来风险。

（三）实践

安全的实践是每个医务人员的责任。除了标准的培训和教育之外，医务人员还需了解骨骼肌肉疾病患者正确的搬运方法、移动后可能产生的后果，以及充分掌握当前的推荐性实践方法。这也是整个团队的责任，领导力和变革管理是确保遵从当前指南和政策的重要部分。

基于康复的原则，多数骨科患者应尽可能地进行自我移动，从而降低患者和医务人员受伤的风险。在摆放体位和转换体位时，认识到可能使患者处于危险的动作和体位是极其重要的，例如全/半髋关节置换术后应避免的动作和体位。

（四）设备

目前一系列的设备可以协助我们完成移动和搬运任务。其中一些设备已经在骨科和创伤环境下常规使用。医务人员应培训和使用此类设备，了解设备如何安全运行，并在合适的情况下使用该设备。设备应在照护服务机构中便捷获取并处于良好备用状态。应评估患者在移动和搬运计划中设备的使用情况并记录。经常使用的设备应放置在照护服务点附近。为使者尽可能地自己移动，还应配备移动辅助设备。

搬运者应了解设备的安全工作负荷，特别是在移动和搬运超重、肥胖和病态肥胖患者（通常称为"肥胖症"）时，他们可能需要特殊的设备。

参考文献

[1] Smith J (ed) (2011). *The Guide to the Handling of People*, 6th edn. Teddington: Back Care.

拓展阅读

[1] Talley Holman G, Ellison KJ, Maghsoodloo S, et al. (2010). Nurses' perceptions of how job environment and culture influence patient handling. *J Orthop Nurs* 14:18-29.

二十三、排泄

排尿和排便是以液体和固体的形式将废物排出体外，是人体重要的生理功能。排空肠道和膀胱是非常敏感的问题，通常也是私密的行为。骨科患者由于无法移动，经常无法保持正常的生理习惯，因此帮助他们维持膀胱和肠道功能必不可少。

许多骨科患者由于行动不便，排泄时需要使用便盆、尿壶或便桶，或者必须在他人的帮助下如厕。这些行为可能会令人感到尴尬，因此医务人员必须注意维护患者的尊严和隐私。其中包括以下几个方面。

• 尽可能协助患者使用正常的卫生间并关上门。

• 及时提供帮助，使患者不需要等待。

• 确保窗帘彻底遮挡患者，使患者在床边或卫生间使用便盆和马桶时不会受到干扰。

• 提供所有必要的设备，包括洗手设施、厕纸、空气清新剂等。

• 给予患者充足的时间排空膀胱或肠道。

由于行动不便和其他因素，膀胱和肠道问题在骨科患者中相对常见，这可能是患者在被照护过程中最烦恼的方面，潜在的膀胱和肠道问题见表 4-3。

由于膀胱和肠道问题的敏感性，许多患者对这些问题难以启齿，如果他们有困难也不太可能在早期寻求帮助。因此，医务人员必须确保以专业、谨慎、使患者感到放松的方式对患者肠道和膀胱功能进行仔细和定期的评估。

（一）膀胱护理

膀胱是一个储存尿液的器官，能够在合适的

表 4-3　骨科患者潜在的膀胱和肠道问题

膀胱问题	肠道问题
活动受限导致尿路闭塞	便秘
尿潴留	大便失禁
尿频	腹泻
尿失禁	痔疮
尿路感染	

时间排空尿液。膀胱容纳正常尿量和通过尿路排空的能力可能会受到骨科疾病和损伤、骨科手术、麻醉和阻滞，以及活动受限的影响。主要的护理内容包括以下几个方面。

- 确保患者有足够的水分来维持正常的膀胱功能。理想情况下，患者每天应至少摄入 1.5L 液体，在炎热的天气下应摄入更多（除非出于健康原因限制患者的液体摄入）。充足的水分意味着膀胱将充满正常的尿量，并保持适当的盐分和其他化学物质浓度。
- 尿失禁作为膀胱功能障碍的标志，其原因多种多样。这可能是多数患者最痛苦的问题，护理必须从评估诱因开始。不应假设患者在入院前就已经发生失禁，而是假设其存在潜在危险因素。由于导尿术通常会导致尿路感染（UTI），这种感染可能会通过血液传播而感染骨科手术部位和植入物，因此应尽可能避免导尿，并将其作为处理尿失禁最后的方法。
- 对于骨科患者来说，UTI 是一个既痛苦又危险的并发症（见第 5 章中"尿路感染"）。
- 尿潴留也是术后的常见并发症（见第 5 章中"尿潴留"）。

（二）肠道护理

骨科患者不能保持正常的排便习惯可能会导致排便问题。排便习惯因人而异，因此对患者的正常习惯进行评估非常重要，以便继续评估患者排便习惯是否发生异常。

便秘在骨科患者中很常见（见第 5 章中"便秘"）。

患者可能还会出现腹泻，确定骨科患者腹泻原因非常重要，主要原因有以下 3 个。

1. 感染（通常由于食物中毒或来自其他感染源，如人际传播），在任何情况下都应将粪便培养标本送至实验室检查。在确定腹泻原因之前，必须执行标准预防措施防止交叉感染。

2. 排除感染后，由于抗生素扰乱了正常的肠道菌群，通常会发生腹泻，并可能导致难辨梭状芽孢杆菌感染。

3. 便秘导致粪便溢出。

拓展阅读

[1] Burscough S, Smith B (2009). The rehabilitation experience of an elderly female patient following a fractured neck of femur compounded by clostridium difficile infection. *J Orthop Nurs* 13:19-23.

[2] Parker V, Giles M, Graham L, et al. (2017). Avoiding inappropriate urinary catheter us and catheterassociated urinary tract infection (CAUTI): a pre-post control intervention study. *BMC Health Serv Res* 17:314.

二十四、营养

良好的营养是健康的核心。食物摄入不足可能会影响骨科手术和创伤的恢复，饮食也可能是某些骨科疾病的病因。营养对肌肉骨骼健康有很大的影响。例如，在 20 岁以前没有补充钙含量丰富的食物，可能会导致以后的骨骼健康状况不佳。贯穿全生命周期的肥胖是导致 OA 发生的原因之一。改善社会各阶层的营养状况往往是政府和非政府组织促进健康的重点。在不太富裕的社会阶层，获得足够的食物是改善健康的核心；而在较富裕的阶层，改善人们的饮食质量更加重要。

（一）营养不良对康复的影响

营养不良表现为营养成分的缺乏，从而影响

身体健康。若饮食低于机体所需的能量，则会延迟康复、增加感染和其他术后并发症的风险、延迟伤口愈合、损害呼吸和心血管功能，以及降低能量水平和肌肉力量。

（二）营养评估

如果骨科患者由于疾病、手术或其他影响食欲和食物吸收的潜在因素而导致饮食摄入缺乏，则会有营养不良的风险。老年患者尤其危险，他们可能在入院时已经存在营养不良。所有患者都应该接受营养筛查和评估，以识别需要营养支持的患者。

如果患者有下列情况，应将其视为存在营养不良的风险。

- BMI < 18.5kg/m^2。
- 非刻意的体重下降。
- 食欲减退或无法 / 难以进食。

食欲是影响营养的一个重要方面。如果患者感到不适、遭受创伤或手术后，通常没有食欲。术后恶心和呕吐可能也会影响一段时间的食欲。

（三）营养均衡

富含所有必需营养素的饮食不仅对保持肌肉骨骼健康非常重要，而且有助于康复、预防感染和其他并发症。尽管富含所有营养素的饮食对保持健康至关重要，但以下饮食成分需要格外关注。

- 热量为身体功能、成长和恢复提供能量。在受伤和骨科手术后，患者需要额外的热量摄入来帮助康复。那些热量摄入不足的患者可能会从肌肉的分解中获得能量，从而导致肌萎缩和虚弱，阻碍身体恢复。
- 蛋白质是人体组织的重要组成部分，是支持软组织和骨骼愈合所必需的成分。
- 水是大多数细胞的主要成分，摄入液体对维持细胞健康和促进恢复至关重要。
- 维生素 C 是多数新陈代谢功能所必需的营养素，是愈合和康复的关键。

- 钙是骨骼中必需的矿物质。
- 维生素 D 促进钙和磷酸盐的吸收和利用，因此对维持骨骼健康必不可少。
- 铁是构成血红蛋白所必需的微量元素，血红蛋白可以运输人体正常功能所需的氧气。

（四）营养支持

营养不良通常是住院患者的一个重大问题。对于缺乏饮食摄入的骨科患者来说，有 3 种主要的营养支持途径选择。

- 额外摄取，包括特定的食物和液体。
- 通过鼻饲的方式补充日常饮食。
- 肠外营养，通过静脉补充营养物质。

（五）摄入的支持性条件

以下是确保充足摄入量的最佳实践。

- MDT 有责任为患者提供营养支持。
- 确保能够识别和支持高危患者。
- 监测高危患者的摄入量。
- 给予需要协助进食的患者足够帮助。
- 确保患者在固定的用餐时间能够专注于进食，而不受到不必要的干扰。
- 考虑患者的偏好，提供有吸引力的、开胃的食物。
- 免费提供额外的膳食、零食及高热量饮料。

拓展阅读

[1] British Association for Parenteral and Enteral Nutrition (BAPEN) (2012). Standards and guidelines for nutritional support of patients in hospitals. ✍ https://www.bapen.org.uk/resources- and- education/education- and- guidance/clinical-guidance/standards-and-guidelines-for-nutritional-support-of-patients-in-hospitals

二十五、沟通

沟通作为人类行为和互动的一个重要方式，应用于社会的各个方面，以便人与人之间能够相互理解。它包括使用语言和非语言的方式在两个或多个个体之间传递信息。

（一）骨科护理中的沟通

在医疗保健领域，沟通可以用来向患者传递关怀的态度，帮助患者和照护者了解发生在他们身上的事情，以促进护患关系的形成，进而利于护理的评估、计划、实施和评价。根据患者的问题和护理需求的本质，骨科患者需要与所有相关护理人员进行细致而有效的沟通。如果沟通无效，护理人员则无法理解患者的需求，也无法接收到有关这些需求的信息。无效沟通会因为无法满足患者的护理需求而产生安全隐患。

沟通是提供高质量护理的基础。善于沟通的医务人员与患者和其他参与治疗的人能建立有效的人际关系。沟通不畅是患者及其家属抱怨治疗和护理最常见的原因。有经验的医务人员可以利用他们的性格和专业的沟通技巧来实现治疗效果最大化，这被称为"治疗性的自我运用"。医务人员有意识地利用自己的性格并进行有效的沟通，可以使患者对他们更加信任，并且让护理人员对自己的工作得心应手。这转变了医患关系中的势力均衡，使患者更有可能按照自己的最佳利益行事。那些认为医务人员了解他们问题的患者，满意度会更高。非语言沟通包括肢体语言和面部表情等方式，会影响患者对医务人员的信任。最重要的是，患者希望医务人员能够友善地倾听他们的诉求，并表现出对他们的关心。沟通中运用一些幽默的技巧，也能使患者与医务人员相处得更自在。医务人员与来自不同文化背景的患者和家属沟通交流时，应注意文化背景和语言问题。

（二）沟通中遇到的问题

评估并减少沟通障碍，有助于良好计划的实施和治疗的执行。骨科患者可能会遇到许多沟通问题。行动不便和身体残疾都有可能导致沟通困难。肢体语言和姿势是人类沟通的重要部分。对于那些无法根据实际情况使用肢体语言的医务人员来说，那些使用轮椅或卧床的患者可能会认为他们受到了"轻视"。那些处于疼痛、从手术或创伤中恢复、受到惊吓或行动不便的患者可能在听、说、理解和写作方面出现困难，如果护理人员不采取措施克服这些困难，那会使他们感到与周围的人出现隔阂。

（三）压力、焦虑及信息

众所周知，健康问题、损伤、手术、治疗和住院使个人压力倍增，并且引发严重的焦虑。确保患者及其家属能够以一种他们可以理解的方式获得足够的医疗信息，可以降低焦虑水平。应当评估患者对医疗信息的需求和渴望，以及所需的信息水平。有些患者对复杂的信息有更强的理解能力，但也有一些患者的认知水平与被提供的医疗信息不相匹配，有些患者不愿意与家人分享，也有一些患者需要较慢的语速和多次重复才能记住被告知的内容，因此医务人员有时需要根据患者的特点做出相应地改变。

在护理诊疗过程中，特别是在受伤后和手术前，提供书面和语言信息对患者的护理体验、康复、甚至疼痛水平都有很大影响。信息和沟通也是临床干预或术前知情同意的重要组成部分，使用良好的书面或视频材料来佐证语言信息，有助于加强患者对重要内容的记忆。医务人员必须考虑患者的阅读能力和阅读水平，以便他们能够提出问题并得到适当的回答。

拓展阅读

[1] Bach S, Grant A (2015). *Communication and Interpersonal Skills in Nursing*, 3rd edn. London: Sage.

二十六、心理护理

心理健康和良好的自我状态是创伤和骨科患者护理的重要方面。未能解决患者的心理支持需求会对他们的身体健康、康复，以及依从性产生负面影响。心理健康与身体健康之间的关系已经确定，但仍然无法得到足够的重视。心理问题如果持续下去，会影响身体健康、疼痛耐受性和免疫系统，以及身体抵御感染的能力。所有的患者都会需要心理支持，心理支持的基本原则包括以下几个方面。

- 有尊严、有爱心、有担当地对待患者。
- 提供可获得的支持信息。
- 与患者及家属坦诚交流。
- 倾听患者的焦虑和担忧。
- 赋予患者积极参与治疗的权利。
- 在合适的时间通过适当的形式向患者提供帮助。

除了心理护理的基本原则外，一些患者可能还有特定的心理需求，原因包括以下几个方面。

- 创伤和手术的压力引起的焦虑。
- 因残疾或截肢导致身体形象的改变。
- 康复阶段信心丧失。
- 因住院造成自理能力下降感到无助。

（一）压力和焦虑

能够识别患者处于高度压力和（或）焦虑时的症状和体征是非常重要的，这些体征和症状包括以下几个方面。

- 精力无法集中。
- 睡眠紊乱。
- 情绪波动。
- 食欲和消化能力的改变。
- 心率和血压升高。
- 免疫力降低。

通过有效和可靠的工具来评估患者的压力、焦虑和抑郁水平，并且与医师共同查找造成患者压力和（或）焦虑的原因。良好的信息提供可以缓解患者的焦虑，但如果症状持续存在，可能需要心理健康专科或临床心理服务中心给予指导。

（二）身体意象的改变

身体意象是个体对自身在外部世界中呈现方式的感知。不同条件下会改变个体看待自己身体意象的方式。

- 类风湿关节炎和骨关节炎引起的关节变形，

四肢短缩，依靠助行器行走。
- 骨肿瘤或严重创伤造成的截肢。
- 使用外固定架制动或肢体延长。
- 术后瘢痕。

Price[1] 提出了一个身体意象模型，包括 5 个概念，现实身体（身体的真实状态），理想身体（关于身体应该是什么样子的信念），身体呈现（身体要如何呈现给外界），以及两种能够缓和应对身体变化的方法，应对策略和社会支持网络。医师需要评估患者对身体意象改变的反应和应对方式，并通过治疗性沟通提供支持，如有需要，还可求助临床心理学家和自助小组。

（三）积极性

在康复阶段，患者需要有高效而持续的积极性来实现他们的目标，护士可以与患者及其家属共同实现这一目标。Guthrie 和 Harvey[2] 提出了以下措施来最大限度地提高患者的积极性。

- 提供信息，从而减少对患者的威胁，恢复他们的自控能力。
- 提供选择且参与目标设定。
- 关注社会需求和情感需求。
- 减少家庭过度保护。
- 提供乐观和充满希望的治疗文化。
- 榜样的作用，如相似经历或疾病的患者已成功康复的经历。

（四）感觉失控

Rotter[3] 在其研究中指出，个体控制自身行为的力量可以来源于个体本身（内部控制源），也可以来源于外界（外部控制源）。通过有效地沟通、传授及宣教，医务人员可以有效提升患者的内在控制源，从而增加患者的自主性，以及出院后对医嘱的依从性。

参考文献

[1] Price B (1990). Body Image: Nursing Concepts and Care. London: Prentice Hall.
[2] Guthrie S, Harvey A (1994). Motivation and its influence on

outcomes in rehabilitation. Rev Clin Gerontol 4:235-43.

[3] Rotter JB (1966). Generalised expectancies for internal versus external locus of control of reinforcement. Psychol Monogr 30:1-26.

二十七、活动能力

活动涉及肌肉骨骼系统（骨骼、肌肉、肌腱、韧带、关节），以及神经系统，以启动、支配和协调运动。任何一个或两个系统的病变都可能导致行动不便或行动能力下降，但行动能力下降的原因多种多样，包括以下几个方面。

- 对运动不耐受，体力和持久力下降。
- 疼痛和不适感。
- 感知 / 认知障碍。
- 心理因素。

活动有 3 个基本要素：①活动的能力；②活动的动力；③允许和促进活动的环境。医务人员的工作是照顾由于上述要素中的任何一种而导致行动不便的骨科和创伤患者。患者可能会因病理问题而行动不便，如下肢骨折、软组织损伤、关节疾病和疼痛。然而，有些患者没有身体障碍，但由于抑郁、跌倒恐惧、认知障碍或可能缺乏动力而不愿活动。部分患者能够在有或没有辅助设备的帮助下活动，但在某些环境条件的限制下无法活动，如狭窄的门口，会妨碍使用轮椅或助行器活动的患者（见本章中"残疾与扶持环境"）。

（一）活动评估

对移动和活动进行评估和持续监测至关重要。评估内容应包括以下几个方面。

- 步态评估
- 平衡性和协调性评估。
- 使用公认的量表评估肌肉力量，如英国医学研究委员会量表[1]，范围从 0（无肌力）到 5（正常肌力）。
- 评估患者的心理健康状况，发现可能影响其活动能力和动力的抑郁、焦虑、精神模糊或精神错乱问题。

- 评估环境，识别障碍物和安全威胁。
- 评估助行器。例如，是否合适，以及患者是否知晓如何正确使用。
- 评估行走距离及限制活动的因素，如疼痛、呼吸短促、害怕摔倒、视力差，以及鞋子劣质。

（二）行动不便或活动能力下降

行动不便或活动能力下降会严重影响患者的健康，并可能导致并发症，包括以下几个方面。

- 压力性损伤。
- DVT/VTE。
- 自理能力下降。
- 身体意象的改变。
- 肌张力和肌肉力量的降低。
- 排泄问题，如便秘和尿失禁等。

医务人员必须与 MDT 的其他成员合作，以确保患者的护理和治疗计划措施将并发症风险降至最低。关于预防和处理压力性损伤和 DVT 的具体信息，见第 5 章中"压力性损伤""静脉血栓栓塞"。

应与理疗师共同制订被动和主动锻炼方案，以恢复降低的肌张力和肌力，并防止其进一步降低。职业治疗师能够提供有关辅助设备的建议和支持，以帮助患者最大限度地提高独立性。对因行动不便而难以适应身体意象改变的患者提供心理支持是整体护理的一个重要方面。

参考文献

[1] Medical Research Council (MRC) (2018). Muscle scale. ✎ https://mrc.ukri.org/research/facilities-and-resources-for-researchers/mrc-scales/mrc-muscle-scale/

二十八、移动辅助

许多骨科和创伤患者需要使用辅助工具以协助移动，包括等待手术、术后或创伤时的临时性辅助工具，以及增强患者安全性和独立性的永久性辅助工具。确保患者了解各种类型的移动辅助工具及其用途，如何正确使用，以及确保移动辅助工具的高度与患者相匹配非常重要，如手杖或拐杖。移动辅助工具可以协助患者在非负重（non-weight-bearing，NWB）、部分负重（partial weight-bearing，PWB）或完全负重（fully weight-bearing，FWB）时使用。助行器不合适或不正确、匹配高度不适，以及使用不当均会对患者造成伤害。例如，腋拐因其长度问题会使患者的腋窝承受较大的压力，导致永久性神经麻痹，现在已经很少使用。

（一）移动辅助工具的类型

患者使用何种移动辅助工具通常由物理治疗师决定，并取决于多种因素，包括以下几个方面。

- 患者的平衡性。
- 患者上下肢体的力量。
- 肢体的协调程度。
- 负重所需的支撑度（NWB、PWB、FWB）[1]。

移动辅助工具包括下列几种类型。

- 轮椅。
- 助行器。
- 金属或木制手杖。
- 肘拐。
- 助行车。
- 四脚手杖。

（二）衡量患者使用移动辅助工具高度的一般原则

患者应在站立和穿鞋时进行测量。患者应能握住手杖、拐杖或助行器，肘部弯曲成 30°，脊柱挺直并保持正常曲度。

（三）正确使用移动辅助工具的一般原则

物理治疗师通常会指导患者如何使用移动辅助工具，但在没有物理治疗师的情况下，骨科医务人员需要承担这一职责。在使用移动辅助工具时，监督患者并强化其正确使用技术是医疗保健工作不可分割的一部分。

1. 助行器　当使用助行器或坐位站起时，患者应在抓住助行器之前使用椅子的扶手达到站立的高度；由于助行器不稳定，有跌倒的风险，因此不能将其作为站立的杠杆。应指导患者将助行器向前移动，并使健侧肢体先向前踏入助行器内 ❶。

2. 双侧手杖或肘拐　NWB 或 PWB 的患者使用双侧手杖或肘拐的原则是相同的，它们都需要三点式步态，即用健侧肢体和双侧手杖或肘拐支撑患侧肢体。应指导患者将双侧手杖或肘拐向前移动 30cm，同时将患肢向前摆动至与手杖或肘拐水平的位置，然后健侧肢体再向前迈步，重复这一过程。上楼梯时，手杖或肘拐应握在手中，与墙对立，用健侧肢体先踏上台阶，然后手杖或肘拐应与患侧肢体同时移上台阶，并重复这一过程。下楼梯时应将手杖或肘拐握在手中，与墙对立，患侧肢体和手杖或肘拐同时下台阶，然后健侧肢体再迈下台阶。

3. 单侧手杖　指导患者将手杖放在健侧，并将手杖向前移动 30cm，同时移动患侧肢体，最后移动健侧肢体，以完成整个步态周期。

（四）患者宣教

出院后，应向患者提供口头和书面指导，指导他们如何使用和保养移动辅助工具。手柄和腋窝垫需要处于良好状态，套圈（防止手杖和拐杖末端打滑的橡胶塞）需要定期检查是否有损坏的迹象，并在必要时更换。应告知患者因助行器的压力造成上肢感觉异常、肿胀、疼痛或不适等不良反应时及时报告。

参考文献

[1] Lucas B, Davis P (2005). Why restricting movement is important. In: Kneale J, Davis P (eds) *Orthopaedic and Trauma Nursing*, 2nd edn, pp. 105-39. Edinburgh: Churchill Livingstone.

二十九、残疾与扶持环境

截至 2012 年，英国有超过 1100 万人患有慢

---

❶ 译者注：原著为健侧肢体先踏入，但在实际临床应用中为患侧肢体先迈入

性疾病、损伤或残疾。最常见的残疾往往影响人们的移动、举起或搬运物品的能力。随着年龄的增长，残疾的患病率也随之升高；与残疾率 16% 的劳动年龄成年人和 45% 的 65 岁以上老年人相比，儿童的残疾率为 6%[1]。英国《平等法案》将残疾人定义为[2]，有"身体或精神损伤"，并对正常的日常活动能力有"实质性的""长期的"负面影响。

精神障碍包括记忆、注意力、学习和（或）理解能力等异常。身体功能障碍包括以下相关的问题。

- 移动能力。
- 慢性疾病和慢性疼痛。
- 动手能力。
- 身体协调能力。
- 自控力。
- 举起、搬运或以其他方式移动日常物品的能力。
- 语言、听力和视力方面的感觉和沟通问题。

多数患者接受骨科和创伤治疗后常伴有残疾，这往往是转诊的主要原因。例如，慢性下腰痛、强直性脊柱炎、累及多个关节的 OA 或 RA 患者。此外，有肌肉骨骼问题的患者可能由于学习困难、精神疾病或感觉障碍而出现残疾。

扶持环境

残疾人无法获得与常人同等的保健服务或接受相同标准的治疗和护理。人们不再认为残疾人是问题所在，而是认识到问题在于社会无法满足残疾人的需求。英国《平等法案》概述了残疾人在以下方面的新权利[2]。

- 就业。
- 教育。
- 执法。

此外，医务人员必须考虑医疗保健及其环境对残疾人的影响。应聚焦于与患者讨论残疾问题，而非忽视他们的存在，同时确保患者能够得到尊重其需要和意愿的护理。

在骨科和创伤环境中工作的医务人员有责任支持对残疾人的包容性。确保所提供的任何形式的患者信息适合各种类型残疾人，切记并非所有残疾都是可见的。医务人员也应与支持组织合作，获取如何实现该目标的专家建议。

参考文献

[1] DPWO/Office for Disability Issue (2014). Disability facts and figures. https://www.gov.uk/government/publications/disability-facts-and-figures/disability-facts-and-figures
[2] HMSO (2010). Equality Act. https://www.gov.uk/guidance/equality-act-2010-guidance

三十、康复

大多数创伤和骨科患者在损伤或手术后需要康复。康复是以目标为导向的阶段性过程，旨在使个体于疾病、手术或创伤后恢复其最大潜力。患者及其家属 / 照护者应是康复过程中的积极参与者，而非被动接受者。延迟康复可能不利于患者的预后，因此在患者病情稳定后，康复过程应尽快开始。与护理危重或急症患者相比，康复护理应最大限度地提高患者的独立性，要求护理措施以不干涉为原则。康复时，医务人员不应直接替代患者做事，应激励和鼓励患者尽可能在协助下提高自理能力，为患者回归家庭和适应新环境作准备。

（一）康复过程

康复过程包括以下 4 个阶段。

- 全面评估。
- 设定目标（短期、中期和长期）。
- 实现目标的合作计划。
- 对目标进展的评估。

这一过程不是线性的，而是需要定期重新评估、审查和调整的循环过程。

（二）全面评估

对患者的健康状况（身体、心理和社会）进行全面评估是启动康复过程的重要手段。系统且多学科的进行评估，以避免重复收集数据或遗漏重要信息。综合护理路径是实现跨学科合作的理想护理模式，以促进急性期和康复期的无缝衔接。评估过程将帮助患者和 MDT 建立基线，继而将该基线作为衡量康复效果的指标。在评估阶段有多种收集数据的方法，包括以下几个方面。

- 病史采集［见第 3 章中"病史采集（一）""病史采集（二）"］。
- 疾病特异性和一般性健康检查（见第 3 章中"患者报告结果测量"）。
- 观察。
- 体格检查。
- 临床检查。
- 功能测量，如活动度、步态分析。
- 与 MDT 的其他成员、患者家属等协商。

（三）设定目标

设定目标时应始终依据特定患者，而非所有患者，确保目标的个性化、相关性和可取性。目标应该是有实际意义的和可实现的，但在为患者设定短期、中期和长期的目标时，也应具有一定程度的挑战。应定期审查目标，并针对患者达到的成就，给予积极反馈。在康复过程中，激励患者是医务人员的关键职责。许多康复团队每周至少要与患者及其亲属会面一次，以确立目标并进行审查。

（四）合作计划

一旦目标达成一致，医务人员就需要与患者和 MDT 的其他成员合作，制订治疗和行动方案。应根据团队成员特定的专业知识来帮助患者逐个实现目标，并且团队中的所有成员都应该了解他们为帮助患者实现目标所做的贡献。治疗和护理应基于最佳证据（见第 1 章中"循证护理"），并根据患者需求个体化制订。例如，如果有证据表明水疗是治疗固定屈曲畸形的最佳方法，但患者恐水，那么就需要寻找替代方法。

（五）评估程序

定期审查患者实现目标的进展情况，并让患者及其家人参与。在评估过程中，应使用相同的衡量方法。例如，患者报告的结果测量（疾病特异性和一般性健康质量）、临床医师的直接观察、功能评估和临床检查，应据此重新设定或修改目标。

（六）康复机构

有大量的证据表明，能够提供最佳康复效果的地方是专科康复机构，而不是在普通创伤和骨科机构中，并且在患者的家庭环境中进行康复更容易实现。然而，急性创伤和骨科护士必须在患者身体健康后，立即与 MDT 合作启动康复程序，而不是等到患者被转移到社区的康复机构或康复小组时才开始。

拓展阅读

[1] Jester R (2007). *Advancing Practice in Rehabilitation Nursing*. Oxford: Blackwell Publishing.

三十一、护理的社会方面

护理的社会方面是指与个体的社会地位、社会其他人的互动，以及个体护理需求有关的方面。健康和社会护理是相互关联的，医务人员必须确保这两者的紧密性，从而确保对个体需求的整体思考。为了有效地制订计划、提供和评估护理，骨科医务人员需要了解并理解社会因素及其在骨科疾病和创伤发展中的作用，以及对恢复和康复的影响。

（一）社会和居住环境

患者居住地点、同住人员及其生活方式，均对肌肉骨骼健康，以及受伤或术后的恢复过程有重大影响。家庭、工作、休闲、饮食和锻炼等社会因素对整个生命周期的肌肉骨骼健康都有重要影响，特别是在童年、成年早期和晚年时期。

拥有温暖舒适的家庭、充足的经济资源和社会支持的患者在创伤和骨科术后的康复过程中可能恢复地更快。生活在拥挤、不适合居住或与世隔绝的住所，缺乏物质和经济资源的患者可能无法顺利恢复或难以适应环境。

在护理过程中提前考虑患者的居住条件，以便修订和调整护理措施、寻求资源，并计划早期干预。如果残疾是肌肉骨骼健康问题造成的，可能需要考虑适应环境或更换居住地，并寻求资助。

即使在资源较为丰富的国家，社会剥夺、贫穷和无家可归也日益成为 21 世纪社会的特征。没有固定住所的患者在社会和经济上会受到歧视，获得医疗保健的机会也是有限的，因此，当他们有骨科护理需求时会更脆弱。

年龄、种族、民族、文化背景、宗教、健康状况不佳、残疾，以及许多其他生活方面也可能导致歧视和社会排斥，继而发生孤立和贫穷的恶性循环。有充分的证据表明，贫穷和社会剥夺会导致健康不良。

（二）教育、职业和残疾

在大多数情况下，受教育程度较低的人往往遭受更多的贫困和健康问题，也不太可能寻求医疗保健，并且他们可能需要更长时间来恢复健康。失业也是教育程度和能力较低人群的生活特征。医务人员必须依据患者、家庭和照护者的教育水平，来考虑其与外界互动的能力。

许多慢性肌肉骨骼疾病可导致他们教育和（或）职业中断，这对其在社会和家庭中的角色产生重大影响，并常常影响他们的角色认同。

由于肌肉骨骼问题、损伤或手术，许多骨科患者被暂时或永久归类为身体残疾。这可能带来社会歧视，且难以找到工作或维持就业。失业或无法工作进一步导致社会孤立，这也是造成贫穷的因素之一。

（三）社会支持

骨科医务人员无法解决主要的社会问题，但在帮助患者确定社会支持来源方面起着重要作用。这种支持的可获得性和质量可对疾病恢复和康复产生重大影响。社会支持可能包括不同的类型如生理、心理和经济帮助，通常由家人、朋友和非正式的照护者提供。但由于多种原因，骨科患者可能处在孤独和孤立的生活中，尤其对残疾人士、老年人和（或）伴侣和朋友可能已经去世的人来说。家庭的搬移也可能意味着被孤立，还有许多人可能从未有过牢靠的家庭关系。家庭是一个社会衍生的概念，其提供支持的能力可能受到许多文化问题的影响。社会孤立和孤独会导致抑郁，并限制个体的应对能力。强有力的家庭和其他形式的社会支持可以对疾病恢复和康复产生重大的积极影响。骨科医务人员也可以在协调社会网络方面发挥作用。

社会护理专业人员、政府部门和志愿组织对骨科手术、受伤和残疾后需要支持的个体提供了广泛的支持服务内容。至关重要的是，骨科医务人员需要了解支持的可用性，转诊的模式，以便患者可以得到及时且适当的支持。

拓展阅读

[1] Alan H, Traynor M (2016). *Understanding Sociology in Nursing*. London: Sage.

三十二、出院计划

适时的、经过协调好的出院计划可以避免浪费稀缺的医疗资源。延长住院时间会给医疗机构带来经济方面的损失，也不利于患者的健康。众所周知，长期住院危及患者的身体、社会和心理健康。延迟出院也会导致其他择期骨科手术患者因床位紧张而推迟手术。此外，创伤患者也可能因此被转入缺乏骨科护理专业技能和知识的非骨科病房。

（一）出院时的关键问题

与出院有关的几个关键问题已经被确认[1]，包括以下几个方面。

- 住院时间过短，由于急诊床位的压力，无法提供适当的中期照护或康复指导。
- 延迟出院，往往是缺乏出院计划或由于患者及家属对出院的地点 / 计划犹豫不决而缺乏及时的社区转诊服务。

- 患者和（或）家属对出院过程不满意，通常是由于 MDT 与患者 / 家属之间缺乏沟通及合作。
- 出院后环境不安全，导致患者无法应对，可能再次入院。

（二）优质的出院计划原则

支持成功出院的基本原则包括以下几个方面。

- 尽早评估出院计划，对于择期骨科患者，应该在入院前开始评估，或在决定入院和（或）术前进行评估。
- 应尽快评估合适的出院目的地，即由外展社工团队、中期照护或康复服务提供直接居家护理，并及时转诊。
- 患者及其家属作为参与者共同协商出院计划。
- 指定一名 MDT 成员协调出院计划，基于管理式护理路径制订出院计划框架及流程。
- 必须为患者及其家属提供有关出院随访的口头和书面信息，包括药物、运动方案的具体说明，以及出院后发生并发症的咨询方式。
- 有关出院计划的决定应清楚记录在共享的 MDT 文件中，以确保团队的所有成员共同努力实现患者的出院目标。
- 出院计划是一个动态、持续的过程，最初的出院计划可能需要根据患者的病情变化、健康状况或社会环境的变化进行修改。
- 将准确的出院信息及时发送给患者的家庭医师和社区护士 / 理疗服务机构。

当出院计划出现问题时，无论是以患者或家属投诉，还是非计划性再次入院的方式，都必须分析出院失败的因素，从而采取相关补救措施。

参考文献

[1] Department of Health (DoH) (2003). *Discharge from Hospital: Pathway Process and Practice*. London: DoH.

拓展阅读

[1] NICE (2015). Transition between inpatient hospital settings and community or care home settings for adults with social care needs. NICE guideline [NG27]. https://www.nice.org.uk/guidance/ng27

三十三、患者和照护者教育

医疗从业者角色的一个组成部分是促进患者和照护者对患者健康需求的理解。有充分的证据表明，患者和照护者充分接受教育会产生积极的影响，包括以下几个方面。

- 减少焦虑和压力。
- 提高依从性。
- 增强治疗关系。
- 提高医疗服务的满意度。

相反，不充分、不适当的教育会对患者产生不利影响，并增加医疗服务成本。例如，如果接受全髋关节置换术（total hip replacement，THR）的患者没有充分了解潜在风险，没有接受并发症相关预防措施的教育，可能会导致术后髋关节脱位或 VTE 等并发症，并发症的发生不仅会引起患者疼痛等相关风险，而且会增加患者住院费用、占用医疗资源。医务人员需要与 MDT 的其他成员合作，确保以适当的形式、在相应时间内向患者 / 照护者提供教育。此外，还需要考虑到有特殊需求的人。

- 有学习障碍或认知障碍的人，使用图片、交流图表、宣传板，避免使用复杂的语言和医学术语。
- 有视力、语言或听力问题的人，始终面向患者坐下，言语清晰，确保患者带有助听器且功能正常，在书面信息中使用盲文或增大字号。提供手语助理。
- 第一语言与医疗机构人员语言不同的人，提供口译员并以他们的母语提供书面信息。

当人们感到焦虑和恐惧时，这也会影响他们接收和保留信息的能力。

提供患者和照护者教育的最佳实践方法

在有利于倾听和学习的环境中提供信息 / 教育是非常重要的。例如，教育过程不能急于求成，应注重隐私保护，同时使患者感到舒适、无痛、放松，并将噪声和干扰降到最低。提前确定患者和（或）照护者已经了解的内容，根据其需求提供个体化教育信息。应遵循以下原则。

- 以合乎逻辑的方式组织信息。
- 以可理解的语言传达信息（避免信息过载）。
- 运用视觉辅助材料作为口头信息的补充。例如，宣教手册、在线视频材料、数字影碟和病例。
- 避免使用医学术语和缩写。
- 定期检查患者 / 照护者的理解情况。
- 利用总结和重述来嵌入关键信息。
- 检查非语言符号是否使患者 / 照护者焦虑或困惑。
- 始终给患者 / 照护者提问的机会。

患者教育文献需要以证据为基础，并定期审查和更新。例如，Versus Arthritis（英国关节炎慈善机构，由 Arthritis Care 和 Arthritis Research UK 合并而成）制作了较为实用的患者信息手册，是对部分保健医疗所提供信息的有益补充。

拓展阅读

[1] Silverman J, Kurtz S, Draper J (2013). *Skills for Communicating with Patients*, 3rd edn. Boca Raton, FL: CRC Press.

三十四、健康促进

健康状态因人而异。它不仅指没有疾病，还与整体健康状况有关。健康的决定因素包括身体、心理、情感、文化和社会方面。实现和保持健康不仅是个人的目标，也是社会的责任。

骨骼、关节和肌肉健康（统称为肌肉骨骼健康）是人类健康的重要方面。如果运动系统不能发挥作用，整体健康状况就会受到影响，并可能导致残疾。在生理和环境条件下，骨骼、关节和肌肉组织在整个生命过程中被不断地使用、生长和更新。相反，整体健康状况也会影响肌肉骨骼健康。医务人员的作用是帮助患者达到最佳的肌肉骨骼健康以及良好的整体健康状态。

（一）健康和健康促进

健康促进通常被宽泛地定义为旨在改善个人或群体健康的活动。其他几个概念也与健康有关。

1. 幸福　生活的一个重要方面，与健康一起被视为人们发挥潜力的关键。

2. 生活方式　生活方式是决定健康的一个特别重要的因素。一个人的生活方式，以及他们所做的选择，会对健康产生重大影响。例如，不良的饮食习惯，特别是营养不足、营养不良和肥胖，不仅会严重影响肌肉骨骼的生长、发育和修复，还会影响个体保护自己免受疾病和伤害的能力。肥胖是健康的主要威胁（见本章中"骨科肥胖患者"），吸烟、酗酒和吸毒也是如此，这些都会影响运动系统，并对其他系统产生影响。

3. 健身　保持健身状态不仅使个人能够抵御疾病的攻击，还能够减少疾病的发生。例如，定期运动，特别是负重运动，有助于保持肌肉力量，提高骨密度，有益于心血管和呼吸系统。

（二）医疗卫生专业人员

必须认识到个人需要保持其生活方式的自主权和选择权，且个人选择不健康行为的原因有很多。医务人员必须对此保持不予评判的态度。

医务人员在健康促进方面发挥着重要作用，并有益于帮助患者做出改变。对骨科医师来说，健康促进的重点一般是运动系统健康。然而，运动系统健康也与其他系统的健康相关。例如，心血管系统和呼吸系统，而且各系统之间往往相互依存。

健康促进不仅仅是教育骨科患者进行促进健康的活动，还要评估患者改变行为的过程并且提供支持。医疗从业者可以利用特定时机来实现目标。例如，事故预防可以在创伤环境中发挥核心作用，应该重点关注发生意外伤害的高危人群，<25 岁或＞65 岁人群比其他年龄段更容易发生事故。

（三）健康促进实践

在对健康促进的需求进行评估后，个人和群体的健康促进实践活动也需要仔细规划、执行和评估。医务人员可以通过以下方式倡导和支持健康促进和行为改变。

- 评估和了解个人的健康信念和行为。
- 提供有关健康问题的信息和教育。
- 协助患者制订切合实际的目标，以及调整和适应计划。
- 提供讨论、建议和支持，以激励和协助患者改变生活方式或健康行为。
- 将患者转诊至其他服务机构，例如戒烟所、戒毒所及戒酒所，以帮助患者做出改变。

健康促进活动不应作为一个单独的个体，而应成为骨科日常工作的一部分。

拓展阅读

[1] Naidoo J, Wills J (2016). *Foundations for Health Promotion*, 4th edn. London: Elsevier.

[2] Whitehead D (1999). Health promotion within an orthopaedic setting: a different perspective. *J Orthop Nurs* 3:2-4.

三十五、骨科肥胖患者

肥胖症是现代社会的流行病。在许多发达国家，50% 以上的人口都超重或肥胖。生活中持续供应的高热量、高脂肪和低营养的食物，以及日益减少的体育活动是肥胖发生的关键。骨科患者由于其肌肉骨骼状况，往往行动不便，肥胖更难避免。

（一）肥胖和超重的定义和测量

通常肥胖症的定义是指严重影响个人健康的体重增加。BMI 是目前应用最广泛的测量成人超重和肥胖的方法。它有一个相对简单的计算方法，由体重（kg）除以身高（m）的平方得出。例如，一个体重为 70kg、身高为 1.75m 的成年人，其 BMI 为 22.9kg/m²，即 $BMI = 70 \div 1.75^2 = 70 \div 3.0625 = 22.9kg/m^2$。BMI 是国际上衡量人体胖瘦程度，以及是否健康的一个常用指标，一般认为 18.5～25kg/m² 为正常范围，＞25kg/m² 为超重，＞30kg/m² 则属肥胖。医务人员应将 BMI 作为骨科患者健康和营养评估的一部分。

（二）超重和肥胖的影响

由于超重的体重对关节造成的压力及其对姿势的影响，使得肥胖与关节炎和背部疼痛等肌肉骨骼问题之间存在着明显的联系。此外，罹患心血管疾病和癌症，以及其他健康问题的风险也要高得多。肥胖成为骨科医务人员非常关注的问题。许多接受择期骨科手术的患者，如 TJR，在转诊或手术前被限制 BMI 的范围，这一范围各不相同，但通常是以 35～40kg/m² 作为 BMI 的分界点。关于肥胖 / 病态肥胖和绝对体重（非 BMI）对 TJR（尤其是 TKR 和 THR）术后结果影响的证据并不确定，但许多研究表明，接受 TKR/THR 的肥胖和病态肥胖患者在术后并没有减轻体重，尽管他们的活动度和功能得到了改善[1]。

（三）医务人员的作用

骨科医务人员在帮助患者治疗和护理阶段保持或达到健康体重方面具有重要作用。然而，有证据表明[2]，对于如何在 TKR 等骨科手术前和手术后支持患者减肥并保持减肥效果缺乏理论及实践共识。简单地提供饮食和运动建议并不一定能解决问题，因为患者会因为多种原因而不遵循健康饮食指南或定期运动。NICE 强调了以下几点注意事项[3]。

- 评估个人对改变生活方式的准备程度，以及他们对饮食和运动建议的现有知识。

- 探讨生活方式和饮食改变的障碍。
- 无论患者的体重如何，都要提供基础的照护措施。
- 根据患者年龄、文化和其他需求提供个性化建议。对儿童和青少年提供照护需要特殊的考虑和指导。
- 帮助患者找到遵循饮食和运动指南的方法，以达到健康的体重。
- 协助患者在家庭内部和外部找到改变生活方式的支持机制。
- 向患者解释体重对健康和治疗产生的影响以及可能造成的风险，以此激励他们。

（四）护理骨科肥胖患者

减肥对一些患者来说往往是困难或不可能的。因此，为超重和肥胖患者提供基础的、安全的护理是非常重要的。"减重"是对超重或肥胖患者进行护理的术语。在护理肥胖患者时，医务人员需要考虑以下几点。

- 注重评估和记录患者在护理、治疗和手术过程中的风险，作为入院及手术评估与准备的一部分。这些风险必须传达给 MDT 的所有成员。
- 告知患者及其家属已确定的风险，并确保将其写入知情同意书中。

- 规划和执行护理及治疗，尽可能管理已确定的风险。
- 确保提供适合患者体重及安全工作的设备。例如，床、床垫、手术台和人工搬运设备等。大多数人工搬运设备只对体重＜ 160kg 的患者安全，因此必须提供适当的设备。
- 遵循为减重患者提供安全的人工搬运实践指南。这可能需要寻求专家的帮助和培训。
- 确保参与患者出院后护理工作的照护者充分了解其他剩余的风险。

参考文献

[1] Teichtahl A, Quirk E, Harding P, et al. (2015). Weight change following knee and hip joint arthroplasty - a six month prospective study of adults with osteoarthritis. *BMC Musculoskelet Disord* 16:137.

[2] Hill D, Freudmann M, Sergeant J, et al. (2018). Management of symptomatic knee osteoarthritis in obesity: a survey of orthopaedic surgeons' opinions and practice. *Eur J Orthop Surg Traumatol* 28:967-74.

[3] NICE (2014). Obesity: identification, assessment and management. https://www.nice.org.uk/guidance/cg189

拓展阅读

[1] Cohen S (1997). Using a health belief module to promote increased well-being in obese patient with chronic low back pain. *J Orthop Nurs* 1:89-93.

并发症
Complications

Rebecca Jester   Julie Santy-Tomlinson   Jean Rogers   著

高　远　李晓芳　谷思琪　陈静茹　译

孔祥燕　陈慧娟　李冰冰　陆　红　赵　丹　夏京花　校

吴新宝　鲁雪梅　孙　旭　董秀丽　胡雁真　审

第 5 章

一、并发症与风险管理

并发症是骨科患者护理中的不良事件。骨科护理的一个重点就是积极预防和管理并发症。骨科患者所涉及的健康风险超出了原有的肌肉骨骼问题、损伤或手术。这些风险威胁患者安全并可能会导致严重的健康问题甚至是死亡。例如，在骨科患者中最常造成死亡的原因是继发于静脉血栓栓塞（VTE）的肺栓塞（PE）（见本章中"静脉血栓栓塞"）。

骨科患者的并发症通常与 3 个因素中的一个或多个有关（表 5-1）。

- 损伤或手术对骨骼和软组织的生理影响。
- 无法活动或较以前活动量减少，导致血液在器官或血管内淤滞或迟缓。
- 使用骨科矫形器或装置如牵引、固定器械、石膏和夹板。

一些主要的并发症如 VTE 可能与这 3 种原因都有关。为维持患者的健康，医务人员需要了解并发症的病因、病理、预防和鉴别诊断并发症。首先要了解在不同情况下最可能影响并发症的风险因素。以下部分将针对具体并发症进行详细阐述。

表 5-1　根据可能的潜在原因划分主要骨科并发症

行动不便 / 活动减少	损伤 / 手术	骨科矫形器具
静脉血栓栓塞	静脉血栓栓塞	静脉血栓栓塞
胸部感染	神经血管损伤	神经血管损伤
尿路感染	骨筋膜室综合征	骨筋膜室综合征
压力性损伤	脂肪栓塞	石膏 / 固定器械 / 夹板溃疡
肌萎缩、关节僵硬和挛缩	大出血	肌萎缩
跌倒	伤口感染	针孔部位感染
	外科植入物失败	

临床风险评估和管理

现代医疗保健的一个重要目标是提供无害化护理。识别、评估和防控风险是为骨科患者提供有效护理的基础。识别和管理风险可以帮助控制一些关于危害和并发症的不确定性。大多数并发症是可预见的，并且可以根据证据、既往经验和对危险因素的了解提前预测。发生可预见的并发症危害患者安全。实施风险评估和风险管理措施可以保护患者免受这些风险相关的伤害。如果医务人员未充分识别已知风险并采取相应措施，就会触及法律。针对合理预期的风险未采取措施可被视为疏忽，特别是对于常见的并发症。尽管采取措施并不能完全预防并发症，但未能识别其症状，采取相应措施并恰当记录是不可取的。

骨科团队须使用系统制订的实践指南，其中包括降低并发症风险的建议。这些建议应基于现有的最佳证据，以便医务人员明确其有效性。这是医疗保健中的"临床诊疗""患者安全""持续质量改进"的基础，医务人员有法律义务和职业责任在这些原则范围内工作。

医务人员有以下责任。

- 进行定期和全面的评估，以帮助识别患者状况和护理中可能产生伤害的方面。
- 计划和提供能够降低或最小化已识别风险的护理。
- 确保整个临床团队了解已识别风险和规定的护理措施。
- 持续监测患者病情，以及并发症的发展迹象。
- 记录并保存风险、观察记录的结果，以及风险管理措施。
- 以预防和识别并发症为目的的护理评价。
- 观察、记录、审核、调查，并从风险管理未能预防并发症的临床事件中学习。

当医务人员将风险管理策略作为实践的一个独立方面实施时，了解并发症的风险和迹象是必要的。积极识别和管理骨科患者并发症的风险，对于确保患者安全、康复和护理的有效性至关重要。

拓展阅读

[1] Fisher M, Scott M (2013). *Patient Safety and Managing Risk in Nursing*. London: Sage.

二、出血

出血可发生于肌肉骨骼损伤，如骨折、骨科围术期或手术后。出血可以是内出血（骨盆骨折患者可能有 3～4L 的血液流入腹腔），也可以是外出血，如手术伤口严重和（或）长期出血。如果发现和治疗不及时，出血可能会危及生命。

（一）出血高风险患者

以下几个因素会增加患者出血的风险。

- 血小板计数低的患者，血小板减少症。
- 凝血酶原时间延长的患者，如血友病。
- 正在接受抗凝治疗（如华法林、肝素、阿司匹林）或抗血小板药物治疗（如氯吡格雷）的患者。

大型择期骨科手术有中高出血的风险。作为术前评估的一部分，所有抗凝治疗应由医疗团队进行审查，并根据地方和国家指南在医疗指导下有计划的停药。

因骨科创伤需要紧急手术且正在服用抗凝药或抗血小板药物的患者，应静脉给予凝血酶原复合物和维生素 K 以降低出血风险。

（二）出血的临床症状

内出血的患者可能无明显的外部出血症状。例如，患者骨盆骨折可能会导致盆腔主要器官的血液供应受损，并伴有下肢的血供中断。内出血表现为盆腔压痛、出血部位及附近肿胀、血管损伤及远端缺血、出血部位有或无明显瘀伤。出血如果不及时治疗，会导致失血性休克，也就是通常描述的 4 个阶段。

- 1 级：血容量丢失＜15%（750ml），患者表现为血压、尿量和呼吸频率正常，脉率＜100 次／分。
- 2 级：血容量丢失 15%～30%（750～1500ml），患者血压正常，脉率＞100 次／分，呼吸频率为 20～30 次／分，皮温降低，尿量减少。
- 3 级：血容量丢失 30%～40%（1500～2000ml），患者表现为血压降低，呼吸频率为 30～40 次／分，脉率＞120 次／分，尿量明显减少至 5～15ml/h，伴有焦虑和意识模糊。
- 4 级：血容量丢失＞40%（＞2000ml），患者表现为血压极低，呼吸频率＞40 次／分，尿量＜5ml/h，脉率＞140 次／分，伴有意识模糊和嗜睡。

（三）出血的预防和治疗

早期识别并治疗出血和失血性休克对预防严重器官损伤和死亡至关重要。这需要定期密切监测创伤和手术后患者的生命体征、液体出入量（包括伤口引流量）。失血性休克的治疗原则如下。

- 将 ABCDE 方法应用于评估和复苏（见第 8 章中"高级创伤生命支持"）。
- 如果为外出血，则应对伤口进行加压包扎。
- 及时提醒医疗团队关注失血性休克患者生命体征的变化指征。
- 尽早使用宽口径套管针维持静脉通路，并开始循环容量的快速再扩张。
- 采集静脉血样本进行全血细胞计数检查、凝血筛查、血型鉴定和交叉配血。
- 留置尿管以准确监测尿量。
- 安抚患者的焦虑和困惑。

拓展阅读

[1] Tait D, James J, Williams C, et al. (2015). *Acute and Critical Care in Adult Nursing*. London: Sage.

三、静脉血栓栓塞

VTE 是深静脉血栓（deep venous thrombosis, DVT）和 PE 的统称，是骨科患者最主要的死亡原因。DVT 多发生在下肢和脊柱术后。证据表明，VTE 可以通过风险评估和预防措施来预防。

（一）病理生理

VTE 通常始于小腿的深静脉，主要由 3 种因素组成，统称为"Virchow 三联征"。

1. 由于创伤或手术对血管造成损伤。

2. 由于行动不便导致静脉血液淤滞。

3. 由于组织损伤和出血的生理反应而引起的血液高凝状态。

血凝块（血栓）在深静脉中形成，可能脱落并形成栓子滞留在较小的血管中，最常发生在肺部。PE 导致肺组织损伤，引起呼吸骤停致使死亡率升高。

（二）风险评估

有一系列因素表明患者可能存在 VTE 的风险，识别这些因素有助于确定需要采取预防措施的人群（表 5-2）

（三）预防

预防 VTE 的措施是基于 Virchow 三联征中所涉及的因素管理，以及增加下肢血流量和静脉血流提出的，主要分为以下两类。

1. 机械预防措施　机械预防的目的是改善下

表 5-2　骨科患者发生 VTE 的主要危险因素

年龄，尤指＞60 岁	手术，尤指长时间的手术，下肢或脊柱的手术
肥胖	急性创伤性损伤
静脉曲张	麻醉，全身麻醉和脊椎麻醉
既往 VTE 病史和其他近期血栓事件（如心肌梗死）	激素治疗（包括避孕）
长期不活动	中心静脉置管
石膏、夹板	凝血障碍

肢血液流动，促进静脉回流。这些非药物措施不会增加出血风险，相对便宜，所有医务人员都可以实施。它们包括以下几个方面。

- 分级加压袜（抗栓塞）以减少静脉淤滞。加压袜需合身，至少每天脱掉以进行皮肤护理，观察血液循环，其余时间一直穿戴。对于一些患者来说，长至小腿的加压袜可能更舒适。
- 间歇加压充气装置，使用机械压缩来提高"足泵"的效率，它是促使下肢静脉回流的工具，使患者在能够行走后保持下肢的正常功能。
- 早期活动，利用小腿肌肉泵的主动腿部锻炼、腿部抬高和保持水平动作，这些都是简单的措施，也有助于改善静脉回流。

2. 药物预防措施　当患者处于 VTE 高风险时，除了使用机械预防措施外，还要给予药物预防措施。它们包括低分子肝素（low-molecular-weight heparin，LMWH）或其他降低凝血功能的药物。药物预防措施往往会增加出血的风险。

随着更多的证据被纳入地方和国家指南，医务人员必须了解最新指南内容。

（四）体征、症状和管理

医务人员必须会识别 DVT 症状。并非所有 DVT 都有症状，但最常见的症状是腿部疼痛（通常发生在小腿）、肿胀、小腿皮肤发热和发红。如果怀疑有 DVT，必须立即通知内科医师。

PE 是一种临床急症，主要表现为急性呼吸短促、胸痛、心动过速、咳嗽伴或不伴咯血。如果患者疑似发生 PE，应立即寻求紧急医疗处理。

DVT 必须立即处理，包括精确控制口服抗凝药的剂量和定期随访，其中包括评估凝血情况。

PE 可能是致命的，其发生的第一个症状可能是心脏骤停。如果疑似肺栓塞，可通过肺灌注显像进行诊断并使用抗凝药治疗。

拓展阅读

[1] NICE (2018). Venous thromboembolism in the over 16s:

reducing the risk of hospital-acquired deep vein thrombosis or pulmonary embolism. NICE guideline [NG89]. ✍ https://www.nice.org.uk/guidance/ng89/

四、神经血管损伤

骨骼、肌肉和关节需要良好的局部神经和血液供应才能有效地发挥作用。某一区域的血液或神经中的任何一方出现损害都可能是由于神经和（或）血管的压迫或损伤造成的，特别是在四肢及其末端。由于缺血或直接／间接神经损伤，血液供应的耗竭或神经支配的中断可导致严重的、不可修复的神经、肌肉和软组织损伤。这是骨科患者的重大风险，这些风险通常包括以下几个方面。

- 手术中神经或血管的意外损伤。
- 钝性或锐性组织创伤后神经血管结构受压或损伤，特别是肢体挤压性损伤。
- 周围组织出血或肿胀引起的神经血管结构压迫，特别是在筋膜室内（见本章中"骨筋膜室综合征"）。
- 当佩戴石膏和夹板的肢体肿胀时或肢体内压力增加且无法释放时。

（一）检查

当神经血管发生损伤时，组织损伤会随着时间的推移恶化，因此，医务人员必须密切监测肢体创伤和术后患者情况，以识别损伤并迅速治疗。

血管损伤的生理指征是由肌肉和其他组织缺氧引起的，继而导致缺血和坏死。神经损伤的指征是由组织的神经支配中断引起的。总的来说，这些导致了下列神经血管损伤的主要指征。

- 疼痛，神经血管损伤最重要的指征，表明存在组织缺血，是最严重且持续的。即使用阿片类镇痛药也难以缓解，必须作为神经血管损害的早期指征予以认真对待。
- 感觉，感觉减退可能发生在神经支配受影响的组织区域。感官知觉的改变（导致刺痛、针刺感或麻木）也是一个重要的指征。

- 运动，不能在正常活动范围内移动肢体或手指。
- 皮肤颜色的变化，皮肤出现青紫或花斑状，表面血液供应减少。
- 皮温，皮肤温度的变化，特别是与健侧肢体相比，患肢肢体或末端寒冷。
- 毛细血管充盈反应，通常轻压手指或甲床 5s 后放开，致按压区域变白，在 2s 内恢复正常。延迟恢复表示远端灌注减少，可能是由于动脉疾病、手术损伤或石膏、夹板及敷料过紧所致。
- 脉搏，脉搏减弱或无脉搏是血管损伤的晚期指征。

上述指征应在手术或受伤后的短期内每小时观察 1 次，随着患者病情稳定，在数天内逐渐减少观察次数。患者应该尽可能自己监测，并认真观察。

（二）记录和措施

出于患者安全、专业和法律的考量，必须定期进行神经血管评估并以图表形式清晰记录，即使照顾患者的工作人员经常更换，也能随着时间的推移警示医务人员了解患者生理变化。任何神经血管病变的怀疑都必须报告给医务人员，并采取紧急措施解决。这意味着通过紧急手术进行干预。

拓展阅读

[1] Royal College of Nursing and British Orthopaedic Association (2014). *Peripheral Neurovascular Observations for Acute Limb Compartment Syndrome: RCN Consensus Guidance*. London:RCN.

五、骨筋膜室综合征

急性骨筋膜室综合征虽然不常见，但却是肢体受伤或手术后的一种极其危险的并发症。鉴于其危害性，骨科医务人员须识别并根据其症状和体征采取措施。

（一）病因

手臂和腿部的神经、血管和肌肉通过筋膜层到达四肢。这些结构包含在肌肉和骨骼（筋膜室）的封闭空间中，并被膜（筋膜）包围。当骨骼或软组织由于受伤或手术导致出血或肿胀时，液体就会在隔腔内聚集。由于周围筋膜的相对闭塞，组织肿胀产生的渗出液无法逸出，腔室内的压力不断增加，压迫其中的神经和血管。由于神经血管和肌肉组织供氧不足产生永久性损伤，导致肌肉等组织死亡（坏死），从而引起长期残疾和因坏死组织释放毒素而引发的其他医疗问题。

（二）体征和症状

骨筋膜室综合征有以下几个重要的体征和症状，部分或全部可能会发生。

- 疼痛（最重要且最早出现的症状），严重且与所受的损伤或手术情况不成比例，疼痛表现为持续性，即使是阿片类药物也不能缓解疼痛。
- 四肢肿胀和肌紧张。
- 感觉丧失、麻木、损伤或手术远端部位有刺痛感（晚期症状）。
- 手或脚苍白或青紫（晚期症状）。
- 手或脚脉搏消失（终末期的症状）。
- 手术或受伤部位的远端肢体丧失活动能力（晚期症状）。

骨筋膜室综合征最早和最明显的症状是疼痛。它的发生率在逐渐增长，且与损伤或手术情况不成比例，对镇痛反应效果不佳。这种疼痛通常被描述为深度痛感和搏动性痛，当肌肉活动时，痛感会加剧。

（三）观察

在患者受伤或手术后的 24～48h，必须仔细观察并记录。在最初 24h 内应每小时观察一次。骨筋膜室综合征通常发生在最初 6～8h，但也可能发生在手术或损伤后 2 天内。如果护士对观察结果感到担心或觉得观察结果与正常情况有偏离，应在半小时内重复评估，观察内容包括以下几个方面。

- 疼痛评估，对疼痛进行全面的评估是必要的。患者对疼痛的任何主诉都应该认真对待，不能想当然地认为如果患者睡着了他们就不会感到疼痛，尤其是在全身麻醉和强镇痛之后。

- 检查受伤或手术部位远端肢体的颜色、感觉、毛细血管充盈反应和运动。特别询问患者是否有麻木或刺痛的感觉。注意区分与脊髓或区域麻醉有关的麻木、感觉丧失或运动。在没有经过麻醉科医师或外科医师确认的情况下，就认为这种感觉丧失或运动与麻醉或神经阻滞有关是不安全的。

- 检查手术或损伤部位的远端脉搏是否存在。脉搏消失是骨筋膜室综合征的晚期症状。

（四）如果怀疑是骨筋膜室综合征需要做什么

如果疑似有骨筋膜室综合征的症状，医务人员应该去除或剪断患者所有的绷带、夹板或器具。如果护士 / 医师在此之前没有经验，则需要由更有经验的人员监督执行。如果涉及石膏应将它正确拆除（见第 9 章中"石膏拆除"）。

必须立即联系有经验的医务人员 / 骨科医师，并将症状告知他们。有经验的医师通常在电话的另一端，看不见或听不到病人的声音，医务人员必须让他们知道这可能是骨筋膜室综合征。医务人员应清楚地解释症状和体征，由经验丰富的医师进行临床评估，也可以测量组织压力。

如果出现骨筋膜室综合征，则通过筋膜切开术（所有筋膜室的线形切口）进行减压以释放所有压力。伤口通常是开放的，直到所有的肿胀消退，并在消退后闭合。

拓展阅读

[1] Ali P, Santy-Tomlinson J, Watson R (2014). Assessment and diagnosis of acute limb compartment syndrome: a literature review. *Int J Orthop Trauma Nurs* 18:180-90.

[2] BOA/BAPRAS/RCN (2016). BOA ST 10: diagnosis and management of compartment syndrome. ✍ https://www.boa.ac.uk/wp-content/uploads/2015/01/BOAST-10.pdf

六、控制和预防感染

医疗保健相关感染（healthcare-associated infections，HCAI）是英国国家医疗服务体系（NHS）面临的一个主要问题。2011 年在英格兰报道中 HCAI 的患病率为 6.4%，主要包括呼吸道感染、尿路感染（UTI）（17.2%）和手术部位感染（SSI）[1]。控制和预防感染是护理的一个重要方面。骨折、内 / 外固定或关节置换后，感染扩散到骨骼和（或）软组织造成严重的并发症，可导致以下几个方面。

- 骨髓炎（见第 6 章中"骨髓炎"）和骨折延迟愈合 / 不愈合或愈合不良（见第 8 章中"骨折愈合问题"）。

- 疼痛。

- 延迟出院。

- 住院费用增加。

- 翻修手术（见第 7 章中"关节置换翻修术"）。

- 患者痛苦和不满。

- 菌血症、败血症、脓毒血症和死亡。

（一）感染预防原则

国家准则中包括了感染预防的标准原则[2]。

- 医院卫生。

- 手卫生（患者和工作人员）。

- 个人防护服。

- 安全使用和处置锐器。

- 隔离某些感染的患者。

- 无菌技术。

在骨科病区中，具体措施包括以下几个方面。

- 根据目前的规定和指南，在术前对择期患者进行耐甲氧西林金黄色葡萄球菌（MRSA）和其他感染的筛查。
- 术前评估所有现存的感染，如皮肤感染、脚趾甲感染、呼吸道和全身感染，以及可能成为术中或术后感染源的龋齿。
- 使用具有层流系统的专用"洁净"骨科手术室。
- 在重大骨科 / 创伤手术前、术中和术后谨慎使用预防性静脉抗生素。

（二）早期发现和治疗感染

早期发现和管理局部或全身感染对于防止感染传播至关重要。感染的症状和体征取决于感染来源和位置，包括以下几点。

- 发热。
- 伤口和（或）软组织发红 / 发热 / 肿胀 / 炎症。
- 有异味 / 化脓的伤口分泌物。
- 全身不适。
- 谵妄。
- 关节炎症和肿胀。
- 尿液浑浊。
- 痰液颜色异常（绿色 / 黄色 / 棕色）。
- 恶心、呕吐、腹泻。

如果怀疑有感染，应尽快将伤口拭子、尿液、粪便和痰标本等样本送往实验室分析以便使用适当的抗生素。实验室申请表格应清楚列明疑似感染的症状。需要隔离受感染患者和采取普遍预防措施，以尽量减少其他患者受到感染的风险。

参考文献

[1] NICE (2014). Infection prevention and control. Quality standard [QS61]. ⌨ https://www.nice.org.uk/guidance/qs61/chapter/introduction#footnote_2

[2] Loveday H, Wilson J, Pratt R, et al. (2014). epic3: National evidence-based guidelines for preventing healthcare-associated infections in NHS Hospitals in England. *J Hosp Infect* 86:S1-70.

七、呼吸道感染

呼吸道感染是骨科患者制动、创伤和手术的常见并发症，也是导致死亡的重要原因。

感染可分为累及鼻部和咽部的上呼吸道感染（upper respiratory tract infection，URTI）（通常是病毒感染和普通感染或流行性感冒病毒引起的感染）和下呼吸道感染（lower respiratory tract infection，LRTI），包括肺、支气管和气管。在体弱多病、接受过大手术或遭受重大创伤的患者中，URTI 可能会导致 LRTI。

肺炎是一种累及肺泡的潜在威胁生命的感染，可导致气体交换呼吸功能受损，以及 X 线片的改变。它是骨科患者，特别是在老年人群中死亡的一个重要原因。呼吸道感染和肺炎致病菌各不相同，但通常是骨科住院患者在医院获得的。

有些患者比其他人更容易受到感染。呼吸道感染的诱发因素包括以下几个方面。

- 骨科手术和创伤，以及由于麻醉和卧床而导致的呼吸循环不佳。
- 胸部损伤和其他情况导致呼吸时胸部扩张不良。
- 麻醉，尤其是全身麻醉。
- 行动不便和疼痛。
- 既往存在的呼吸系统疾病，如哮喘和慢性肺部疾病。
- 吸烟和相关的呼吸道疾病。
- 高龄、并发症、衰弱和营养不良。
- 低体温。
- 目前或最近出现感冒或流行性感冒。

在计划和提供护理时需要考虑上述因素，在术前计划中也需要考虑。

（一）术后胸部感染

胸部感染是围术期并发症发病率和死亡率的重要原因。围术期的预防基于以下策略。

- 术前评估患者呼吸道感染的风险，根据上述因素采取相应预防措施。

• 鼓励患者在择期手术前和术后长期戒烟或减少吸烟。

• 密切观察易感染患者的胸部感染指征，包括以下几个方面。

> 呼吸困难和呼吸频率增加，严重者伴有发绀。

> 发热和心动过速。

> 咳嗽咳痰，咳嗽时有脓痰或胸痛。

> 全身不适、食欲不振和感觉不适。

• 尽可能早期活动，并将患者置于半坐卧位，使用枕头支撑，以支持胸部进行良好扩张。

• 物理治疗师参与提供胸部物理疗法。

• 有效的疼痛管理将使患者在呼吸时实现良好的胸部扩张，以防他们不敢咳嗽。

• 预防和及时治疗脱水并提供营养支持。

（二）管理

呼吸道感染需要抗生素治疗。痰液微生物标本可能有助于确定微生物种类，尽管在实践中作用不大，抗生素治疗是内科医师根据可能感染源决定的。在获得微生物学结果之前，可以应用广谱抗生素，可按处方给予湿化氧以改善缺氧对病情的影响。

对所有确定或疑似呼吸道感染的患者进行呼吸功能检测是必不可少的，包括呼吸频率和深度，以及观察呼吸困难和发绀的状况。

应鼓励和协助患者坐直，以便最大限度地扩张胸部，鼓励患者深呼吸咳痰。如果这种方法对患者来说有些困难，可给予物理治疗和雾化器治疗，以帮助稀释痰液便于咳痰。

八、尿路感染

泌尿道是 HCAI 最常见的部位。UTI 是骨科手术和外伤常见的并发症。细菌尿，即尿液有细菌的存在，可能是无症状的，存在菌血症（血液存在细菌）的风险。这可能导致骨科植入物置换部位和伤口感染。骨科患者预防菌尿和尿路感染

尤为重要，因为它们增加了伤口和植入物感染的风险。

尿路感染是由细菌通过尿道口进入泌尿系统引起的。致病的微生物通常是肠道或皮肤菌群。未经治疗或频繁的下尿路（尿道和膀胱）感染可导致上尿路（输尿管和肾脏）和肾盂感染，并伴有急性肾损伤的风险。尿路感染是骨科患者应用抗生素的第二大常见原因。

（一）诊断

UTI 的诊断基于表 5-3 中列出的症状和体征。尿液标本培养的目的是鉴定病原菌及其对抗生素的敏感性。微生物学无法诊断 UTI。

表 5-3　UTI 的症状和体征

排尿困难（小便疼痛）	耻骨弓疼痛
排尿频繁	血尿
混浊尿	背部疼痛
尿液异常气味	发热不适和（或）全身不适
谵妄	

（二）标本采集

如果患者存在 UTI 症状，应采集尿液样本进行微生物培养和敏感性检查，以确定病原菌及其敏感抗生素。尿液样本应收集到无菌容器中且提供不受外部污染的中段尿液样本。采集前进行手消毒，再用戴手套的手分开阴唇或轻轻拉回包皮采集样本。尿液的第一部分应被舍弃在厕所或便盆中，然后收集中段尿液，剩余的尿液排入厕所。样本应贴上标签并送往实验室。使用无菌导尿管采集尿液样本。

（三）预防

预防 UTI 可以采取以下措施来保护泌尿系统健康。

• 尽量避免导尿，如有，应尽早拔除尿管。

• 处理尿管和尿袋时行常规感染预防措施。

• 每天至少摄入 1.5L 的液体，有禁忌证除外，

主要包括水，避免含咖啡因的饮料和酒精。

- 保持高标准的个人卫生，包括每天清洗会阴和（或）尿道口。女性清洗会阴部应该从前至后以免排泄物污染泌尿系统。
- 尽快恢复活动以便正常排尿，避免膀胱功能减退，包括正常上厕所而不是使用便盆。

（四）导尿管护理

留置导尿管是医院获得性感染的一个重要原因。如果无法避免留置导尿管，则必须严格执行无菌技术操作，有效导尿管护理的原则包括以下几个方面。

- 保持导尿管通路的封闭。
- 除非必要或制造商的建议外，避免不必要的将膀胱排空或更换导尿管。
- 清理导尿管/尿袋前应进行手卫生并佩戴清洁手套。每位患者使用专门的清洁容器并保持容器、水和排水水龙头之间的接触最小化。
- 尿液样本必须使用无菌技术从专门的取样口收取。
- 尿袋应保持在膀胱水平以下，以方便引流和防止反流。尿袋要小心悬挂且避免与地面接触。如果尿袋破损必须及时更换。
- 常规的个人卫生包括用无香味的肥皂和温水清洁尿道口，最好是在正常沐浴或淋浴时。
- 导尿管应采用严格的无菌技术拔除。

（五）感染管理

根据尿液培养结果使用适当的抗生素治疗感染。抗生素治疗结束后需要再次采集尿液样本培养。采用口服或静脉补液，以使尿液不浓缩，并冲洗膀胱。必要时还应采取减轻疼痛和标准的卫生措施。

拓展阅读

[1] NICE (2015). Urinary tract infection in adults. Quality standard [QS90]. ✎ https://www.nice.org.uk/guidance/qs90

九、伤口感染

伤口感染是骨科手术中最常见且最可怕的并发症。

- 这对患者来说是苦恼且痛苦的，因为会延长伤口愈合的过程，延迟恢复时间并且经历漫长的治疗。
- 骨科手术后的伤口感染意味着需要将植入物移除，并可能导致骨髓炎（骨头感染）。
- 完整的皮肤是抵抗感染的第一道防线。手术或创伤期间显露的皮下组织提供了湿润、温暖、营养丰富的环境，是细菌生长的理想环境。
- 一个干净的手术伤口只需要用缝合线和缝合夹进行初步缝合即可，如果愈合正常，会在几天内"封闭"细菌。
- 创伤性伤口最令人担心，因为伤口在受伤时通常会被细菌污染。
- 如果确保手术伤口处最大化地供应血液、氧气、营养物质，免疫系统的细胞能迅速到达伤口部位使微生物很少有机会在伤口上定植，那么手术伤口会愈合的很快。

伤口感染连续体是伤口感染发展的征象。它描述了没有任何细菌的无菌伤口（一种罕见的情况）是如何被微生物污染的。如果已经在伤口上定植的有机体继续成功繁殖，而不受免疫系统的影响，细菌的数量就会达到一个临界定植点。有机体的生长达到了免疫系统不能再阻止细菌破坏组织和感染的水平。

（一）预防伤口感染

伤口感染的风险因素多种多样，主要分为以下两大类。

- 外在因素，环境、护理人员的技术、手术技术、受污染伤口的引流装置和不良伤口的护理技术。
- 内在因素，和患者的宿主防御有关，营养状况、吸烟和饮酒、心血管和呼吸系统疾病，以及其他疾病如糖尿病。

感染预防以管理上述风险因素为基础，包括以下几个方面。

- 医务人员、探视者和患者良好的个人卫生习惯（如洗手）。
- 保持患者良好的营养状况和身体含水量。
- 采用合适敷料将对伤口的显露和污染降到最低。
- 伤口和伤口引流装置的无菌管理和处理，引流装置应尽早拔除。
- 尽可能缩短住院时间。
- 在许多类型的骨科置换手术中，围术期使用预防性抗生素是有效的。

（二）识别伤口感染

伤口感染会导致组织产生炎症反应，引发的感染指征主要有以下 5 个。

- 疼痛。
- 红斑（发红）。
- 水肿 / 肿胀。
- 皮温高。
- 化脓（并不总是存在）。

除了这些症状，其他指征还包括发热，伤口破裂（裂开）或不能正常愈合，或者有过多的伤口污染。

将伤口拭子进行实验室检查可能没有结果，因为检查只能识别皮肤上生长的浅表细菌或共生生物。大多数伤口感染是由少数微生物引起的。当抗生素治疗不能有效控制感染时，伤口拭子在识别感染有机体方面最有用。

（三）管理伤口感染

一旦发现疑似骨科伤口感染，必须迅速有效地进行治疗，以防止扩散到其他组织、骨和植入物部位。任何疑似伤口感染都必须立即向医务人员报告，并给予患者适当的全身抗生素治疗，然后必须监测伤口有无好转或恶化的迹象。无菌伤口敷料应配合严格的无菌技术和所有的标准预防措施联合应用以防止交叉感染。

拓展阅读

[1] Donnelly J, Collins A, Santy-Tomlinson J (2014). Wound management, tissue viability and infection. In: Clarke S, Santy-Tomlinson J (eds) *Orthopaedic and Trauma Nursing: An Evidence-Based Approach to Musculoskeletal Care*, pp 158-67. Oxford: Wiley-Blackwell.

十、伤口水疱

医务人员在确保最佳愈合和降低感染风险方面发挥着重要作用（见本章中"伤口感染"）。皮肤水疱可能发生在任何骨科手术后的切口外侧，特别是髋关节和膝关节手术。据报道，13% 的髋关节和膝关节置换术患者在手术伤口外侧出现皮肤水疱[1]（图 5–1）。

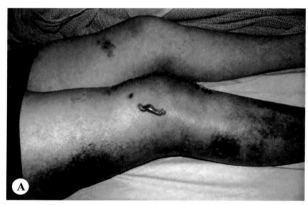

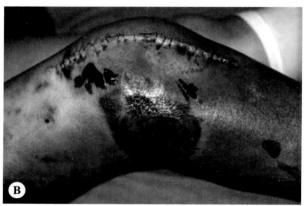

▲ 图 5–1　皮肤水疱

经许可转载，引自 Jester R, Russell L, Fell S 等，(2000). A one hospital study of the effect of wound dressings and other related factors on skin blistering following total hip and knee arthroplasty. J Orthop Nurs 4(2):71–7.

（一）伤口水疱产生原因

当表皮和皮肤持续摩擦而与真皮层分离时，皮肤就会产生水疱。由于这种摩擦使得表皮和真皮层连接在一起的真皮乳头作用减弱，导致皮肤层的分离。目前关于为何髋关节和膝关节手术伤口外侧皮肤起水疱的相关研究较少，最有可能的原因是手术伤口周围的术后水肿和使用缺乏弹性的伤口敷料。为了防止术后出血而在张力下使用缺乏弹性的敷料，这不利于术后水肿引起的压力增高[1]。

（二）伤口水疱的影响

手术伤口周围的水疱会带来不适，包括以下几个方面。

- 患者主观感觉不适。
- 留下瘢痕。
- 由于害怕水疱而限制活动范围。
- 水疱破裂后的伤口显露可能导致感染。
- 由于伤口护理和住院时间延长导致费用增加。

（三）伤口水疱的护理

通过下肢抬高至骶骨水平以上，以及应用具有扩张能力（弹性性能）的伤口敷料来控制术后水肿，从而降低水疱的发生风险。如果确定发生水疱，护士应仔细观察该区域是否有感染迹象，并确保使用有效的疼痛评估工具评估患者的疼痛和不适，并提供充分的疼痛缓解方法。护士应向医疗团队报告皮肤水疱的情况，并考虑给予预防性抗生素。术前应告知患者皮肤可能发生水疱，并解决患者对伤口水疱形成瘢痕的焦虑。

参考文献

[1] Jester R, Russell L, Fell S, et al. (2000). A one hospital study of the effect of wound dressings and other related factors on skin blistering following total hip and knee arthroplasty. *J Orthop Nurs* 4:71-7.

十一、金属对金属髋关节假体摩擦碎屑引起的软组织反应

髋关节置换和髋关节表面置换假体的关节面可以由几种类型的材料制成，包括以下几个方面。

- 不锈钢。
- 铬合金 / 钴合金。
- 钛合金。
- 高密度聚乙烯（High-density polyethylene，HDP）。

自 2012 年以来，金属对金属（metal-on-metal，MoM）[1] 关节置换和表面置换手术的数量急剧减少，因为越来越多的人担心金属表面磨损和钴离子、铬离子迁移会引起软组织不良反应。这种不良反应常被称为金属离子病。由于早期的较高翻修率（14 年内 19.06%～22.21%，相比之下，所有类型的假体平均翻修率为 7.2%）[1] 和假体周围软组织坏死，常常导致囊肿形成，有时称为假性肿瘤，自 2012 年以来，英国药品和健康产品管理局（Medicines and Healthcare Products Regulatory Agency，MHRA）已经发布了几项关于 MoM 髋关节置换和表面置换手术的安全性警告。

患有金属离子沉积症的患者可能出现以下症状。

- 髋关节和（或）腹股沟疼痛。
- 大腿肌肉疼痛。
- 患侧跛行和（或）虚弱。

然而，患者可能表现为无症状。因此，目前要求每个使用 MoM 假体的患者在假体的生命周期内每年进行检测。许多专门的检测诊所是由护士主导的。每年的检测目的是尽早发现不良反应，并包括询问患者是否有症状，以进行以下临床调查。

- 髋部 X 线片、前后位并与之前片子进行比较。
- 血清钴离子和铬离子水平。
- 横断面成像包括 MRI［特别是金属伪影磁共振扫描（MARS）］，或者用超声波检查关节

周围的积液。

如果血清钴离子和铬离子水平升高，并且在 X 线和（或）扫描中有不良反应的证据，则需要立即转诊并考虑进行翻修手术。患者对患金属离子病非常焦虑，因此心理支持很重要。如果患者在每年检查间出现症状，应该与医疗团队联系，提前预约检测时间以及时发现，避免延误病情。

参考文献

[1] National Joint Registry for England, Wales, Northern Ireland and The Isle of Man (2018). 15th Annual Report. ✍ https://www.hqip.org.uk/wp-content/uploads/2018/11/NJR-15th-AnnualReport-2018.pdf

拓展阅读

[1] Elliot S, Langford S (2016). Meeting the demands of on-going metal-on-metal hip surveillance through nurse led services. *Int J Orthop Trauma Nurs* 20:40-4

十二、脂肪栓塞综合征

脂肪栓塞是指肺和外周循环中存在脂肪球。脂肪栓塞综合征（fat embolism syndrome，FES）是脂肪栓塞的表现，其临床特征包括急性呼吸衰竭。这是一种潜在的致命性并发症，常常会发生在骨折、骨科手术和骨创伤之后。FES 在长骨骨折患者中[1]相对少见，发生率为 3%～4%，但在多发伤后常见。FES 是患者死亡的一个重要原因，也是创伤后成人型呼吸窘迫综合征的一个重要原因。除了长骨骨折，其他危险因素包括骨转移的放射治疗和对长骨髓腔（钻孔或扩洞）进行手术。FES 是一种不常见的，但威胁生命的紧急情况。对医护人员来说，能够识别症状和体征以便立即采取行动是至关重要的。

（一）病因

发病机制有以下两种。

- 骨折后，骨髓和组织中的脂肪被释放到血液循环中。脂肪颗粒堆积阻塞在肺、脑、肾或其他重要器官的小血管内。肺部血管的阻塞使肺压力升高，导致肺泡水肿和出血，阻碍氧气的运输引起缺氧。

- 对损伤的应激反应改变了血浆中脂肪的生理形态。来自循环血脂的栓塞性脂肪颗粒积聚使肺灌注压力升高。血管超负荷使肺部变得僵硬从而增加了右侧心脏的负荷。

（二）FES 症状

FES 症状通常发生在长骨骨折后 72h 内，或者长骨创伤或手术后 12～48h。FES 的观察应与术后常规观察相一致（表 5-4）。

患者可能会出现 FES 的部分或全部症状，但任何症状都应该提醒医师发生 FES 的可能性。最重要的、早期且经常被忽略的症状是呼吸频率增加。症状的严重程度取决于血管闭塞发生的位置和闭塞程度。如果不及时治疗，患者可能失去意识最终导致死亡。

（三）怀疑 FES 处理措施

如果怀疑有脂肪栓塞，医护人员应当注意以下方面。

- 立即将症状通知高年资医师。

表 5-4　FES 正常与异常观察的区别

症状 / 体征	正　常	异　常
呼吸（次 / 分）	16～20	＞ 20
脉搏（次 / 分）	65～85	＞ 85
体温（℃）	36.5～37.3	＞ 37.3
血压（mmHg）	110～130/70～85	收缩压＞ 130，舒张压＞ 85
精神状态	无变化	糊涂 / 精神障碍 / 坐立不安
发绀	无	嘴唇和四肢发绀
尿排出量	50～100ml/h	＜ 50ml/h，尿中含脂肪颗粒
体液平衡	正常	排出量低于摄入量
出血	不正常	上半身有点状出血

- 如果病情允许，安慰患者并让患者坐直。
- 高流量吸氧。
- 监测血氧饱和度。
- 建立静脉通道，采集血气以确定缺氧程度。
- 胸部 X 线片可显示肺部斑片状阴影。
- 留取尿液样本，尿中可能存在脂肪颗粒。
- 必要时进行心肺复苏。

医务人员必须清楚地告知高年资医师疑似发生 FES 的症状，使医师认识到问题的潜在严重性。高级别护理或重症监护病房患者可能需要行机械通气。类固醇有时用于帮助减轻炎症和水肿。适当的安慰可以帮助患者了解病情，减轻焦虑。焦虑很可能会导致症状恶化。

（四）FES 的预防

早期骨折固定术可减少 FES 的发生。在最初的 24～96h 避免髓内扩孔可以减少脂肪栓塞的发生风险。虽然这些措施确实可以减少发生率，但医务人员始终应重点关注早期识别、安抚和健康教育。

参考文献

[1] Fukamoto L, Fukamoto K (2018). Fat embolism syndrome. *Nurs Clin North Am* 53:335-47.

十三、便秘

便秘是造成患者不舒适和焦虑的一个主要原因。当肠道不能将粪便推入直肠或直肠本身不能排空时，就会发生便秘。大便干燥硬结排出困难，引起患者不舒适，导致腹痛和痉挛，恶心，以及食欲不振，也可能因用力过猛导致直肠出血和肠梗阻。

（一）原因

最常见的便秘原因是粪便干燥硬结。对于骨科患者来说，便秘的原因包括以下几个方面。

- 由于外科手术导致的活动减少。
- 镇痛药和其他已知会引起便秘的药物，如铁

剂和抗抑郁药物；其中许多药物，尤其是含可待因的药物和其他阿片类药物会导致肠道运动减缓。
- 由于失去隐私和尊严而难以保持正常的排便习惯，使肠道内容物堆积；由于尴尬，患者可能会选择不使用厕所、马桶或便盆。
- 饮食改变，许多骨科患者在受伤或术后食欲降低，有时仅仅是因为他们缺乏运动；食物摄入量减少会导致肠道运输时间延长和水分的重吸收增加，使排便更为困难。
- 膳食纤维和水分摄入不足。
- 由脊椎损伤和控制肠道的肌肉衰老等情况引起的肌肉无力。
- 便秘偶尔可能是由于严重情况导致的，如肠梗阻；在老年人中，特别是在髋部骨折后，由于结肠肌肉的解剖结构可能会发生假性结肠梗阻。

（二）评估

大便干燥硬结、排便困难是便秘最常见的症状。患者不会主动告诉医护人员他们是否有此问题，因此医护人员应该每天以适当的方式询问患者是否排便，以及粪便是否正常。在了解患者正常排便习惯的基础上进行评估是很重要的，有助于尽早发现问题，及时进行治疗。

（三）预防

预防便秘需要考虑以下因素。

- 确保尽快发现排便习惯的改变。
- 促进摄入足够的膳食纤维和液体。
- 提供尽可能私密和接近正常的厕所设施。
- 尽快恢复身体活动能力。

（四）措施

便秘的治疗包括几种措施，具体措施的选择取决于便秘的严重程度和患者偏好。轻度便秘可采取以下措施。

- 膳食纤维和液体摄入的逐渐增加，包括已知有益的食物，如柑橘类水果、果干及猕猴桃。

- 鼓励患者在有便意时排便，不要急于排便。
- 在患者能力范围内增加体力活动的强度。

如果这些措施不成功或便秘比较严重，应给予泻药 / 通便药治疗；这些都是在轻度至中度便秘患者中帮助排便的药物。它们包括以下几种。

- 通便药，有助于保留粪便中的水分，促进微生物生长；这些药物必须与大量水一起服用以协助其发挥作用。
- 大便软化药，含有甘油和多库酯钠等物质使大便软化，增加其在肠道内的流动性。

如果这些措施均无效或便秘严重，可能需要使用更强的泻药，包括以下几个方面。

- 渗透药，通过渗透作用增加液体进入肠道的摄入量。
- 刺激性泻药，作用于供给肠壁的神经，增加肠道蠕动作用。

这些制剂必须谨慎使用，患者必须能够饮用足够的液体以取代肠道吸收的液体。

（五）灌肠

灌肠是指将液体注入直肠，刺激肠道排空。有时可用于其他治疗方案失败的严重便秘。该操作为侵入性操作且对患者来说较为痛苦的，应由操作熟练的护士实施。

拓展阅读

[1] Bardsley A. (2017). Assessment and treatment options for patients with constipation. *Br J Nurs* 26:312-18.

[2] Dougherty L, Lister S (2015). Elimination. In: *The Royal Marsden Hospital Manual of Clinical Nursing Procedures*, 9th edn, pp. 133-96. Oxford: Wiley-Blackwell.

十四、尿潴留

术后尿潴留（postoperative urinary retention，POUR）是骨科和创伤大手术如 TJR 和髋部骨折术后常见的并发症。它指的是术后膀胱无法排空。外科术后 POUR 的总发生率在 4%～25%[1]。这与疼痛不适、尿路感染和住院时间延长有关。

（一）尿潴留的原因和治疗策略

POUR 的确切病因尚不清楚，但已知的因素包括以下几个方面。

- 体位，卧床导致排尿困难。
- 脊椎麻醉，特别是脊柱，硬膜外联合麻醉和含有阿片类药物的脊椎麻醉。
- 阿片类镇痛药和其他影响神经系统的药物，如镇静药。
- 前列腺增生。

术后仔细监测尿量是很重要的，即使患者自诉有排尿也应记录尿量，因为可能只有少量排出，而在膀胱内留下大量残余尿。

（二）症状和体征以及管理

POUR 的症状和体征包括以下几个方面。

- 耻骨弓上疼痛。
- 无法排尿和（或）膀胱排空不完全。
- 受压时可触碰到膨胀的膀胱并伴有压痛。
- 膀胱超声扫描常用于测定膀胱内尿量，是评估潜在 POUR 的常用辅助手段。
- 急性术后谵妄可由 POUR 引起，因此可能是继发症状。

在大多数情况下，如果病情和术后指导允许，协助患者下床如厕、使用尿壶或便器就能解决尿潴留问题。然而，如果患者在走动后尿潴留没有缓解（或由于患者自身情况无法移动），则需要插入导尿管，可以选择一次性排空膀胱，或者行留置导尿。插入尿管时患者有发生尿路感染、菌血症和深部关节脓毒症的风险（见本章中"尿路感染"）。尿管的插入和拔除应遵循地方和国家的指南。

对于男性来说，前列腺肿大应该作为术前评估的一部分。典型前列腺肿大的症状和体征包括以下几个方面。

- 尿频、尿急。
- 夜尿症。
- 排尿不畅和滴沥。
- 排尿踌躇。

- 尿潴留程度。

在一些骨科中心，国际前列腺症状评分在术前进行评估，并且在患者接受骨科手术前可能已经进行了治疗。

参考文献

[1] Zelmanovich A, Fromer D (2018). Urinary retention after orthopedic surgery: Identification of risk factors and management. *J Clin Exp Orthop* 4. ✍ http://orthopedics. imedpub.com/urinary-retention-after-orthopedic-surgery-identification-of-risk-factors-and-management.php?aid=22148

拓展阅读

[1] Durat A, Choquet O, Bringuier S, et al. (2015). Diagnosis of postoperative urinary retention using a simplified ultrasound bladder measurement. *Anaesth Analg* 120:1033-8.

十五、术后谵妄

谵妄是一种急性和突然发作的波动性意识改变，伴有知觉、认知功能和行为改变。护士有时将其称为"急性精神模糊"状态，即患者突然变得焦躁不安伴有攻击性或行为发生变化。发生谵妄是可怕且危险的，并导致手术预后不良[1]。

（一）急性谵妄的原因

谵妄的预防是基于识别和管理已知的危险因素。导致谵妄的原因是生理，心理，环境或综合作用的结果。潜在的原因包括以下几个方面。

- 痴呆和其他认知障碍，识别痴呆伴随谵妄较为困难。
- 脱水和营养不良。
- 失血性休克。
- 缺氧和呼吸抑制。
- 对综合用药，以及某些药物的不良反应，特别是阿片类和安定类药物。
- 感染伴或不伴发热。
- 尿潴留。
- 低血糖或高血糖。
- 便秘。

- 药物或酒精戒断综合征。
- 疼痛，未使用止痛药或过度使用止痛药。
- 抑郁和（或）焦虑。
- 失眠。
- 陌生环境，感觉障碍，感觉缺失。

（二）谵妄的评估

应在入院时使用有效可靠的筛查工具进行基线认知评估。谵妄可能以多种方式表现，包括躁动、破坏性行为、不典型的嗜睡或孤僻表现，这取决于谵妄是活动亢进型还是活动低下型。谵妄的表现形式是认知状态变化经常被忽视的一部分。重要的是当家庭成员认为这对患者来说"不正常"时，医护人员应听取他们的主诉。

4AT 是一种评估谵妄的简单量表（http://www.the4at.com/），涉及警觉性、记忆力、注意力和急性认知变化等问题，适用于初步评估和日常筛选。

（三）谵妄的管理

干预措施取决于病因。例如，患者脱水需要补液，以及持续监测液体平衡和电解质水平。无论谵妄的病因是什么，MDT 都需要提供保护性环境并管理风险以免伤害患者或其他人。应在平和、安静的环境中进行密切且频繁的监测，并给予心理支持。家人和照护者的参与、安抚，以及对照护和治疗的各个方面进行明确沟通了解也是至关重要的。

以下干预措施可以减少谵妄的症状和持续时间[1]。

- 日常医疗检查。
- 对时间和空间的定位感。
- 早期活动、维持肢体功能和正常的日常活动。
- 协助进食，保持良好的营养和规律饮水。
- 激发患者大脑的治疗措施。
- 保持适当的睡眠模式。
- 确保听觉和视觉适应所在位置。

参考文献和拓展阅读

[1] Cross J (2018). Nursing the patient with altered cognitive function. In: Hertz K, Santy-Tomlinson J (eds) *Fragility Fracture Nursing: Holistic Care and Management of the Orthogeriatric Patient*, pp. 109-23. Cham: Springer. ✎ https://www.springer.com/gb/book/9783319766805

十六、压力性损伤

压力性损伤（Pressure ulcer，PU）是患者制动或活动较少造成的局部软组织损伤。PU 是骨科患者可避免的不良事件。组织损伤通常是由压力、剪切力和摩擦力综合作用造成的。压力是一种垂直的作用力，它可以通过压迫毛细血管来阻断组织的血液供应。其他外部因素，如摩擦力、剪切力和潮湿度降低了皮肤对压力的耐受性。内在因素如患者的一般健康状况减弱了承受这些作用力的皮肤弹性[1]。

（一）分期

任何骨突处的皮肤发红都是一个明显的警告信号，预示着可能会发生进一步损伤，需要及时干预。PU 根据 NPUAP/EPUAP/PPPIA 分类系统[2]进行了如下分类。

- Ⅰ期，皮肤完整，无发白发红现象，有时伴有水疱。
- Ⅱ期，部分皮层缺失，累及表皮和（或）真皮层显露。
- Ⅲ期，全层皮肤缺失，可见空洞。
- Ⅳ期，可见深层结构和器官如骨骼或肌肉等全层皮肤缺失。
- 不可分期的损伤，全层皮肤缺失，由于内部充满坏死组织如焦痂和腐肉，不能确认溃疡底部。
- 深层组织损伤，局部皮肤呈紫色或黑色，这提示组织失活，但无法确定全部损伤程度。

这些分级能够清晰地评估和记录损伤的范围和外观。

（二）风险评估

风险评估包括导致 PU 的因素（表 5-5）。风险评估本身并不能预防 PU，但能够通过识别可能导致 PU 的因素并进行特定干预。

（三）预防

PU 的预防策略应当包括以下几个方面[2]。

- 至少每天进行风险评估并记录结果，为动态护理计划提供信息。
- 早期活动和鼓励患者活动。
- 经常变换体位，包括 30° 斜侧，仅将患者部分转向一侧，使患者重量落在臀部一侧，而非骶骨或大转子上。
- 避免长时间坐在椅子上。
- 经常检查皮肤是否有 PU 发展的迹象，如发红，应采取适当的措施。
- 确保患者皮肤保持清洁、干燥，并使用润肤剂保护患者皮肤。
- 均衡饮食，包括充足的蛋白质和热量。
- 保持良好的卫生习惯。
- 使用高质量的泡沫床垫和垫子，有助于压力的重新分配。
- 在保持上述干预措施的同时，使用有连续的充气和放气功能的动态支撑平面。
- 患者需要了解压力性损伤的原因和结局，才能主动参与预防压力性损伤。

表 5-5　骨科患者常见的 PU 风险因素

内在因素	外在因素
• 高龄和衰弱 • 糖尿病、帕金森病、癫痫、脑卒中等疾病 • 营养不良和脱水 • 药物和多重用药 • 感觉丧失 • 皮肤干燥或浸润 • 疼痛	• 压力 • 剪切力 • 摩擦力 • 活动减少 • 潮湿和大小便失禁 • 大手术 • 全身麻醉或局部麻醉

参考文献

[1] Donnelly J, Collins A, Santy-Tomlinson J (2014). Wound management, tissue viability and infection. In: Clarke S, Santy-Tomlinson J (eds) *Orthopaedic and Trauma Nursing: An Evidence-Based Approach to Musculoskeletal Care*, pp. 158-67. Oxford: Wiley-Blackwell.

[2] National Pressure Ulcer Advisory Panel, European Pressure Ulcer Advisory Panel and Pan Pacific Pressure Injury Alliance (NPUAP/EPUAP/PPPIA) (2014). Prevention and treatment of pressure ulcers: quick reference guide. ✍ http://www.epuap.org/wp-content/uploads/2016/10/quickreference-guide-digital-npuap-epuap-pppia-jan2016.pdf

拓展阅读

[1] Hommel A, Santy-Tomlinson J (2018). Pressure injury prevention and wound management. In: Hertz K, Santy-Tomlinson J (eds) *Fragility Fracture Nursing*, pp. 85-94. Cham: Springer. ✍ https://www.springer.com/gb/book/9783319766805

[2] NHS. Stop the Pressure. ✍ http://nhs.stopthepressure.co.uk/

第6章

肌肉骨骼疾病
Musculoskeletal conditions

Rebecca Jester　Julie Santy-Tomlinson　Jean Rogers　**著**

高　远　李晓芳　谷思琪　陈静茹　**译**

孔祥燕　陈慧娟　李冰冰　陆　红　赵　丹　夏京花　**校**

吴新宝　鲁雪梅　孙　旭　韩　冰　胡雁真　**审**

一、肌肉骨骼疾病概况

本章概述了肌肉骨骼系统的常见疾病，包括病因学、病理学、体征和症状，以及治疗原则。非创伤性肌肉骨骼疾病的治疗通常被称为选择性或计划性治疗。在第 1 章中介绍了疾病大致分类（见第 1 章中"骨科患者"），肌肉骨骼疾病可进一步分类如下。

- 骨和关节感染，如骨髓炎、化脓性关节炎、结核病（tuberculosis，TB）。
- 关节炎和其他关节疾病，如类风湿关节炎（RA）、强直性脊柱炎（ankylosing spondylitis，AS）、骨关节炎（OA）、痛风。
- 肌肉骨骼系统肿瘤，如骨肉瘤、软骨瘤。
- 代谢和内分泌失调，如骨质疏松症、佩吉特病、佝偻病。
- 退行性疾病，如骨坏死和骨软骨炎。
- 遗传性疾病和畸形，如成骨不全（osteogenesis imperfecta，OI）、脊柱裂。

常见疾病示例

骨和关节感染（图 6-1），关节炎和其他关节疾病（图 6-2），代谢和内分泌失调（图 6-3）。

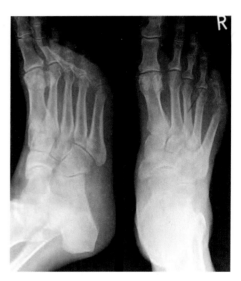

▲ 图 6-1　右足背跖（dorsoplantar，DP）和斜位片
糖尿病患者右侧第 5 跖骨头骨性破坏，且该区域有皮肤溃疡和周围红肿，随后被证实为急性骨髓炎，经许可转载，引自 Nottingham University Hospitals Radiology Department.

二、骨关节炎

在英国和西方国家，症状性 OA 是老年人残疾最常见的原因。这种疾病对社会产生巨大的影响，如失去或无法工作、医疗资源消耗等。对个人的影响也很大，包括以下几个方面[1]。

- 带病生存。
- 身体形象改变。

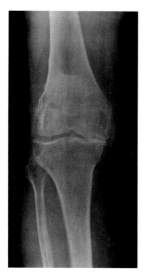

▲ 图 6-2　右膝正位（AP）片显示，胫骨内侧股室骨关节炎（OA）伴继发胫骨内翻畸形
经许可转载，引自 Nottingham University Hospitals Radiology Department.

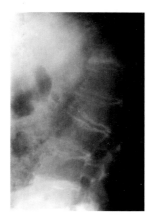

▲ 图 6-3　腰椎 X 线片显示椎体骨质疏松
经许可转载，引自 Oxford Textbook of Orthopaedics and Trauma.

- 无法进行日常活动。
- 无法与朋友和家人正常社交。

（一）病因

OA 的确切病因还不完全清楚，但已知它是一个复杂的代谢过程，而不仅仅是与衰老相关的磨损过程。最有可能的原因是机械性的，由于关节不稳定或错位导致关节负重异常，或由于肥胖和（或）长期过度使用导致关节的负重异常。例如，频繁上 / 下楼梯的工作导致 OA。

（二）病理

OA 引起的关节内变化包括 5 个阶段。

- 关节软骨破损。
- 滑膜刺激和降解酶产生。
- 软骨重塑无效和软骨下骨密度增加。
- 骨水肿和囊肿形成，关节面侵蚀显露软骨下骨、下层骨松质骨小梁微骨折、关节间隙丢失。
- 关节紊乱、骨赘增大、骨面磨损、关节僵硬和畸形，如膝内翻畸形、关节囊和韧带松弛。

每个受影响的关节可能在不同区域同时表现为两个或多个阶段。

（三）症状和体征

重要的是记住患者主诉的症状和 X 线片明显的体征之间可能存在差异，即在 X 线片可能只有微小变化，但患者主诉明显的疼痛和活动减少。体征包括以下几个方面。

- 捻发音。
- 活动范围受限。
- 患肢缩短，因关节间隙丢失而缩短。
- 步态改变，如髋关节 OA 患者的单腿站立试验（Trendelenburg）阳性。
- 关节畸形，如髋关节屈曲畸形和膝内翻畸形。
- 肌萎缩。
- X 线片显示关节间隙消失、骨赘、软骨下囊肿和硬化、关节松弛等。

症状包括以下几个方面。

- 休息时、活动时疼痛和夜间疼痛。
- 关节僵硬。
- 活动度下降。
- 关节不稳定。

体征取决于疾病的进程阶段，症状主诉取决于患者的应对机制和既往疼痛经历（见第 4 章中"疼痛管理"）。

（四）诊断和治疗原则

OA 的诊断基于患者病史、临床检查和放射学检查结果。治疗方案取决于疾病的严重程度和患者的偏好，包括以下几个方面。

- 保守治疗措施（见本章中"骨关节炎的症状管理"）。
- 关节置换（见第 7 章中"关节置换术"）。
- 关节内注射（见第 7 章中"关节内注射"）。
- 截骨术（见第 7 章中"关节融合术和截骨术"）。
- 关节融合术（见第 7 章中"关节融合术和截骨术"）。
- 关节镜手术（见第 7 章中"关节镜检查"）。
- 软骨手术和移植（见第 7 章中"自体软骨细胞移植"）。

参考文献

[1] Parsons G, Godfrey H, Jester R (2009). Living with severe osteoarthritis, while awaiting hip and knee joint replacement surgery. *Musculoskeletal Care* 7:121-35.

三、骨关节炎的症状管理

非手术干预措施可以缓解 OA 患者症状，改善其功能。保守治疗适用于等待手术干预的患者（如关节置换手术）疾病早期阶段，或者由于严重共病导致麻醉和手术风险过高而无法接受手术的患者。

（一）自我管理项目

自我管理项目（self management programme，SMP）已被证实在患者自我症状管理和成为自我管理专家方面非常有效。SMP 应采用以问题为基础的学习方法，并应包括以下关键要素[1]。

- 解决问题的技能培养。
- 临床判断的能力培养。
- 自我效能的建立。
- 信念重建和症状再认知。

SMP 重点在于增加患者对其病情的了解，如何制订应对和适应策略，以及如何有效地获得医疗保健资源。

（二）缓解症状的其他方法

缓解症状的非手术措施如下。

- 使用适当的助行器。例如，使用手杖，减轻关节负重。
- 提供日常生活相关的辅助设施，如升高马桶座、楼梯扶手、长柄鞋拔等，以促进患者更好地独立生活。
- 关于肥胖的健康教育和支持，减轻体重意味着减轻关节负荷。
- 疼痛评估和管理，镇痛有效性和一致性的定期审查。
- 关节内皮质类固醇注射应作为辅助治疗的核心手段，以缓解 OA 患者的中度至重度疼痛[2]。积极纠正肌无力，因为它会导致疼痛增加和关节不稳定。

症状管理主要由初级保健小组在骨科小组的指导下进行。患者需要单独评估以确定 OA 的特殊影响和相关症状，然后可以计划定制的保守措施管理方案，并定期评估其有效性[3]。心理支持是症状管理的一个重要方面，特别是在制订应对和适应策略方面。

参考文献

[1] Jester R (2007). Supporting people with long-term conditions. In: Jester R (ed) *Advancing Practice in Rehabilitating Nursing*, pp. 158-70. Oxford: Blackwell Publishing.

[2] NICE (2014). Osteoarthritis: care and management. Clinical guideline [CG177]. https://www.nice.org.uk/guidance/cg177

[3] Finney AG, Porcheret M, Grime J, et al. (2013). Defining the content of an opportunistic osteoarthritis consultation with primary health care professionals: a Delphi consensus study. *Arthritis Care Res* 65:962-8.

四、骨软骨炎

骨软骨炎为一类肌肉骨骼疾病，多为部分骨组织脱离其正常关节。其原因包括骨区血液供应的丧失或减少导致坏死。例如，股骨头骨骺骨软骨病（Perthes 病）或月骨缺血性坏死（Kienbock 病）。此类情况在青少年骨骼快速生长期最为常见，不同病变部位体征和症状不同，但通常包括关节绞锁、关节腔内积液、肿胀和疼痛。然而，关节游离体往往是无症状的。本文概述了一种常见的骨软骨炎，剥脱性骨软骨炎（osteochondritis dissecans，OCD）。

（一）剥脱性骨软骨炎

OCD 最常见于膝或肘关节，以膝内侧最为常见。通常为软骨下骨及其邻近的关节软骨的血液供应中断，软骨坏死脱落所致。例如，股骨内侧髁坏死后自行脱离成为膝关节内的一个关节游离体。尽管确切病因尚不清楚，但好发于喜好运动的青春期男性群体，且多与创伤有关。由于坏死碎片脱离而形成的空腔内充满了纤维组织，因此关节表面会发生轻微错位，导致膝关节在数年后容易发生 OA。OCD 诊断可通过 X 线检查，显示为骨的原始关节面存在缺损和游离体，MRI 会更准确地显示游离体的大小。

（二）症状和体征

症状和体征包括以下几个方面。
- 关节隐痛，活动后加重。
- 关节绞锁、卡住和膝关节"松动"现象。
- 关节积液。
- 关节活动范围通常正常。
- 当膝关节屈曲至 90° 时，可触及撕脱的股骨内侧碎片。

（三）治疗原则

在血供减少导致受损和坏死碎片脱离之前，可以通过休息、石膏固定、减轻负重和数月内限制运动 / 体育活动进行治疗。一旦发生坏死碎片撕脱，需要行手术治疗，包括关节镜手术切除关节游离体或使用固定钉重新附着固定。患者护理见第 9 章中"石膏护理"和第 4 章中"术前评估""术前准备""术后护理"。

五、类风湿关节炎

（一）概念

RA 是一种相对常见的影响关节和肌腱鞘滑膜的自身免疫性炎症，尽管较大的关节也会累及，但其典型特征是手、足小关节的多关节、对称性关节炎症。其发病机制是慢性全身性炎症攻击活动关节的滑膜组织，导致血管翳形成、软骨和骨降解。RA 是一种慢性进行性疾病，常导致死亡率增加。

（二）病因

虽然 RA 病因尚不清楚，但具有遗传倾向的 RA 患者的首发诱因可能包括以下几个方面。
- 感染。
- 压力。
- 创伤。

（三）好发人群

- 英国有 100 万人患 RA。
- 患病率，女性 1/200，男性 1/600，在 60 岁以上人群中男女比例均匀分布。
- RA 可出现在任何年龄段，发病高峰年龄在 35—50 岁。

（四）具体表现

RA 表现形式多样。
- 最常见于 40—50 岁发生，表现为对称性小关节多关节炎的隐匿性发作，影响手部的掌指关节（MCP）和近指间关节（PIP 关节），以及足部的跖趾关节（MTP）。随着病情的发展，其他关节也会受到影响。
- 弥漫性肿胀多见于老年人。
- 单关节型 RA 通常影响较大的关节，如膝关节或肩关节。症状可能局限于这些区域或扩散影响至其他关节。
- RA 发病迅速或隐匿。
- 关节（尤其是手足小关节）出现炎症应尽早明确诊断。

（五）活动性 RA 患者的常见症状

主要包括以下几个方面。
- 关节疼痛。
- 关节肿胀。
- 僵硬（通常在晨起时更加明显）。

- 疲劳。
- 情绪低落。

RA 患者的关节外和全身表现包括以下几个方面。

- 贫血。
- 体重减轻。
- 血管炎。
- 类风湿肺疾病和间质性肺疾病。
- 眼部受累，如巩膜外层炎、巩膜炎。
- 血液病，如费尔蒂（Felty）综合征、淋巴瘤。
- 心血管疾病，如心包炎、心肌炎。
- 淋巴结病。
- 干燥（Sjögren）综合征。
- 皮下结节。
- 外分泌腺、唾液腺和泪腺受累。
- 神经卡压综合征。
- 恶性肿瘤风险增加。

（六）RA 的诊断

RA 很难确诊。美国风湿病协会 ❶（American Rheumatism Association，ARA）修订的 RA 分类标准包括以下几个方面。

- 晨间关节内外僵硬至少持续 1h。
- 3 个或 3 个以上部位关节炎，伴有肿胀和积液。
- 手关节关节炎。
- 对称性关节炎。

（上述列出的所有标准必须持续存在 6 周以上）。

- 皮下结节。
- 放射学改变。
- 类风湿因子（RF）阳性［目前的趋势是使用抗环瓜氨酸肽（anticyclic citrullinated peptide，CCP）血清学测试逐步代替 RF，因为它在诊断方面有更高的特异性和敏感性，

---

❶ 译者注：1973 年美国将该组织命名为美国风湿病协会（ARA），于 1988 年将该组织更名为美国风湿病学会（American College of Rheumatology，ACR）。

抗 CCP 升高表明疾病更严重］。

ARA 标准可能不足以识别早期疾病，因此提倡使用超声来识别早期侵蚀、滑膜炎、神经节囊肿或骨量减少，以促进早期治疗。

六、类风湿关节炎的治疗

RA 治疗目标包括以下几个方面。

- 管理包括疼痛和僵硬在内的所有症状。
- 抑制炎症进程以防止关节损伤和畸形。
- 指导患者如何进行症状管理并了解他们的治疗方案。
- 优化患者身体、心理和社会功能。

由于治疗的目标是多方面的，需要采取多学科团队的管理方法，其中包括接触一系列医疗保健专业人员，包括以下几个方面。

- 专科护士教育患者了解病情，并监督他们的药物治疗。
- 物理治疗师帮助患者维持关节功能、肌肉张力和力量、步态评估和活动能力。
- 专业治疗师评估患者因 RA 而阻碍日常活动，帮助维持手部功能，教授自我管理策略、目标设定、关节保护和放松技巧。
- 关节科医师促进患者足部健康。

（一）疼痛和僵硬的管理

采用药物和非药物干预相结合的方式管理：

- 单纯或复合镇痛。
- 非甾体抗炎药（nonsteroidal anti-inflammatory drug，NSAID），由于使用 NSAID 具有相关的风险，患者需要定期进行评估，以确定他们是否仍然需要这种药物或是否可以减少剂量。
- 镇痛药和 NSAID 均不影响 RA 的进展，它们仅控制症状。
- 皮质类固醇可以通过各种途径给药，肌内注射（IM），静脉注射（IV）或关节内注射（intra-articular，IA）。
- 冷敷／热敷。

- 运动以减少僵硬和保持肌肉力量。
- 放松。
- 有节奏地活动。

（二）缓解疾病进展

缓解疾病进展的抗风湿药（DMARD）用于抑制疾病进程，防止畸形和侵蚀的发展。临床证据支持早期和积极的 DMARD 治疗，并推荐联合治疗（同时使用两种及以上的 DMARD）作为有效的治疗策略。常用的 DMARD 包括以下几个方面。

- 甲氨蝶呤。
- 柳氮磺吡啶。
- 来氟米特。
- 硫唑嘌呤。
- 羟氯喹。

如果患者对 DMARD 没有反应，应该考虑生物治疗。生物疗法通常是应用 DMARD（常为甲氨蝶呤）并联合以下几种药物。

- 抗肿瘤坏死因子 α，如阿达木单抗、依那西普、英夫利昔单抗、培塞利珠单抗、戈利木单抗。
- IL-6 受体，如托珠单抗。
- CD80 和 CD86 受体，如阿巴西普。
- B 细胞耗尽疗法（利妥昔单抗）。

（三）患者健康教育

可通过多种来源渠道获取资源。

- 手册。
- 影像资料。
- 网络节目。
- 专业医师一对一指导。
- 团体课程如练习和放松技巧。
- 专业团体如全国类风湿关节炎协会（National Rheumatoid Arthritis Society，NRAS）（http://www.rheumatoid.org.uk.）。

七、其他类型风湿性疾病

有超过 200 种不同的风湿性疾病，包括以下几个方面。

- 血清阴性脊柱关节病。
- 脓毒性关节炎（见本章中"化脓性关节炎"）。
- 晶体关节病。
- 风湿性多肌痛（polymyalgia rheumatica，PMR）。

（一）血清阴性脊柱关节病

1. 种类　它们是一组具有许多共同特征的慢性炎症性风湿性疾病。包括以下几个方面。

- 强直性脊柱炎（AS）。
- 银屑病关节炎。
- 反应性关节炎。
- 肠病性关节炎（enteropathic arthritis，EA）。
- 未分化脊柱关节病。
- 幼年型特发性关节炎（juvenile idiopathic arthritis，JIA）。

2. 共同特征

- 周围炎性关节炎，通常为不对称性。
- 骶髂关节炎的影像学表现。
- 触痛。
- 与 HLA-B27 密切相关。

3. 管理措施

- 缓解症状，镇痛，如非甾体抗炎药，热敷 / 冷敷，有规律地活动。EA 患者中慎用 NSAID 以防肠炎病发生。
- 抑制疾病进程，DMARD，生物疗法。
- 维持功能，运动、物理疗法和水疗。规律运动对 AS 患者尤其重要。
- 关于疾病和自我管理策略的健康指导。

（二）晶体关节病

由关节或关节周围组织形成晶体引发的炎症性关节病。三大晶体关节病包括以下几个方面。

- 痛风（尿酸单钠晶体），常见于外周关节。
- 假性痛风（焦磷酸钙沉积），见于膝、腕、髋、肩和耻骨联合关节。
- 急性钙化性关节炎（羟基磷灰石钙晶体），主要发生在肩关节。

1. 临床检查

- 关节腔穿刺和显微镜检查定位晶体。
- 血液检查，如血红蛋白、尿酸、红细胞沉降率、尿素和电解质（U&E）和肌酐。
- 考虑诱发因素的其他血液检查，如酒精、葡萄糖和脂类。
- X 线，软组织肿胀可出现痛风。

2. 管理措施

- 药物治疗，包括镇痛、NSAID、秋水仙碱、别嘌醇（非急性期可用）和非布司他。
- 需要时，行关节腔穿刺和类固醇注射。
- 关于生活方式的教育，如控制体重、酒精摄入。

（三）风湿性多肌痛

1. 风湿性多肌痛　风湿性多肌痛（PMR）是常见于老年人的炎症性关节疾病，特点是疼痛和僵硬，特别是在髋关节、骨盆和肩关节，并经常伴有疲劳和低热。

2. 临床检查

- 红细胞沉降率（ESR）、C 反应蛋白（CRP）、肝功能检查（LFT）、全血细胞计数（FBC）。
- 免疫学检查，RF 和抗核抗体。
- 蛋白质电泳和尿本周蛋白尿检以排除骨髓瘤。
- 肌酸激酶排除肌炎。
- 甲状腺功能检查排除甲状腺功能减退。
- 胸部 X 线排除恶性肿瘤。

3. 管理措施

- 口服泼尼松龙（通常 15～30mg，可基于患者的症状酌情减量）。
- 壮骨药物，如双膦酸盐、钙和维生素 D。
- 镇痛。
- 运动锻炼以缓解关节僵硬。

（四）结缔组织病

- 这是一种表现为复杂的自身免疫性疾病，包括以下几个方面。
- 系统性红斑狼疮（狼疮），最常见的结缔组织病，表现多样，涵盖从皮疹到危及生命的多系统器官衰竭。

- 干燥（Sjögren）综合征，导致眼睛、口腔、阴道、咽部、食管和皮肤干燥。
- 原发性全身性血管炎，如肉芽肿性血管炎、变应性肉芽肿性血管炎（曾称 Churg-Strauss 综合征）、显微镜下多血管炎和结节性多动脉炎。此类是一组罕见、可危及生命的疾病，其特征是血管壁发炎和坏死。
- 贝赫切特综合征（Behçet syndrome），以口腔和生殖器溃疡、眼部炎症和关节炎为特征。
- 皮肤纤维化，由过量胶原蛋白引起的硬皮病，并累及内脏器官。

拓展阅读

[1] Adebajo A, Dunkley L (2018). *ABC of Rheumatology*, 5th edn. Oxford: Wiley-Blackwell.

八、强直性脊柱炎

强直和脊柱炎均为希腊语，强直表示融合，脊柱炎表示脊柱炎症。

（一）强直性脊柱炎

强直性脊柱炎（AS）是一种慢性风湿性疾病，它主要影响脊柱的骨骼、肌肉和韧带，但也影响其他关节、肌腱和韧带，以及其他组织器官，如肺、眼睛、心脏、肠道和皮肤。

- 炎症发生在某些韧带或肌腱的脊柱骨骼附着点部位，在 X 线片显示椎体呈"方形椎"。
- 随后附着部位的骨骼受损，随着炎症的减轻，发生愈合并形成新的骨骼。
- 该过程的循环重复导致骨骼进一步形成，然后椎骨的各个部分融合在一起。这种融合使脊柱灵活性下降，并可能导致患者呈现驼背。
- 通常骨盆（骶髂关节）最先受累，但下背部、胸壁和颈部可能在不同时间受累。
- AS 也可导致髋、膝等大关节发生关节炎。

（二）病因

这是一种自身免疫性疾病。有证据表明，英

国 96% 的 AS 患者具有遗传标志物 HLA-B27。人们普遍认为，由于免疫系统无法抵抗的无害有机体与 HLA-B27 接触，进而引发不良反应。但是，并非所有具有 B27 抗原的患者都会发展为 AS。

反应性关节炎的症状也可能导致 AS，它们包括以下几个方面。

- 虹膜炎 / 葡萄膜炎，部分虹膜发炎，导致急性眼痛、对光敏感和视物模糊。
- 结膜炎，眼睛发红、疼痛、磨砂感。
- 尿道炎，尿道炎症。

AS 也可呈现家族聚集性，因为 HLA-B27 抗原可以遗传。如果直系亲属患有 AS，自身患病的概率可能增加 3 倍。然而，由于 AS 是相对罕见的，所以发生率较低。

（三）高危人群

任何人都可能患有 AS，通常发生在青少年和 20 多岁，平均年龄为 24 岁。男性发病率是女性的 3 倍。在男性群体中，骨盆和脊柱易受影响，在女性和儿童中，骨盆、髋部和膝关节最常受累。

（四）症状和体征

AS 的体征和症状因人而异，逐渐进展。典型症状包括以下几个方面。

- 背部疼痛和僵硬，缓慢逐步发作。
- 关节炎症。
- 晨僵和疼痛。
- 运动时疼痛缓解，休息时加重。
- 体重减轻。
- 疲劳。
- 压缩性骨折。
- 发热和夜间盗汗。

（五）诊断

由于 AS 症状进行性加重，诊断可能很困难，但应包括以下内容。

- 病史。
- 血液检查。
  - FBC、ESR、CRP、HLA-B27。

- 影像学检查。
  - X 线，一般仅在疾病晚期有异常表现。
  - MRI，突出呈现为关节改变。
  - 超声，组织炎症表现。

（六）治疗和护理

AS 是一种长期疾病，无法治愈。治疗目的应该是减轻患者症状，减缓疾病进展，并尽量减少对患者生活质量的影响。通常在骨损伤发生之前治疗最为有效。

治疗原则包括以下几个方面。

- 转诊到风湿科。
- 健康教育，AS 疾病相关知识以及患者如何改变生活方式以应对疾病。
- NSAID，缓解疼痛和炎症，仅在患有炎症性肠病时考虑其他止痛药。
- 物理治疗，改善姿态和增加关节活动范围。
- 替代疗法，一些患者认为该方法能够帮助他们。
- 手术，仅作为最后的手段来帮助控制病情，如髋关节置换术以减轻疼痛。

（七）并发症

- 葡萄膜炎，需要及时治疗，因为它可能会影响患者的视力。
- 骨质疏松症，常见于 AS 患者的脊柱。
- 心血管疾病，AS 患者患病风险增高，可通过改变生活方式加以防治。
- 胸腔僵硬导致肺活量降低和肺功能受限。
- 脊柱骨折，由于僵硬和活动不良而增加骨折的风险。
- 马尾综合征，一种罕见的 AS 并发症，脊柱底部神经受到压迫，导致下肢麻木和无力。
- 姿势固定，较为罕见，但上背部的疼痛和僵硬使得脊柱活动度下降，使其难以灵活移动，患者可能呈现弯曲向前的姿势。

（八）预后

AS 的疾病进程复杂多变，但可以缓解。尽管有 AS 诊断，患者仍能维持良好的生活质量。

拓展阅读

[1] Bond D (2013). Ankylosing spondylitis: diagnosis and management. *Nursing Standard* 28:52-9.

[2] Haroon N (2015). Ankylosis in ankylosing spondylitis: current concepts. *Clin Rheumatol* 34:1003-7.

[3] National Ankylosing Spondylitis Society (2020). About axial SpA (AS). ✍ http://www.nass.co.uk/about-as/

[4] Patient UK (2018). Ankylosing spondylitis. ✍ https://patient.info/bones-joints-muscles/back-andspine-pain/ankylosing-spondylitis

九、椎间盘突出

脊柱由 33 个独立的椎骨组成，这些椎骨在脊髓周围形成了一个保护套。脊髓和大脑组成了中枢神经系统（central nervous system，CNS），负责接收信息并传递至身体各个部位。

在每个椎骨之间有一个椎间盘，它是由两个主要部分组成的结缔组织圆形垫，包括纤维环，纤维软骨的坚韧外环，以及髓核，柔软的胶状充填物。髓环撕裂可使髓核脱出或疝出。如果是中央型脱出，朝向椎管，膀胱或肠道功能会受到影响；如果是外侧型脱出，脊神经受到压迫会影响运动和感觉（图 6-4），以腰椎和颈椎最为常见。

（一）症状和体征

症状和体征取决于椎间盘突出的部位和所累及的神经，可能包括以下几个方面。

- 下背部或颈部疼痛，间歇性发作，随着活动加剧而加重。
- 单侧或双下肢疼痛（坐骨神经痛）或肩膀或手臂疼痛。
- 咳嗽、打喷嚏或上厕所时疼痛加剧。
- 直腿抬高疼痛。
- 膀胱或肠道功能障碍。
- 感觉异常 / 感觉丧失，取决于所累及的神经根。
- 运动无力和（或）足下垂。
- 缺乏正常运动。
- 如果累及马尾神经，则为紧急情况，需立即治疗以避免永久性损伤。

（二）病史采集和检查

采集病史信息至关重要，应该包括以下几个方面。

- 确切的体征、症状和部位。
- 症状持续时间。
- 受伤史和手术治疗史。
- 社会和经济状况，以及应对能力。
- 任何尚未解决的人身伤害诉讼。

检查将取决于患者症状的严重程度，可能包括以下几个方面。

- 全面的身体和神经检查。
- 步态观察、反射测试、运动强度、脚趾触摸和脉搏。
- 放射检查，虽然不会显示椎间盘脱垂，但会显示任何退行性变和其他骨骼异常。
- CT 或 MRI 扫描（见第 3 章中"其他类型的影像学检查"），将提供脱出的清晰图像。
- 差异性神经阻滞，可以鉴别诊断某些患者的神经根问题。

（三）管理策略

管理策略可分为保守或手术治疗。

1. 保守治疗　这是消除严重病变后的基础管理方案。保守治疗可能包括以下几个方面。

- 卧床休息，但最多只有几天，一旦急性疼痛消退，患者应恢复正常活动。
- 镇痛，肌肉松弛药和 NSAID。
- 运动锻炼计划，由物理治疗师监督执行。

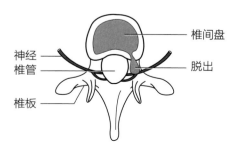

神经
椎管
椎板
椎间盘
脱出

▲ 图 6-4　椎间盘突出

- 紧身胸衣和矫形器，可用于在短时间内帮助缓解疼痛。
- 硬膜外类固醇注射，在少数情况下，注射局部麻醉药或类固醇有助于缓解疼痛。
- 康复，一旦疼痛得到缓解，那么康复计划（如"背部学校"）就至关重要。这为患者提供了降低复发概率的健康教育。锻炼用于加强脊柱并恢复其灵活性，肌肉张力可以防止进一步失能，并有助于尽可能多地恢复功能，使患者能够恢复正常活动。如果无法做到这一点，则应向患者提供适应新生活方式的教育，以便他们发挥最大潜力。

2. 手术治疗　如果症状持续存在，出现以下情况，建议进行手术。

- 膀胱或肠道功能障碍。
- 肛周感觉丧失。
- 卧床休息后仍会继续出现神经衰弱。
- 疼痛不会因异常神经系统体征而消失。
- 明显的肌无力。

手术方式（见第 7 章中"脊柱外科手术"）可以包括以下任何一种。

- 经皮髓核切除术。
- 椎间盘切除术，通过椎板切除术或部分椎板切除术。
- 椎间盘切除及融合术。

椎间盘镜微创切除术（又称纳米椎间盘镜切除术）是无创的，不会引起椎板切除术后综合征。

（四）并发症

- 背部手术失败综合征（椎板切除术后综合征），侵入性脊柱手术后可能出现的一种重要的、潜在的致残并发症。
- 马尾综合征，一种需要立即关注和手术治疗的医疗紧急情况。

医师应告知患者，在大多数情况下，行几个月保守治疗后疼痛问题会大大缓解进而消失。只有一小部分患者即使在治疗或手术后仍会持续存

在慢性背痛，可能需要制订应对疼痛的策略，并可能需要心理干预来帮助他们（见第 4 章中"心理护理"）。

拓展阅读

[1] Gugliotta M, da Costa BR, Dabis E, et al. (2016). Surgical versus conservative treatment for lumbar disc herniation: a prospective cohort study. *BMJ Open* 216:e012938.
[2] NICE (2016). Low back pain and sciatica in over 16s: assessment and management. NICE guideline [NG59]. ✍ https://www.nice.org.uk/guidance/ng59

十、脊椎滑脱

脊椎滑脱（"椎体滑脱"）是一种常见的脊柱疾病，是指椎体向前滑脱。它可以发生在脊柱的任一水平，但最常见于腰椎。

滑脱情况通常分为先天性（发育不良）、峡部疲劳性骨折、退行性骨折（由于 OA）、创伤性骨折（继发于脊柱骨性或韧带性损伤）或病理性骨折（由于肿瘤或骨病）。发育不良和峡部裂性腰椎滑脱在儿童和青少年中更常见，而其他原因在成年期最常见（图 6-5）。

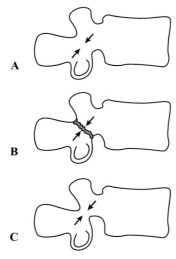

▲ 图 6-5　A. 椎弓峡部（黑箭）；B. 峡部缺损型（峡部裂）；C. 峡部延长型
经许可转载，引自 Oxford Textbook of Orthopaedics and Trauma.

（一）症状、评估和诊断

大部分脊椎滑脱患者可能无症状且不需要任何治疗，有症状表现的患者中最常见的如下。

- 脊椎滑脱的症状通常包括可放射到臀部的腰痛。剧烈活动和长时间站立通常会引起疼痛。活动加重疼痛，休息缓解。
- 如果病情严重并导致神经根受压，也可能会出现坐骨神经痛（累及下肢）。该症状和其他神经系统症状（如下肢无力）及膀胱或肠道症状表明亟须医疗评估乃至手术。
- 在检查和触诊时，有时可感觉到脊椎滑脱部位有台阶感。
- 脊柱过度弯曲（后凸畸形）。
- 脊柱畸形通常可以清晰地呈现在 X 线片上，应进行患者站立位 X 线片检查，因为一些滑脱在患者平卧时不明显。

椎体前滑脱的严重程度可根据滑脱比例划分为Ⅰ～Ⅳ级。

（二）管理和护理

管理和照护可以包括以下几个方面。

- 建议短期休息和限制任何导致疼痛的活动，特别是剧烈活动。但是不建议长期休息和完全制动，因为这将导致僵硬和肌萎缩，甚至失能。
- 联合应用非甾体抗炎药等不同类型镇痛药以减轻炎症和肌肉痉挛，以及全身疼痛。
- 建议进行物理治疗以减轻脊柱的压力。适当运动以加强背伸肌和支撑背部的腹肌力量。
- 腰骶支撑可用于患者疼痛时，以稳定和保护背肌。通常建议在患者活动时使用支具，如胸托或腰托和紧身胸衣，当患者处于休息状态时可以取下支具，因为长期使用可能导致肌肉无力。
- 减肥有益于超重或肥胖的患者，因为肥胖会影响体态姿势。
- 病情进展缓慢的患者更适于保守治疗。当症状加重、保守措施无效或病情恶化时，可以采用脊柱融合术包括植骨（见第 7 章中"脊柱外科手术"）。

脊柱疾病，尤其是那些导致背痛的疾病，会让患者觉得痛苦和焦虑。告知、安慰和支持对这类患者至关重要。在医师进行全面评估后，根据病情提供相关建议，包括健康教育，帮助患者及其家人了解病情，以及可能缓解症状和防止病情恶化的策略。

十一、脊柱畸形

脊柱的正常生理弯曲使身体得到强有力的支撑，便于运动。正常生理弯曲包括颈曲、胸曲、腰曲和骶曲，其中颈曲和腰曲凸向前，胸曲和骶曲凸向后。生理弯曲受损会导致疼痛和残疾，进而导致严重的慢性疼痛、残疾，以及身体形象问题。

（一）颈椎

颈椎畸形并不常见。头部前倾会使正常的颈椎曲度变直，这可能是颈椎的机械性问题，如脊柱疾病。颈椎畸形最常见于 AS。

（二）胸椎

胸椎畸形较为常见。

1. 脊柱侧弯　脊柱侧弯是一种脊柱旋转畸形，后方和脊柱弯曲时可见。脊柱侧弯表现为肩部、躯干和（或）骨盆不对称，有"肋骨驼峰"和脊柱侧弯现象。畸形原因不明，常于青春期生长发育高峰期开始，直到生长发育结束，导致轻度到重度畸形。畸形还经常涉及脊柱扭曲。轻度畸形可能不会导致明显的问题，但严重畸形可能导致身体形象改变、心脏和（或）呼吸功能受损、进行性疼痛和脊柱关节退化（图 6-6）。

应定期对儿童 / 青少年进行随访，通过身体检查和放射检查评估畸形进展。在此期间，主管医师应当尽量给予患者及其家属良好支持，以便他们能够了解疾病的可能进展、结果并选择适宜的管理策略。

大多数轻度畸形不需要治疗。脊柱侧弯的保

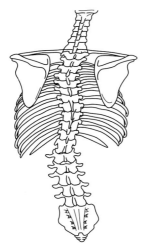

▲ 图 6-6　脊柱侧弯：脊柱弯曲和旋转

守治疗通常包括锻炼、矫正性支具，以抑制或减少畸形的进展。然而，使用矫正性支具的证据争议性较大。畸形较为严重时，应考虑手术矫正。手术包括矫正畸形和融合手术（见第 7 章中"脊柱外科手术"）。此类手术是大手术，并且有发生截瘫等严重并发症的风险[1, 2]。

2. 脊柱后凸　脊柱后凸是胸椎前弯，常因骨质疏松症导致胸椎多处压缩性骨折和椎体塌陷所致。这种畸形不仅会导致身高下降，还会导致严重和慢性疼痛，严重的情况下会导致残疾、生活质量下降，以及呼吸和胃部问题。

除了治疗骨质疏松症（见本章中"骨质疏松症"）外，椎体压缩性骨折和后凸畸形的治疗包括以下内容。

- 疼痛管理是护理最重要的方面。一旦骨折的急性疼痛消退，通常会出现慢性背痛，这种疼痛既严重又持久，可能会累及脊柱和胸部的其他区域。当疼痛严重时，可能需要使用长效 / 缓释形式的阿片类镇痛药，以及肌肉松弛药和非甾体抗炎药。转诊到慢性疼痛服务中心可能是有益的，包括神经阻滞的潜在疗法。
- 保守治疗包括休息、平衡活动和特定的低强度运动，以加强支撑脊椎的肌肉力量，但应

在物理治疗师的监督下进行。医师有时可能会开具脊柱支撑的相关处方。

- 后凸畸形导致患者重心的改变，并可能导致跌倒。预防跌倒（见第 8 章中"跌倒"）是防止椎体稳定性进一步恶化的重要因素。
- 外科手术包括椎体成形术（将塑料聚合物注射到部分塌陷的椎体）和后凸成形术（类似于椎体成形术，但在椎体填充聚合物之前将导管球囊插入椎体）。手术目的是支持和稳定骨折，减少疼痛。
- 疼痛、残疾、自理能力丧失和身体形象的改变会导致抑郁和焦虑。护士在评估患者的心理健康和提供情绪和心理支持方面起着重要的作用。

（三）腰椎

正常的腰椎前曲（前凸）可以被脊柱侧弯（见上文）和其他机械问题，如椎间盘突出和骨质疏松症引起的椎体塌陷夸大。脊柱侧弯也可见于腰椎。

参考文献

[1] Dandy DJ, Edwards DJ (2009). *Essential Orthopaedics and Trauma*. Edinburgh: Churchill Livingstone/Elsevier.

[2] Simon M, Halm M, Quante M (2018). Perioperative complications after surgical treatment in degenerative adult de novo scoliosis. *BMC Musculoskelet Disord* 19:10.

十二、代谢性骨病

代谢性骨病是指由于骨矿物质含量缺乏而导致骨密度和骨强度降低的状况。这是骨骼疾病的一个重要类别，因为它们引起病理性骨折的风险增加，导致严重的并发症和残疾。

（一）病因和病理

骨骼与新陈代谢之间存在着复杂的关系。因为骨骼是一种活跃的生长组织，在生长过程中扮演着重要角色，它不断地更新和再生。要做到这一点，需要有活跃的新陈代谢。骨骼的组成成

分和其他矿物质，如钙、磷、镁和维生素 D，对骨的强度和抵抗损伤和畸形的能力起着重要作用，这些矿物质负责骨的强度、生长和再生。维生素 D 和阳光影响骨骼中钙的吸收。骨骼不断地形成和重新吸收，骨骼系统中的钙也在不断地周转。介导这种活动的细胞是成骨细胞（构建骨）和破骨细胞（分解骨）。这种活动是由包括甲状旁腺激素（PTH）、生长激素、类固醇、细胞因子和降钙素在内的激素代谢控制的。当产生这些激素的机制发生故障时，身体维持骨骼强度所需足够钙水平的摄取能力就会丧失或耗尽，导致代谢性骨病。

1. 骨密度　骨密度（bone mineral density, BMD）（每单位面积骨所含物质的量）最常被称为骨矿物质密度。骨密度通常采用密度测量法来测量，测量方法有多种形式，最常用的是 DEXA（利用不同能级的 X 线计算骨密度）（见第 3 章中"其他类型的影像学检查"）。

2. 骨量减少　骨量减少用于描述 X 线片上密度减少的骨骼外观，通常在因各种原因骨折或进行胸部 X 线片时看到。这通常是因代谢性骨病或恶性病理导致的骨密度已经显著降低的征兆。

（二）疾病

最常见的代谢性骨病包括如下。

1. 骨质疏松症　骨质疏松症是一种骨密度紊乱，包括骨量减少和骨小梁结构耗竭导致的骨弱化，通常会导致骨折。骨质疏松症最常见于绝经后女性，雌激素消耗抑制骨的形成和再吸收，且再吸收超过骨形成（见本章中"骨质疏松症"）。

2. 佩吉特病　这也是一种相对常见的骨密度疾病，由于骨转换代谢异常导致畸形（见本章中"佩吉特病"）。

3. 骨软化症和佝偻病　此类疾病属于骨质矿化障碍，主要由低钙血症引起，通常是由于饮食中缺乏维生素 D 所致，而维生素 D 是从饮食中摄取钙的主要途径。佝偻病是骨软化症的早期形式。佝偻病通常发生在饮食营养不良儿童中，常

见表现包括骨骼疼痛和畸形、骨骼生长迟缓、骨骼弯曲、病理性骨折和 X 线片上的骨骼半透明区域。骨折和畸形在成年期和儿童期都很常见。

（三）评估和管理

代谢性骨病的评估包括识别代谢性骨病的原因，患者通常被转诊至其他专科服务。然后可以考虑以下管理措施。

- 代谢性骨病的治疗方法通常为关注潜在的缺陷 / 不足，使用药物来阻止或减缓骨密度的流失。
- 钙和维生素 D 的补充最好通过调整饮食来实现。可能会要求患者完成饮食日记，以便评估缺乏症的来源。如果患者不能或不吃富含钙的膳食，以片剂或液体形式补充。
- 轻微骨折和畸形可能给患者带来痛苦，所以疼痛管理是护理的核心。
- 避免骨折和防止受伤是护理的一个重要方面，可以通过关注和促进健康、改善体能和预防跌倒来实现（见第 8 章中"跌倒"）。

医务人员必须了解疾病对患者的影响，以便为其提供支持，帮助患者及其家人了解病情，并鼓励患者积极采纳健康教育及健康促进相关建议。代谢性疾病在院外通常知晓度较低。此类疾病可能具有家族性，确保家庭成员了解其相关性及采取相应措施来避免其他家庭成员患病至关重要。

十三、骨质疏松症

骨质疏松症是指骨骼疏松多孔，即骨密度降低，因此容易骨折。峰值骨密度（PBD）在健康个体的骨骼成熟时出现，许多因素可以降低骨骼的密度，包括以下几个方面。

- 绝经后雌激素水平降低。
- 长期或过度使用皮质类固醇。
- 酗酒导致成骨细胞功能降低，肝衰竭导致钙吸收减少。
- 吸烟导致成骨细胞活性降低。

- 废用。例如，缺乏负重运动和活动。
- 甲状旁腺功能亢进。

女性比男性更容易受到骨质疏松症的影响，非洲裔加勒比人患病可能性比白种人小，因为他们在骨骼成熟时骨密度强度更高。

（一）临床表现

骨质疏松症可能累及整个骨骼，由于骨松质比骨密质更易流失，故脊柱和长骨的远端和近端通常更易受到影响。骨质疏松症有时被称为无声疾病，因为人们通常没有症状，首先出现的迹象是病理性骨折，例如，Colles 骨折或髋部骨折。患有脊柱骨质疏松症的患者经常会出现背痛，畸形可能会以脊柱后凸的形式发展，并且可能会发生压缩性骨折。

（二）诊断

骨质疏松症通过 X 线检查可识别，椎体尤为明显。骨皮质变薄，骨松质中的骨纹理将变得稀疏。最有效的检查是骨密度测定。

（三）预防和治疗

骨质疏松症目前尚无治愈方法，预防是主要策略。护士在从幼儿到老年人的预防教育中发挥着重要作用。预防策略包括以下几个方面。

- 通过摄入健康饮食（包括维生素 D 和钙），以及定期负重锻炼，在骨骼成熟时获得良好的 PBD。
- 通过定期负重锻炼、戒烟、避免过度饮酒，如果没有禁忌，在绝经期间和绝经后使用激素替代治疗来减缓骨骼成熟后骨密度的流失。

对于患有骨质疏松症的老年人，主要策略是通过及时发现疾病、预防跌倒、评估和计划来预防病理性骨折。药物治疗包括以下几个方面。

- 双膦酸盐，抑制破骨细胞活性。
- 选择性雌激素受体调节药（selective estrogen receptor modulator，SERM）。例如，雷洛昔芬，模仿雌激素对骨组织的积极作用，同时避免对乳房和子宫的危害。

- 钙和维生素 D 补充药。

拓展阅读

[1] Royal Osteoporosis Society: ✑ http://www.theros.org.uk.
[2] Van Oostwaard M (2018). Osteoporosis and the nature of fragility fracture: an overview. In: Hertz K, Santy-Tomlinson J (eds) *Fragility Fracture Nursing: Holistic Care and Management of the Orthogeriatric Patient*, pp. 1-13. Cham: Springer. ✑ https://www.springer.com/gb/book/9783319766805

十四、佩吉特病

佩吉特病也称为畸形性骨炎，是第二大常见骨病类型（仅次于骨质疏松症）。该病病因未知。从地区分布来看，这种疾病在英国、北美和大洋洲最为常见，这意味着该种疾病可能存在种族、遗传或家庭联系。据推测，病毒活性和环境刺激也可能与此病有关。该病的发病率随着年龄增长而增加，且在 55 岁以上的男性和女性中最常见。自 20 世纪下半叶以来，该病的发病率已显著降低。

该疾病发生在细胞水平，其正常的骨骼重塑过程受到干扰，破骨细胞更快地分解骨骼并且更快地产生新骨。骨细胞数量增加且体积增大，内部活动增强，受影响的骨骼处血液供应会增加，导致异常、脆弱、无序的新骨形成。最常受影响的骨骼部位是颅骨、脊柱、骨盆、股骨和胫骨。佩吉特病极少数会发展为恶性肿瘤。

（一）症状和诊断

佩吉特病通常是无症状的，可能出现如下症状。

- 疼痛，特别是骨内疼痛。
- 受影响的骨骼周围产热增加。
- 骨骼畸形导致不对称，包括长骨弯曲。
- 脆弱变形的骨骼可导致骨折。
- 病骨附近引发关节炎。
- 有可能出现听力问题和神经压迫综合征。

佩吉特病的诊断可通过 X 线片或同位素骨扫描来确诊。在骨骼受影响的部位，X 线片会显示骨骼增大和硬化，以及皮质增厚。骨扫描可以显示全身的病变程度。血碱性磷酸酶水平也会升高。

（二）治疗

无症状的佩吉特病无须治疗。佩吉特病的症状管理旨在缓解疼痛，减缓疾病进程，预防并发症。策略包括以下几个方面。

- 疼痛可能持续、严重且难以缓解。通常发生在夜间休息时。疼痛管理要求找到对患者个体有效的镇痛方案。据报告，补充疗法对一些患者有帮助。

- 主要的治疗是使用双膦酸盐（口服或静脉注射）药物来控制疾病，如唑来膦酸、帕米膦酸、阿仑膦酸盐和利塞膦酸盐[1]来控制异常的骨细胞活性，从而减少骨骼结构的异常，减少疼痛和畸形。这种治疗可能需要很长一段时间，即使如此，也可能需要其他止痛药物配合使用。

- 骨科医师的一个重要作用是帮助患者了解治疗方案及提高依从性。口服双膦酸盐不易吸收，而且可能会出现胃肠道不良反应，必须嘱患者正确服用。

- 骨关节炎严重时，如髋关节或膝关节，关节置换术可能会有所帮助（见第 7 章中"关节置换术"）。严重畸形也可能需要手术矫正。

- 佩吉特病可导致骨折不愈合，因此对骨折的处理必须慎重。

佩吉特病可对患者的健康及生活质量产生重大影响。骨科医师在确保患者和家属充分了解疾病及其影响，以及获得有关疾病管理的准确建议方面发挥着核心作用。医务人员需要提供支持，减轻患者随着年龄增长，对疾病进一步发展的担忧。

参考文献

[1] Kravets I (2018). Paget's disease of bone: diagnosis and treatment. *Am J Med* 131:1298-303.

拓展阅读

[1] Paget's Association website: ✂ https://www.paget.org.uk

[2] Sutcliffe A (2010). Paget's: the neglected bone disease. *Int J Orthop Trauma Nurs* 14:142-9.

十五、成骨不全

成骨不全（OI），又称"脆骨病"，是一种遗传性骨骼疾病，表现为骨量低，骨骼脆弱和容易骨折。这种骨脆性是胶原合成障碍的结果，是由常染色体隐性或常染色体显性基因的基因突变引起的。这种疾病在出生时就存在，通过一般检查、病史，以及 X 线片、骨密度测定和胶原蛋白检测来诊断。

OI 常根据严重程度进行分类，最常见的 4 种类型如下。

- 1 型，最轻症的类型。骨折发生于儿童期，但随年龄增长发生率降低。眼巩膜可出现浅蓝色变色，成人可出现听力减退。

- 2 型，最严重的类型。骨折可能发生在胎儿期（子宫内），可能出现死产。出生时有多处骨折。

- 3 型，较严重的类型，在儿童和成人中经常发生骨折。身材矮小，听力下降，巩膜呈蓝色。常伴有牙齿发育问题（牙本质发育不全）。

- 4 型，中度严重类型，在儿童期和成年期发生。巩膜常不受累，但听力常受累，身材矮小，可能出现牙齿问题。

疾病影响的严重程度可从以下 3 个方面表现出来。

- 儿童期有多处骨折，骨骼出现畸形和弯曲。

- 个体在儿童期几乎没有骨折，当生长完成时，骨骼达到正常强度。

- 个体受到严重影响，以至于在胎儿期出现多处骨折并且出生后多无法存活。

其他问题包括肌无力、骨骼畸形和关节松弛，多取决于疾病的严重程度，预期寿命几乎不受影响或显著缩短。

（一）治疗

成骨不全无法治愈，因此治疗策略侧重于预防骨折和保持独立性，包括以下几个方面。

- 健康促进，这包括从儿童早期开始的负重锻炼计划，有助于骨量的建立。这也有助于维持和改善心血管和呼吸系统健康。
- 骨折的治疗，因为骨骼会随着活动的减少变得脆弱，最好采用保守的治疗方案，早期活动。
- 矫形，可以使用各种夹板和支具用来支撑关节和脆弱的骨骼。
- 手术，这包括使用植入物来矫正畸形和保护特别容易骨折的骨骼。
- 药物，包括口服高剂量的钙和维生素 D，氟化物和降钙素。双膦酸盐类药物的使用越来越多，确实降低了长骨骨折的发生率，并支持椎体骨折后的椎体重塑[1]。目前关于新的抗骨吸收和合成代谢药物的相关研究正在进行中。

（二）以患者和家庭为中心的护理

OI 患者的治疗是复杂的，需要专家的支持。患者及其家庭需花费大量时间在卫生保健服务上，其中包括以下几个方面。

- 物理疗法和运动干预。
- 健康评估、建议和活动。
- 骨折的护理、管理和预防。
- 夹板和支具的安装和应用。
- 药物和治疗评估。

需要考虑护理的几个重要方面。

- 首先，父母和家庭需要医务人员支持，以了解孩子保持活动的必要性，并在预防骨折风险和维持正常生活之间保持平衡。
- 医务人员还需要意识到，OI 患儿比其他儿童更容易发生骨骼损伤，要与意外损伤进行鉴别。
- 由于 OI 是一种终身疾病，患者及其家人通常非常了解此类疾病及其对他们生活的影响。他们熟知应如何照顾自己，医务人员应尊重他们的知识和诉求。
- 由于互联网和其他信息来源广泛，医务人员需要了解最新的信息以便为患者及其家属提供最佳信息，支持患者对其日常生活和护理与治疗最初最佳决策。世界各地不同的组织为 OI 患者个人和家庭提供信息和便捷的网络。

参考文献

[1] Palomo T, Vilaca T, Lazaretti-Castro M (2017). Osteogenesis imperfecta: diagnosis and treatment. *Curr Opin Endocrinol Diabetes Obes* 24:381-8.

十六、骨肿瘤

肌肉骨骼系统的原发性肿瘤可起源于骨、软骨、纤维组织或其起源不明。起源于软组织的肿瘤在本章中"软组织肿瘤"中讨论。此节主要阐述源于骨组织的肿瘤和不确定来源的组织。原发性骨肿瘤和组织来源不明的骨肿瘤较为罕见，全科医师很难识别，可能导致诊断延迟或误诊。当怀疑恶性骨组织或组织来源不明的肿瘤时，必须立即转诊到骨肿瘤专科病房。肿瘤可为良性或恶性，分类概述如下。

- 骨起源 / 良性，骨瘤，骨样骨瘤，骨母细胞瘤，破骨细胞瘤（巨细胞瘤）。
- 骨起源 / 恶性，骨肉瘤。
- 来源不明 / 良性，单纯骨囊肿，动脉瘤样骨囊肿。
- 来源不明 / 恶性，尤因肉瘤，釉质瘤。

骨肿瘤和组织来源不明的肿瘤的症状和体征将因其位置不同而存在较大差异。因此，最常见的肿瘤分类将单独列出。

（一）骨瘤

骨瘤是一种起源于成骨细胞的良性肿瘤，通常发生于长骨或扁平骨或颅骨，最常见于 20 岁。它们通常无症状，除在颅骨外通常不可见或不可触及，因此不需要治疗，除非患者出于美容原因需要切除。

（二）破骨细胞瘤（巨细胞瘤）

这种良性肿瘤见于长骨的骨骺，最常见于胫骨 / 腓骨的近端。它发生在 20—40 岁，常伴有疼痛，患者表现为触痛，可触及的骨性肿胀。该肿瘤的病理学虽然是良性的，但具有侵袭性，并迅速生长和扩大到关节软骨，常导致病理性骨折。肿瘤内部充满了栗色的血管组织，周围是一个薄薄的骨外壳。肿瘤通过 X 线检查和活检诊断，治疗方式通常为刮除和植骨治疗，如果可能的话切除骨，如腓骨，或者切除受累骨并用金属假体替代。

（三）骨肉瘤

这种恶性肿瘤通常起源于长骨的干骺端，最常发生在膝关节周围和肱骨近端。病因不明，但男性多于女性，发病率为 2∶1，且治疗性放射治疗的人发生风险更高，在老年人群中，肿瘤可能继发于佩吉特病。骨肉瘤症状和体征为疼痛，当肿瘤生长并抬高骨膜时，疼痛会逐渐加重，并发生微小的疲劳性骨折。患者常发生肿胀，但因为干骺端肿块被软组织掩盖，并不明显。如果未被发现，随着肿瘤的生长和转移，患者将出现体重减轻、发热、食欲不振和面色苍白。X 线表现为干骺端不规则破坏和新骨生长。侵袭性 / 晚期肿瘤可能有骨皮质的破坏或破裂。治疗包括手术切除受累骨并用假体置换或截肢，然后进行一个疗程的联合用药化学治疗。

（四）尤因肉瘤

尤因肉瘤是一种高度恶性肿瘤，尽管可发生在骨骼的任何部位，但通常发生在骨干、股骨和骨盆，常影响 5—20 岁的儿童和年轻人。尤因肉瘤组织来源不明，但被认为起源于骨髓的内皮成分。其症状和体征与骨肉瘤的早期症状和体征相似，手术治疗方法相同，但化学治疗方案与骨肉瘤的治疗不同。

（五）护士的角色

骨肉瘤和尤因肉瘤等恶性肿瘤通常难以发现和诊断，这往往导致患者在疾病发展的后期才到专业科室就诊。这对患者及其家人来说是一种致命性的打击，他们需要在整个诊断和治疗过程中得到专家的支持。骨科和肿瘤科团队需要通力合作，以确保患者得到最佳的治疗和护理。在过去的 10 年中，尽管随着更有效的化学治疗方案和手术技术的运用，这一患者群体的预后显著改善，但仍有很大一部分患者无法生存，因此需要姑息治疗团队的支持（见第 1 章中"临终关怀和姑息治疗"）。

拓展阅读

[1] Hamblen D, Simpson H (2010). Bone tumours and other local conditions. In: *Adams's Outline of Orthopaedics*, 14th edn, pp. 104-33. Edinburgh: Churchill Livingstone/Elsevier.

十七、骨转移

骨转移比原发性骨肿瘤更常见，70% 以上的恶性肿瘤患者可在骨骼中继发转移。很多原发性肿瘤可转移到骨骼，包括以下几个方面。

• 肺。
• 乳房。
• 前列腺。
• 甲状腺。

癌症可直接侵袭或通过淋巴及血液系统扩散，因此，骨骼中存在血管骨髓的区域最常受继发性癌症影响，即存在的骨松质区域。

• 椎体。
• 肋骨。
• 骨盆的扁平骨。
• 长骨的近端 / 远端，如股骨和肱骨。

（一）症状和体征

创伤和骨科门诊的患者就诊症状多样，由于转移性疾病导致的病理性骨折，患者可能出现骨盆/脊柱/四肢疼痛。患者还可能在没有骨折的情况下出现这些区域的疼痛，但存在转移性疾病的放射学诊断。椎间受累和（或）脊柱受压可导致患者出现神经系统问题。此外，患者可能会出现无疼痛的局部肿胀。大多数出现骨转移的患者被诊断为原发肿瘤并接受治疗，但偶然出现的骨转移症状可能是癌症的首发指征。骨转移也可能继发出现高钙血症，从而抑制肌肉功能。

（二）检查

有上述体征和症状的患者，不论是否存在原发性癌症病史，应进行以下检查以确定是否发生骨转移。

- 根据症状和病史进行脊柱、骨盆、胸骨等 X 线检查，X 线检查可表现为正常，异常可表现为溶骨性或硬化性病变。
- 胸部 X 线检查以排除肺部继发性病变。
- 骨扫描是一种非常准确的检测骨转移的方法。
- 如果怀疑脊柱转移则进行脊柱 MRI 扫描。
- 血液检查识别高钙血症。

（三）治疗原则

骨科和肿瘤科团队需要密切合作，以优化患者结局。治疗原则是减轻疼痛和保持活动能力，可包括以下几个方面。

- 病理性骨折内固定。
- 姑息性放疗。
- 对易骨折的病骨进行预防性内固定或假体置换。
- 服用双膦酸盐抑制骨重吸收，随后减轻疼痛。
- 发生脊髓压迫时进行脊髓减压术。

多数出现骨转移的患者需要姑息治疗团队的支持（见第 1 章中"临终关怀和姑息治疗"）。

十八、软组织肿瘤

与肌肉骨骼系统相关的软组织肿瘤包括起源于软骨、肌肉、纤维组织和脂肪的肿瘤。本节概述了肿瘤的类型、体征和症状，以及治疗原则。肿瘤可以是良性的或恶性的，分类总结如下。

- 软骨起源/良性，软骨瘤和骨性软骨瘤。
- 软骨起源/恶性，软骨肉瘤。
- 肌源性/良性，肌瘤。
- 肌源性/恶性，平滑肌肉瘤和横纹肌肉瘤。
- 纤维组织/良性，纤维瘤。
- 纤维组织/恶性，纤维肉瘤。
- 脂肪组织/良性，脂肪瘤。
- 脂肪组织/恶性，脂肪肉瘤。

软组织肿瘤的症状和体征因其在运动系统内的位置而异。以下是上述分类中最常见的肿瘤。

（一）骨软骨瘤

这是运动系统最常见的良性肿瘤类型，有时被称为骨软骨性外生骨疣。这种肿瘤好发于生长中的骺软骨板，多见于儿童和年轻人[1]。该肿瘤由软骨帽和从骨皮质突出的骨柄组成，其结构类似于蘑菇。肿瘤会继续生长直到骨骼成熟，严重者可能会影响骨骼生长。骨软骨瘤表现为关节附近的硬肿胀，除非其压迫邻近的神经结构，否则通常不会疼痛。在多发性生长的情况下，使用骨干续连症（diaphyseal aclasia）这一术语。其治疗包括有症状时切除肿块，如果骨骼成熟后肿瘤继续生长，则需要进行活检以排除恶性肿瘤。据估计 10% 的骨软骨瘤会变成恶性。

（二）软骨肉瘤

这是一种源于软骨细胞的恶性肿瘤，通常见于 40—60 岁的成年人。软骨肉瘤起源于中央骨（髓质），典型见于长骨，如股骨或肱骨或者在骨盆的扁平骨周围。肿瘤在 X 线上表现会有所不同，具体取决于它的位置是中央还是周围。患者会出现疼痛和局部肿胀，可能在同一区域有良性肿瘤的病史。这种类型的肿瘤对放射治疗或化学治疗反应不佳，治疗主要集中在受影响的骨 / 软组织的手术切除和假体置换或肢体截肢。

（三）护士的角色

软组织肿瘤很罕见，但如果疑似软组织肿瘤，应立即转诊到专业科室进行检查和治疗。在这些科室内，专科护士 / 高级执业护士作为 MDT 的专家成员，在诊断、治疗和随访的过程中为患者、儿童及其家人提供支持。软骨肉瘤的预后优于恶性骨肿瘤，但仍有相当数量的患者无法治愈，需要及时转诊到姑息治疗团队。内镜下假体置换术或截肢术后都需要进行康复治疗，护士在疼痛管理、伤口护理、心理支持，以及将治疗中学习到的各方面技能融入患者的日常生活活动中发挥着重要作用。

参考文献

[1] Hamblen D, Simpson H (2010). Bone tumours and other local conditions. In: *Adams's Outline of Orthopaedics*, 14th edn, pp. 104-33. Edinburgh: Churchill Livingstone/Elsevier.

十九、骨关节结核

（一）背景

结核病（tuberculosis，TB）是由结核分枝杆菌（结核杆菌）引起的局部破坏性疾病。TB 的原发病灶主要位于肺部或淋巴系统，其次为血行播散至骨或关节。TB 通过人与人之间的空气传播交叉感染。1985 年以来，由于生活条件的改善、早期积极药物疗法及抗生素的使用，原发性结核病（通常称为肺病）发生率有所下降。然而，在过去 30 年中，由于国际旅行量增加、来自低收入国家的移民迁移、获得性免疫缺陷综合征感染率上升、无家可归的人数增加，以及未康复的患者人数增加，TB 又死灰复燃。自从 TB 暴发，最初可以通过联合用药成功治疗，但现在有些菌株已经无法再治疗并具有耐药性。耐药结核病通常

是致命的。然而，与其他一些传染病相比，TB 的传染性并不高。TB 患者的密切接触者中只有 1/3 可能受到感染，而非密接者的感染率＜15%。TB 通常需要密切、频繁或长期接触才能传播。

（二）骨关节结核

骨和关节结核通常发生在脊柱（脊椎结核病），髋关节和膝关节周围的骨和关节（负重面），以及胸椎和颈椎，常被称为肺外结核（extrapulmonary tuberculosis，EPTB）。骨结核病起病隐匿，可能数年未诊出，甚至骨骼和关节的破坏仍然无法诊断，而且由于它常常未被发现，可能会导致长期残疾。骨和关节结核可以发生在任何年龄，但青年和老年人群的风险尤其大。

（三）病理

骨和关节结核是由原发感染传播的继发疾病。脊柱结核会造成椎体空洞，然后塌陷，造成楔形骨折；感染可以穿过椎间盘间隙到达邻近的椎体，如果没有确诊，椎间盘内压力持续增加，将导致脊髓受压和神经功能损害。当结核杆菌扩散至长骨干骺端时，感染引起中央骨质破坏并产生 X 线可见的空洞。一旦发生这种情况，骨骼将无法再生，没有新骨形成。随着疾病进展，产生的坏死物质和渗出物导致骨或关节内压力累积，引发"冷脓肿"。如果不进行治疗，脓肿可能会穿过皮肤（窦道），这种被认为是"开放性的"感染，由于传染性细菌可以通过窦道扩散，将导致其他患者面临风险。

（四）表现和诊断

TB 临床特征将反映出受累的身体部位。如果肺部受累，就会出现持续的无痰性咳嗽。在骨骼和关节中，受累部位可能会出现发红和发热。有些患者会出现局部疼痛及肌肉痉挛。通常情况下，夜间疼痛更加重，并伴有低热。TB 通过全面评估，以及实验室和放射学检查来确诊。

（五）评估

需要明确的问题如下。

• 患者的结核病病史和家族史。

- 居住和生活条件。
- 药物滥用。
- 来自结核病流行国家的移民 / 旅行史。
- 关节检查，关节受累的患者会发现难以忍受关节的主动或被动运动。如果下肢受累，将无法负重。也可能出现红肿，触痛。如果脊柱受累，可能表现脊柱畸形和（或）神经受累的迹象。
- 检查所有伤口，可能存在从窦道渗出。
- 有夜间疼痛、不适和发热病史。

（六）检查

- FBC，可能表现为低色素性贫血和白细胞计数的少量增加。
- 红细胞沉降率和 C 反应蛋白升高。
- 血培养。
- 结核菌素皮内试验，强阳性将表明卡介苗接种早期或活动性结核病。
- 晨尿和痰液标本，可能检测出杆菌。
- 对滑膜、窦道、骨性病变或淋巴结进行活检以确定杆菌。
- 胸部 X 线检查，肺部感染结核的证据。
- 骨骼 X 线，但可能不会显示骨骼或关节的任何早期变化。
- CT 或 MRI，将显示脓肿形成和骨破坏程度。
- CT 引导下活检。

二十、结核病的治疗

骨关节结核患者的治疗需要整体性，需要所有多学科联合治疗的参与，以便在住院期间协助患者并提供延续护理。治疗的重点是消除基础疾病，改善患者的整体健康，尽量减少畸形，以及药物治疗以消除致病微生物。除使用针吸或关节镜引流关节或骨骼脓肿，或者对于关节晚期受累的患者以外，不提倡手术。

（一）治疗

药物疗法为联合用药，通常包括 4 种药物，异烟肼、利福平、吡嗪酰胺，以及乙胺丁醇或链霉素。这些药物必须持续应用至少 2 个月。骨结核在治疗前往往已存在多年，至少需要 8 个月至 2 年疗程。手术可用于矫正或置换受损的关节和骨骼，但在疾病活动期不适宜手术。虽然有效缓解疼痛至关重要，但还应与公共卫生专家联系以对疾病进行传染控制，保护患者的直系亲属及防止更广泛的社区传播（这是一种传染性疾病）。

（二）物理治疗

躯体活动能力受损的患者需要接受物理治疗，以保持关节功能最佳状态。患者可能首先需要进行固定以使关节休息，然后进行物理疗法以使关节充分活动。

（三）康复

如果尽早开始治疗，骨和关节的结核可以完全治愈。由于患者的大部分康复是在家中进行，因此需要对其家庭环境进行评估，以确保最佳康复。患者教育对于保持患者的药物治疗依从性至关重要。疾病治疗可能对患者的经济产生影响，从而导致治疗依从性不佳，因此患者需要经济方面的支持，需要健康的饮食和休息。患者出院前医务人员必须对其生活各个方面进行全面评估，以便为其提供一切可及资源以帮助其实现和保持最佳的健康状态。

拓展阅读

[1] Clarke S, Santy Tomlinosn J (2014). *Orthopaedic and Trauma Nursing: An Evidence-Based Approach to Musculoskeletal Care*. West Sussex: John Willey and Sons Ltd.
[2] Zimmerli W (2015). *Bone and Joint: From Microbiology to Diagnostics and Treatment*. West Sussex: John Willey and Sons Ltd.

二十一、骨髓炎

骨髓炎是一种骨感染，通常由细菌或真菌（很少见）感染引起，最常见的细菌是金黄色葡萄球菌。感染可以发生在任何骨骼，最常见于儿童的长骨和成人的骨盆和椎骨。骨髓炎初期发病急骤，如果治疗不及时，可发展为慢性疾病状态。

（一）病因

- 血源性感染，细菌可以从身体其他部分（如从皮肤或伤口感染）进入血液，然后进入骨骼。
- 创伤后感染，细菌可以通过手术、创伤伤口或开放性骨折扩散至骨骼中。

（二）风险因素

所有年龄段人群都有可能罹患骨髓炎，其风险因素包括以下几个方面。

- 近期骨折。
- 假体植入物（髋、膝关节假体或螺钉和钢板）。
- 近期行骨科手术。
- 糖尿病。
- 静脉给药。
- 肾脏透析。
- 免疫系统损害（如获得性免疫缺陷综合征、镰状细胞贫血）。
- 骨髓炎病史。

（三）症状和体征

- 骨骼受累部位疼痛和压痛。
- 病骨旁关节红肿。
- 发热。
- 水肿。
- 皮温升高。
- 受累肢体的使用减少。
- 疲劳。
- 全身不适。
- 开放性骨折后出现脓性分泌物。
- 患儿减少受累上肢或下肢的活动。

（四）诊断

- 通过全面的病史和体格检查发现相关早期体征和症状。
- 血液样本应检查 FBC、ESR 和 CRP，如果

指标和炎症标志物升高表明有感染迹象。

- 还应进行血液培养以检测相关致病菌。
- 如果血液检查未发现致病菌，则将对病变区域进行针吸活检以确诊致病菌，也可进行骨活检。
- 需要进行骨扫描以确诊。X 线片一般只能显示晚期感染，对早期诊断没有帮助。
- 有时需要进行活检。

（五）治疗

治疗骨髓炎的原则是消除感染和防止慢性骨髓炎的发展。如果感染得到快速治疗，就可以使骨髓炎症状消退。

- 一旦获得血培养的结果，应立即静脉注射抗生素（必要时可更换）。根据患者的症状，一般需要持续静脉给药至少 4～6 周，然后口服给药长达 12 周。
- 缓解疼痛。
- 引流，如果有开放性伤口或脓肿，可能需要引流。
- 夹板或石膏固定，固定受累骨骼和附近的关节以帮助骨愈合，避免发生进一步损伤。
- 手术，如果感染影响到其他部位，如脊髓或假体，导致其松动和感染，那么可能需要手术干预。

（六）骨髓炎的并发症

- 败血症。
- 骨和皮肤之间可能形成窦道，可能有脓性分泌物。
- 耐甲氧西林金黄色葡萄球菌（MRSA）等耐药菌株很难用抗生素治疗。
- 骨折不愈合。
- 截肢，只有在感染持续的情况下才需要。
- 急性骨髓炎没有迅速采取治疗措施时会发展为慢性骨髓炎，从而引发骨骼血液供应不足导致骨坏死。坏死骨必须清除，并进行相应的植骨手术。
- 有证据表明，使用高压氧可能有助于恢复，

但仍需进一步研究。

（七）预后

如果感染得到及时治疗，就有可能完全治愈。患者既往有骨髓炎病史，复发风险高于无骨髓炎病史人群平均水平。

拓展阅读

[1] Conterno LO, Turchi MD (2013). Antibiotics for treating chronic osteomyelitis in adults. *Cochrane Database Syst Rev* 6:CD004439.

二十二、关节血肿

（一）定义

关节血肿是指任何关节或关节腔内的出血，但常见于膝关节。

（二）分类

1. 创伤性

- 前或后交叉韧带损伤。
- 软骨骨折。
- 髌骨脱位。
- 半月板撕裂。

2. 非创伤性

- 出血性疾病，如镰状细胞贫血、血友病或使用抗凝血药。
- 神经功能失调。
- 肿瘤。
- 血管损伤。
- OA。

（三）创伤性关节血肿的原因

- 年轻人，常见于运动损伤，如滑雪、网球。
- 老年人，跌倒。

（四）症状和体征

- 关节疼痛和压痛。
- 关节肿胀（外伤后 4～6h）。
- 运动受限。
- 皮温升高。

（五）检查

- 体格检查，是否有关节压痛，关节活动度改变，畸形，肿胀。
- X 线，可能显示骨折或液面增加。
- MRI，显示关节内软组织的损伤和出血。
- 血液检查，以排除感染和凝血异常。
- 滑液分析，滑液呈红色表示样本中含有血液。

（六）非创伤性关节血肿的治疗

- 对出血性疾病患者采取适当的预防措施，防止关节内的持续损伤。
- 休息。
- 夹板固定可能有助于防止进一步损伤。
- 缓解疼痛。

（七）创伤性关节血肿的治疗

- 初期治疗，目的是缓解症状，诊断及制订治疗计划。

  ➢ 缓解疼痛。

  ➢ 吸引术可以让外科医师明确抽吸物成分，并做出进一步检查。例如，脂肪球可能提示骨折。

  ➢ 如果因疼痛导致检查不彻底，则可能需要进一步检查，如 MRI，麻醉下检查（examination under anaesthesia，EUA）或关节镜检查。

  ➢ 关节血肿病因决定治疗方案。例如，手术修复撕裂韧带［见第 8 章中"软组织损伤（二）：韧带和软骨"］。

（八）关节镜检查

急性期很难进行关节镜检查（见第 7 章中"关节镜检查"），但可协助外科医师明确诊断。有些情况需进行急性关节镜检查，包括以下几个方面。

- 膝关节绞锁。
- 骨软骨骨折。
- Lachman 试验中严重磨损。
- 抽吸物中出现脂肪。

拓展阅读

[1] Iorio A, Marchesini E, Marcucci M, et al. (2011). Clotting factor concentrates given to prevent bleeding and bleeding-related complications in people with hemophilia A or B. *Cochrane Database Syst Rev* 9:CD003429.

二十三、化脓性关节炎

化脓性或感染性关节炎是一种罕见疾病，但如果治疗延迟或不充分，可能致命，并与死亡率显著相关[1]。其特征是关节内发生感染。通常是由于血源性感染从其他部位播散入关节，感染源一般未知。大多数情况下，仅累及一个关节，但偶尔也会发生在多个关节。最常见的感染微生物是细菌，典型的是葡萄球菌和链球菌，并且 MRSA 的发病率也在不断增加。沙门菌常见于镰状细胞贫血患者，典型体征是发热、触痛、肿胀、红肿、活动疼痛，关节活动范围减小。患儿的发热和感觉不适等全身性感染体征可能较为明显。

（一）类型

1. 儿童型　化脓性关节炎在儿童中多起病急骤，通常是髋关节的细菌感染。患儿临床表现为极度不适、高热、受感染的肢体活动受限。髋关节疼痛有时可涉及膝关节。WBC 计数和 CRP（提示炎症的存在）通常显著升高。其臀部通常保持屈曲姿势并拒绝活动。患儿若出现发热、腹股沟痛或下肢痛、肢体无力负重，在无其他症状出现之前，提示患有化脓性关节炎。必须立即进行评估和检查。最重要的是，一旦确诊，就要立即对关节进行引流排脓和冲洗；由于软骨质溶解，关节软骨的快速破坏，治疗拖延会导致不可逆的关节损伤，应立即由有经验的外科医师进行评估。

2. 淋球菌性　最常见于青年患者，由淋球菌感染引起，可能与近期旅行或性活动史相关。常伴有脓疱性皮疹和全身关节痛。通常不需要引流，静脉抗生素治疗即可。

3. 成人型　通常只发生在先前受损的关节，如严重的膝关节炎，或者发生在免疫功能低下的患者，如移植受者、服用免疫抑制药、多病共存及糖尿病患者。关节可能肿胀，但由于缺乏免疫反应和继发炎症反应，因此没有发热或压痛。这可能会延误诊断，往往会导致预后不良。

4. 关节置换术类型　关节置换术患者可发生急性或慢性感染，由于植入物的慢性感染和多次翻修手术，导致患者治疗难度增加。重要的是早期咨询有经验的骨科医师，尽早冲洗和清创可以避免翻修。

（二）治疗和护理

化脓性关节炎是通过对滑液中存在细菌类型或培养后的病原体而确诊[1]。根据类型的不同，通常需要立即进行干预。对关节进行针吸活检，如果有脓液则证实为化脓性关节炎。手术打开关节并用大量生理盐水冲洗，并留置引流管1~2天。

关节穿刺获得微生物培养结果前采用广谱抗生素治疗（通常为大剂量青霉素），获得培养结果后，可以使用特异性抗生素。治疗时间至少持续6周。

在急性期，由于关节内炎症和损伤，使患者在运动时极其疼痛，需用夹板缓解疼痛和保护关节。关节内的炎症和瘢痕导致严重僵硬的风险很大。一旦疼痛缓解，鼓励尽早活动，并根据个体情况制订物理治疗方案，但在早期1~2个月不允许负重。

疼痛管理是护理的一个重要方面。这包括逐渐改善关节活动度，仔细观察温度和肢体情况，以确保感染持续消退。

由于活动时的疼痛明显和病情进展迅速，常规护理和安抚至关重要。肢体疼痛和肿胀往往持续数周，并带来显著的心理影响。

延误诊断可发生严重并发症，最常见的是继发性关节炎和关节脱位/破坏。许多患者在晚年需要对受影响的关节进行进一步手术干预。

参考文献

[1] Garcia-Arias M, Balsa A, Mola E (2011). Septic arthritis. *Best Pract Res Clin Rheumatol* 25:407-21.

二十四、足部常见疾病（一）

足是一个由骨骼、韧带、肌肉和软组织组成的非常复杂的结构。足由于其结构复杂，容易出现发育问题，往往与鞋子质量较差或不合适有关。足部疾病可能由于疼痛和残疾短期或长期影响人们的生活。

（一）跗外翻（跗囊炎）

这是一种足部畸形，涉及跗趾和第一跖骨。跗趾向外侧偏斜，第一跖骨常向内侧偏斜，跖骨头形成外生骨疣（跗囊炎）。它发生在青春期的快速生长期，属于关节内的退行性病变，或者由于劣质鞋施加的异常压力导致跖骨头重塑。女性患者人数多于男性。

1. 诊断

- 检查时，患者跗趾上方的鞋子变形。
- 难以找到合适的鞋子。
- 第一跖骨头疼痛和压痛明显。
- 由于负重的变化，在第二和第三脚趾下形成骨痂。
- 负重 X 线片显示骨错位，非负重 X 线片上可能不显现。

2. 保守治疗

- 关于正确的鞋子穿搭教育和建议。
- 关于正确的袜子穿搭教育和建议。
- 可以使用矫形器，转诊到足踝科 / 矫形骨科。
- 可能需要手术。

（二）跗僵直

跗僵直会导致跗趾疼痛和受限，通常与骨关节炎有关。当重心从跗趾移开时，也会出现脚外侧疼痛。这种情况在男性中更为常见。

1. 诊断

- 检查时足底和跗趾背屈会有疼痛。
- 检查时可发现骨赘。
- 在出现症状之前，患者可能会有跗趾外伤史。

X 线片可显示跗趾头变平，关节间隙变窄和骨赘。

2. 保守治疗

- 关于正确的鞋子穿搭教育和建议，如硬底鞋。
- 矫形器，如弧形底鞋可能有帮助，转诊到矫形科 / 足踝科。
- 可能需要手术融合。

（三）扁平足（平足症）

在这种足部疾病中，距骨头向舟骨内侧向上移位。扁平足是一种很常见的家庭遗传疾病。尽管它可能影响患者的步态，但通常没有症状。当正常的内侧纵弓变平时，则出现症状。

1. 诊断

- 检查足部会发现负重时内侧纵弓变平。
- 第一跖骨头下形成骨痂。
- 足内侧边缘疼痛。
- 丧失足部活动能力。
- 负重 X 线片显示距舟关节下垂和距骨头偏移。

2. 保守治疗

- 锻炼可能有帮助，建议进行物理治疗。
- 矫形器也可能有帮助，转诊至足踝科。

（四）锤状趾

锤状趾是一种通常发生在第二足趾的畸形，可能是由于跗囊炎导致第二足趾过度拥挤，或异常长脚趾被鞋压扁。导致近指间关节（PIP）屈曲畸形，在关节上形成疼痛的老茧。远指间（DIP）关节可能弯曲，形成爪状趾，或者过度伸展，形成锤状趾。

1. 诊断

- 检查足部以发现畸形。
- 穿鞋时疼痛。
- 足趾上形成老茧。

2. 保守治疗

- 关于正确的鞋子穿搭教育和建议。
- 对受影响的足趾使用足垫和去除骨痂，转诊到足踝科。

• 可能需要手术融合。

二十五、足部常见疾病（二）

（一）嵌甲（趾甲向内嵌）

当趾甲的一侧插入旁边的皮肤，软组织过度生长时，趾甲就会向内生长。它可能发生在任何足趾上，但最常见的是踇趾。由于足趾受伤或趾甲损伤导致趾甲深深嵌入皮肤，为急性发病。慢性趾甲向内嵌较急性内嵌是不严重的，通常需要很长时间才被发现，其原因是患者忽视趾甲，不适当的穿鞋或不正确的修剪脚趾甲所导致。

1. 诊断

• 检查足部会出现红肿，有时会出现感染化脓。
• 肿胀。
• 趾甲两侧压迫疼痛（甲沟炎）。
• 可能需要手术。

2. 保守治疗

• 提供正确的鞋子穿搭教育和建议。
• 提供正确的袜子穿搭教育和建议。
• 如果存在感染，进行引流和使用抗生素治疗。
• 转诊至足科，咨询足部护理和持续护理的建议。

（二）痛风

在 90% 的痛风患者中，踇趾的指间关节（IP）受到影响。反复发作可导致关节面渐进性破坏（见本章中"其他类型风湿性疾病"）。

1. 诊断

• 足部检查会显示踇趾关节处皮肤发红、有光泽、肿胀和疼痛。
• 足底和踇趾背屈疼痛。
• 血液检查将显示尿酸水平升高（急性发作后6 周才能做）。

2. 保守治疗

• 给予关于饮食和锻炼的教育和建议。
• 急性期（3～10 天）休息和抬高。

• 急性期使用抗炎药物。

（三）跖间神经瘤（莫顿跖骨痛）

跖部神经瘤主要发生在中年女性和运动员身上。肿胀形成于跖神经处并分叉到足趾。它在第三和第四足趾之间最常见，但也可能发生在第二和第三足趾之间。该病确切的原因尚不清楚，但有证据表明，它的发生是因为神经间歇性地被压迫在跖骨之间。

1. 诊断

• 触诊肿胀和脚掌疼痛。
• 神经支配区域可能出现感觉丧失。
• 既往有脱鞋摩擦跖骨史。

2. 保守治疗

• 提供正确的鞋袜穿搭教育和建议。
• 跖骨头下使用足垫。
• 局部麻醉注射可能有效。
• 手术切除是最终的治疗方法。

二十六、手部常见疾病（一）

手部功能对于大多数活动都是必不可少的，因此任何畸形或活动限制都可能对患者的生活质量和独立能力产生重大影响。以下主要概述了常见的手部疾病。

（一）腱鞘炎

腱鞘炎是一种常见的手部腱鞘炎症。原因不明，但被认为是重复性创伤或过度使用手部造成的。它可能是潜在疾病（如风湿性关节炎）的继发性问题。

（二）扳机指（指屈肌腱狭窄性腱鞘炎）

扳机指是手部最常见的肌腱卡压，是在穿过腱鞘近端时，在肌腱上形成的结节。肌腱增大导致其在穿过腱鞘时出现卡锁，当患者主动弯曲或伸展 IP 关节时，就会发生典型的咔嚓声。所有手指都可能发生这种情况。

1. 诊断

• 受影响的手指会感到疼痛。
• 患者主诉手指弯曲时会出现弹响或咔嚓声。

- 检查有炎症的手指时，在受影响的腱鞘上可以触摸到结节。
- 患者手指屈曲后很难伸直，只能实现被动伸展，屈曲时手指再次被卡锁。

2. 保守治疗

- 受累手指可能需要专业治疗，如夹板治疗。
- NSAID 或许有用。
- 建议手术缓解。

（三）桡骨茎突狭窄性腱鞘炎

这种情况是由拇指底部的刺激引起的。当拇长展肌和拇短伸肌穿过腕关节的第一个背侧室时，会出现卡锁（见第 2 章中"腕与手"）。它是由手腕的重复运动引起的。

1. 诊断

- 患者拇指底部疼痛，可能有肿胀。
- 检查时，如果拇指弯曲过手掌，手腕被迫出现尺侧偏斜，患者主诉剧烈疼痛（Finkelstein试验）（见第 2 章中"腕与手"）。

2. 保守治疗

- 限制导致疼痛的活动。
- 受累手指可能需要专业治疗，如夹板治疗。
- NSAID 或许有用。
- 注射类固醇和物理疗法通常可以缓解症状。

二十七、手部常见疾病（二）

（一）掌腱膜挛缩

掌腱膜挛缩是一种软组织增厚并在手掌皮肤下（掌筋膜）形成结节的进行性疾病。关节挛缩最终会导致手指向手掌方向收缩。男性发病率是女性的 10 倍，40 岁以下发病率较低。环指和中指最常受累。发病和进展通常是渐进的，但偶尔也可迅速发生。

1. 诊断

- 患者手掌会出现无痛的结节，皮肤会出现皱褶。
- 手指挛缩和手功能受损。

2. 保守治疗　当结节很小且没有挛缩时，需

要对患者进行安慰，并建议患者在挛缩开始阻碍手部功能时寻求治疗。有关外科治疗，见第 7 章中"手外科疾病"。

（二）腕管综合征

腕管综合征是由腕部正中神经压力增加引起的，通常是由与工作相关的活动导致的。女性的发病率是男性的 4 倍，在糖尿病患者和妊娠期间更为普遍。

1. 诊断

- 患者会有手部疼痛、拇指麻木和刺痛。
- 患者主诉正中神经分布区域有感觉异常。
- 患者主诉睡觉 3～4h 后感觉异常，握手后缓解。
- 在检查时，连续敲击在腕管上的神经（Tinel试验），患者疼痛提示试验阳性。
- 手腕弯曲 60s 会引起手指刺痛（Phalen 测试），患者疼痛提示试验阳性。
- X 线检查将排除任何骨性病变。
- 如果诊断有疑问，进行神经传导检查评估神经传导信号的速度和幅度。

2. 保守治疗

- 夜间用夹板固定手腕，保持中立位，可以减轻症状。
- 如与工作有关，建议调整工作方式。
- 关于手术干预（见第 7 章中"手外科疾病"）。

（三）腱鞘囊肿

腱鞘囊肿是手部最常见的软组织肿块，通常表现为手背硬肿。它也可能发生在手部其他地方，肿胀通常在活动时扩大，休息后消退。

1. 诊断　患者手部出现紧张性肿胀，通常是无痛的。

2. 保守治疗

- 仅需要对患者进行安慰，告知患者许多神经节会自发消退。
- 可进行神经节抽吸，如果严重影响患者，也可进行手术切除。

第7章

择期手术
Elective interventions

Rebecca Jester　Julie Santy-Tomlinson　Jean Rogers　**著**

孔祥燕　李冰冰　陈慧娟　**译**

许蕊凤　金姬延　梅雅男　祝腾蛟　陈亚萍　张　燕　佟冰渡　李高洋　**校**

吴新宝　鲁雪梅　孙　旭　曹　晶　胡雁真　夏京花　**审**

一、关节内注射

关节内注射可缓解疼痛，减轻炎症，恢复受骨关节炎（OA）或类风湿关节炎（RA）影响的滑膜关节功能。注射效果因人而异，药效持续时间从几周到几个月。考虑到关节周围组织退变的风险，不建议在 2 个月内对同一关节进行 3 次以上的注射。

（一）治疗措施

常见的有效注射部位包括膝、踝、脊椎、肩、肘、手、足及一小部分髋关节。关节内注射通常由经过专家培训并按照相关工作方案执行的专家 / 高级护士或康复师执行。该手术可在多种场合下进行，包括社区、门诊、疼痛科或日间手术室。手术地点的选择在很大程度上取决于手术期间是否需要影像学检查（如 X 线检查）。患者在注射前不需要全身麻醉，通常行局部麻醉和（或）镇静以使患者放松。

关节内注射包括注射长效类固醇制剂，根据需要在关节间隙内注射局部麻醉药物。患者在注射前需签署同意书。在操作前必须清洁皮肤，并严格执行无菌技术。医师可根据患者症状和病程，将药物注射到关节间隙的几个区域。关节内注射的禁忌证包括以下几个方面。

- 出血 / 凝血障碍。
- 抗凝治疗，如华法林。
- 关节内或关节周围局部感染。
- 关节内骨折。

（二）注射后护理及潜在并发症

注射后早期，由于注射药物的压力可引起关节内疼痛，患者可能会感觉疼痛较前加重。注射后建议患者注射部位关节至少休息 24h，并向患者提供缓解疼痛的措施，如适当使用冰袋（见第 4 章中"疼痛管理"）。注射后 30min 内需密切观察患者是否有对类固醇药物的不良反应。

关节内注射并发症包括以下几个方面。

- 对类固醇制剂的反应，如颜面潮红。
- 皮肤萎缩。
- 关节感染。
- 关节内出血。
- 肌腱断裂。
- 关节软骨损伤。

如患者出现与以上并发症相关的任何症状或体征，应指导患者立即就医。

二、关节置换术

关节置换术的出现彻底改变了关节疾病的治

疗。此类手术是英国国家医疗服务体系（NHS）最常见的择期手术之一，据统计，2017 年英格兰和威尔士进行了 91 698 次髋关节置换术和 102 177 次膝关节置换术[1]。髋、膝关节是最常见的需要行置换术的关节，但所有关节都可行置换术。关节置换术的目的是减轻疼痛和恢复关节功能。由于老年人口的增加和肥胖率的上升，全球行髋、膝关节置换术的数量持续增加。本节将讨论术前准备、术后护理和康复的一般原则。有关髋关节、膝关节、肩关节和小关节置换术的内容（见本章相关内容）。

（一）术前准备

行全关节置换术（TJR）的患者术前必须签署知情同意书。签署知情同意书是一项法律要求，通过知情同意书患者可获得手术方案、替代治疗方案、潜在风险和获益、术后护理和康复的口头及书面信息。也有研究显示，了解更多手术相关信息的患者更能遵循医疗建议和治疗方案。仅为患者提供相关手术信息不一定等同于患者可以理解，因此护士在确保提供的信息符合患者个人需求方面发挥着重要作用（见第 4 章中"沟通"）。护士可以进行一对一的健康指导，也可以集中宣教后再进行个体指导，允许患者提出与自身相关的任何具体问题。此外，还需要对患者进行术前评估，以确定其是否能够接受麻醉和手术（见第 4 章中"术前评估""术前准备"）。

（二）英国国家关节登记系统

许多国家在过去 10 年成立了英国国家关节登记系统（National Joint Registries，NJR）。在英格兰和威尔士，要求行 TJR 的患者同意将其详细信息交给 NJR。NJR 可提供汇总了所有手术的中央数据库，包括手术结果和并发症的相关统计数据。

（三）手术

TJR 包括去除病变关节面，采用人工假体代替。手术医师根据关节情况选择最合适的假体类型。例如，膝关节内侧面受到均匀或更严重的破坏，需考虑全膝关节或单髁关节置换术。还需考虑到患者的体重和活动能力。假体由多种材料制成，包括以下几个方面。

- 不锈钢。
- 铬合金 / 钴合金。
- 钛合金。
- 高密度聚乙烯（HDP）。

假体包括一个合金柄和一个由 HDP 制成的相应关节面。自 2012 年以来，由于越来越多的人对金属离子病，以及铬、钴离子游离入血的不良反应担忧，金属对金属（MoM）置换和表面置换手术的数量急剧下降（见第 5 章中"金属对金属髋关节假体摩擦碎屑引起的软组织反应"）。假体可以用骨水泥或非骨水泥固定，骨水泥的作用是填充骨组织和假体之间的空隙，而不是将假体固定到位。在手术过程中，患者脱位的关节需要刮除病变骨并植入假体，因此，术后患者局部会出现肿胀和瘀斑。缓解肿胀、瘀斑和疼痛控制至关重要。

（四）术后护理和康复

关于术后护理的一般原则（见第 4 章中"术后护理"）。

TJR 术后护理包括以下几个方面。

- 有效的疼痛评估和管理。
- 应用循证实践，尽可能降低并发症，如 VTE（见第 5 章中"静脉血栓栓塞"）、感染（见第 5 章中"伤口感染"）、假体脱位（见本章中"髋关节置换和表面置换术"）、出血（见第 5 章中"出血"）、皮肤水疱（见第 5 章中"伤口水疱"）。
- 手术部位活动前行 X 线检查以确定假体的位置及稳定性。
- 髋关节和膝关节置换术后早期活动（一般早期可使用助行器或腋杖）。
- 制订活动和锻炼计划，以优化关节功能（包括上下楼梯安全）。

通常情况下，患者在手术当日入院，住院时间为 2～4 天。目前许多国家已经建立了完善的

快速手术通道，可缩短患者住院时间（参见第 1
章中"服务模式：加速康复 / 快速康复"）。在入
院前的术前评估阶段即开始制订出院计划，并在
出院前准备齐全专业辅助设备以及做好社会或照
护支持尤为重要。出院通知应告知患者及其家
属。患者通常在术后 6 周、6 个月及之后每年于
门诊随访复查。

参考文献

[1] National Joint Registry for England, Wales, Northern Ireland
and The Isle of Man (2018). 15th Annual Report: 2018. ✍
https://www.hqip.org.uk/wp-content/uploads/2018/11/NJR-
15thAnnual-Report-2018.pdf

三、髋关节置换和表面置换术

全髋关节置换术（THR）是最常见的骨科择
期手术之一。其主要作用是治疗由 OA 和 RA 等
疾病引起的髋关节疼痛，其次是改善关节功能和
活动度。当患者在骨折前能独立出门活动，无认
知障碍，且无手术禁忌时，THR 为髋关节囊内骨
折的最佳手术方式[1]。THR 包括用两部分假体替
换股骨头和髋臼关节。髋关节假体有多种类型，
最常用的是 Charnley 假体，它包括一个金属股骨
柄组件和一个由 HDP 制成的髋臼杯（图 7-1）。
然而，混合假体有增长的趋势，尤其是聚乙烯 -
陶瓷假体。髋关节假体可以选择性地使用骨水泥
固定（见本章中"关节置换术"）。

THR 最终可能需要翻修（见本章中"关节置
换翻修术"），但根据患者的体重和活动能力，假
体至少在 10～15 年不会松动。

（一）术前准备

术前准备的一般原则参见第 4 章中"术前评
估"。对拟行 THR 的患者须告知术后运动和活动
的注意事项，以减少假体脱位的风险。其中包括
以下几个方面。

- 在术后 6 周复查之前，屈髋＜ 90°，即不能
坐在低椅子或马桶上，不得弯腰到膝盖以下

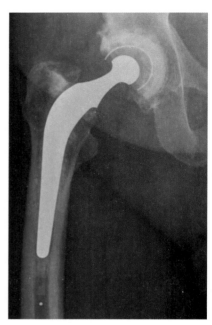

▲ 图 7-1　右侧髋关节的 X 线片显示为全髋关节置
换 −Charnley 型
经许可转载，引自 Nottingham University Hospitals Radiology
Department.

穿袜子 / 鞋等。

- 关于恢复性生活的建议。
- 在 6 周复查之前，不得内收髋关节，即不得
交叉双腿或向患侧侧躺。

为了帮助患者避免这些风险，医护人员应在
患者出院前将以下设备借给 / 提供给患者。

- 加高的马桶。
- 扶手结实、合适高度的扶手椅或调整现有家具。
- 评估患者的床高，如果需要可调整床的高度。
- 长柄鞋拔和长袜辅助。

（二）术后护理和潜在并发症

TJR 的一般术后护理和并发症见第 7 章中"关
节置换术"。THR 的特殊并发症为髋关节假体脱
位，虽然相对少见（仅 13%），但较为严重，一
旦发生可引起患者严重不适且需要再次入院行手
术复位。NICE 指南[2] 建议，为了将 THR 术后
VTE 的风险降至最低，患者应在手术后 28 天内
每天接受低分子肝素（LMWH）皮下注射（SC）
治疗（患者或照护需要学习皮下注射技术）。此

外，如无禁忌证术后6周可采用机械预防措施[如足底泵和（或）全长型抗血栓弹力袜]。

（三）髋关节表面置换

用钛壳假体修复股骨头表面可以保护关节表面，减缓 OA 造成的破坏。这一手术适用于年轻髋关节 OA 患者，旨在减少疼痛、恢复关节功能，并在几年内避免行 THR。自 2012 年由于对某些类型的表面置换材料金属离子病的担心，行髋关节表面置换术的患者数量大幅减少。

参考文献

[1] NICE (2011, updated 2017). Hip fracture: management. Clinical guideline [CG124]. https://www.nice.org.uk/guidance/cg124

[2] NICE (2007). Venous thromboembolism: Reducing the risk of thromboembolism (deep vein thrombosis and pulmonary embolism) in in-patients undergoing surgery. Clinical guideline [CG46]. ✂ https://www.nice.org.uk/guidance/CG46

拓展阅读

[1] Pivec R, Johnson A, Meers S, et al. (2013). Hip arthroplasty. *Int J Trauma Orthop Nurs* 17:65-78.

四、关节置换翻修术

随着关节置换数量的增加，以及人类预期寿命的延长，翻修手术的数量将持续增加。重要的是，患者在决定接受初次 TJR 时，应了解手术失败的可能性及其潜在原因。全膝关节置换术（TKR）术后 14 年的翻修率为 4.47%，THR 为 7.4%；这一数字受较高的 MoM 髋关节假体翻修率（19%～22%）的影响[1]。翻修手术最常见的原因如下[1]。

- 感染。
- 髋关节脱位。
- 无菌性松动。
- 髋关节对颗粒碎片的不良反应（金属化）。
- 疼痛。
- 假体周围骨折。

- 膝关节不稳。

（一）感染

感染是 TJR 术后的严重并发症，分为早期感染（术中或术后早期通过手术伤口）和晚期败血症（术后 6～24 个月）。TKR 术后伤口感染发生率为 0.2%[2]。据估计，髋关节置换术后 2 年的患者中，TJR 晚期败血症的发生率为 1.67%[3]。TJR 假体周围感染通常表现如下。

- 疼痛。
- 肿胀。
- 局部皮肤发红、皮温增高。
- 功能丧失。
- 偶有假体周围皮肤窦道形成。

患者可能出现全身或局部的症状和体征，多学科团队（MDT）在术中和术后遵循无菌原则、合理预防性使用抗生素、指导患者在怀疑可能发生血源性感染时立即就医等方面发挥着重要作用，从而尽可能将感染风险降至最低。如果患者在接受 TJR 治疗后需进行有创牙科治疗，应建议患者预防性使用抗生素。根据感染的毒性和患处骨量情况，有以下几种修复方法。

- 低毒性和良好骨量：一期去除假体并更换新假体。
- 高毒性，需要二期手术；一期去除感染的假体，术后 6 周应用抗生素治疗、关节不负重或部分负重，二期手术更换假体。
- 骨量不足：可能需要切除感染关节行关节融合术（见本章中"关节融合术和截骨术"）。

（二）关节僵硬

膝关节和肩关节置换术后关节僵硬较髋关节置换术后更常见。发生的原因可能是关节内瘢痕增生严重，也可能是假体对位不良或假体型号选择不当，导致韧带和关节囊异常紧张。瘢痕过度增生可能是由于患者术后未遵循康复方案，康复师和护士在支持和指导患者这方面发挥着重要作用。除关节僵硬外，早期的症状表现为关节功能丧失和疼痛。如果是由于假体对位不良和型号选择不当而导致的关节僵硬，行翻修手术时可能需要去除多余的瘢痕组织或翻修假体。

（三）假体松动

随着时间的推移，由于骨–骨水泥界面磨损、手术技术欠佳、内植物设计问题或感染而产生的异常作用力都可能造成假体松动。机械性松动在术后前 10 年较少见，但在 10 年后会逐步增加，尤其是骨水泥部分。假体松动时，患者会出现疼痛加剧和关节不稳定。X 线检查结果包括以下一项或多项。

- 假体周围的透射率增加。
- 骨水泥断裂。
- 假体移位。
- 假体周围骨组织再吸收。

（四）手术

翻修手术比 TJR 复杂，应由经验丰富的骨科医师进行。手术包括打开关节腔，移除假体部件和残留的骨水泥，植入新的假体部件重建关节，必要时植骨。翻修手术的手术时间较 TJR 长，失血量也较 TJR 更多，住院和康复时间也较 TJR 更长。翻修术后的潜在并发症与初次术后并发症相同（见本章中"关节置换翻修术"）。

参考文献

[1] National Joint Registry for England, Wales, Northern Ireland and The Isle of Man (2018). 15th Annual Report: 2018. ✍ https://www.hqip.org.uk/wp-content/uploads/2018/11/NJR-15thAnnual-Report-2018.pdf

[2] Woon C, Piponov H, Schwartz B, et al. (2016). Total knee arthroplasty in obesity: in-hospital outcomes and national trends. *J Arthroplasty* 31:2408-14.

[3] Dale H, Skråmm I, Løwer HL, et al. (2011). Infection after primary hip arthroplasty: a comparison of 3 Norwegian health registers. *Acta Orthop* 82:646-54.

五、膝关节置换术

TKR 是最常见的骨科择期手术之一。它的主要作用是治疗由 OA 和 RA 等疾病引起的膝关节疼痛，其次是改善关节功能和活动度。该手术包括去除胫骨和股骨受损的关节面，用金属部件替换胫骨平台和股骨髁（图 7-2 和图 7-3）。TKR 一般使用聚乙烯嵌件作为低摩擦支撑面，避免使用 MoM 关节。通常不置换髌骨，如果髌骨后表面受损，医师需在术中将其表面修整光滑，严重

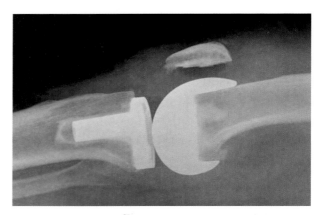

▲ 图 7-2 左膝侧位 X 线片显示骨水泥全膝关节置换术伴髌骨表面置换术。可以看到间隔器正确地位于假体关节面之间。关节中也有液体（积液），值得注意的是关节髌上凹陷处的软组织密度异常
经许可转载，引自 Nottingham University Hospitals Radiology Department.

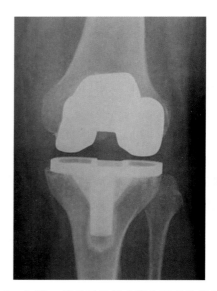

▲ 图 7-3 左膝 X 线片显示骨水泥全膝关节置换术。在假体关节面之间可以看到稍微更透亮（更黑）的区域
经许可转载，引自 Nottingham University Hospitals Radiology Department.

情况下，更换髌骨假体。TKR 最终需要翻修（见本章中"关节置换翻修术"），但根据患者的体重和活动能力，假体应在术后 10～15 年保持稳定。

（一）部分膝关节置换术

一些患者可能只有部分膝关节受到关节炎的影响，通常是内侧股骨和胫骨关节面。在这种情况下，患者可行部分膝关节置换术，也称为单髁关节置换术，特别是患者较年轻并且想延迟行 TKR。该手术比 TKR 侵入性小，恢复快，但患者仍存在膝关节其余部位发生关节炎改变的风险，一旦发生则需要行全膝关节置换术。

（二）TKR 术后注意事项及护理

术前准备的一般原则见第 4 章中"术前准备"。适用于行 TKR 的患者，手术比 THR 复杂，即使轻微假体移位也可能导致不良后果。预计患者在 TKR 后膝关节主动屈伸角度应达到 90°。出院后，患者需定期行门诊康复，积极坚持术后运动方案，以优化膝关节的屈伸功能。许多患者由于膝关节 OA 而出现严重畸形，包括屈曲和外翻畸形。虽然通过 TKR 手术可以矫正，但在术前应向患者说明无法完全矫正，如患者术后膝关节可能达不到 0° 的伸直位。TKR 术后患肢肿胀较为明显，需数月才能恢复。应在出院前指导患者按时服用镇痛药物、抬高患肢、适当使用冰袋（见第 4 章中"疼痛管理"）。应在术前告知患者和家属 TKR 的手术效果往往在术后数月才能体现，以免患者在术后前几个月对手术效果过度担心。而行 THR 的患者几乎是术后立即就可改善相应症状。为了尽量降低 VTE 的风险，NICE 指南建议每天通过低分子肝素皮下注射抗凝治疗。TKR 术后当天即可行机械预防方法如足底静脉泵和（或）抗血栓弹力袜直至术后 6 周[1]。

参考文献

[1] NICE (2018). Venous thromboembolism in over 16s: reducing the risk of hospital-acquired deep vein thrombosis or pulmonary embolism. NICE guideline [NG89]. ✎ https://www.nice.org.uk/guidance/ng89

六、肩关节置换术

肩关节置换术主要有以下 3 种类型。

- "反向"全肩关节置换术。
- 半肩关节置换术。
- 全肩关节置换术（盂肱关节）。

肩关节置换术常用于退行性关节病（如 OA）、肩袖撕裂骨关节病和创伤。肩关节置换术是第三种最常见的关节置换术。它比髋、膝关节置换术少见，因为肩部 OA 相对罕见，通常继发于既往损伤。

盂肱关节就像高尔夫球座上的高尔夫球，它自身并不稳定，需要多个韧带和肌腱协同作用才能正常运行。由于关节退化和骨质流失，肩关节功能随着疼痛症状的增加而急剧下降。

肩关节置换术可有效缓解肩关节疼痛。但由于肩部稳定结构的复杂性，以及术后瘢痕组织可能影响肩关节功能活动，因此，肩关节置换术后最终的功能恢复常不如髋、膝关节置换术后，术后患者手臂抬高很少能超过 120°。

手术通过前切口入路打开肩关节，切除肱骨头并采用半肩关节假体替换，连接至假体柄并用骨水泥或通过敲打固定至髓腔（图 7-4）。如果需要的话，修补关节盂，并将一个小的带有金属支撑的聚乙烯假体通过骨水泥固定于关节盂。术者需注意肩部肌肉和韧带的张力，以确保假体的位置正确。

肩关节表面置换术，通过在肱骨头上安装小金属帽，作为关节退化早期的创伤性较小的术式越来越受欢迎。

（一）术前准备

由于肩部的退行性病变，患者术前肩关节活动度可能严重受限。术前物理疗法和功能锻炼有助于改善关节活动度，加强关节周围肌肉力量，促进和加速术后康复。

（二）术后护理

与其他关节置换术相同，术后需着重预防感

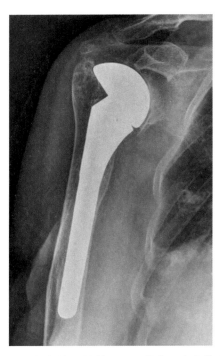

▲ 图 7-4　右肩的 X 线片显示无骨水泥半关节成形术
经许可转载，引自 Nottingham University Hospitals Radiology Department.

染，主要措施包括伤口护理和预防性使用抗生素。术后疼痛较为明显，可采用关节内注射或周围神经阻滞进行局部镇痛（见第 4 章中"疼痛管理"）。

　　肩部很容易出现明显的瘢痕和关节挛缩，因此术后应立即开始进行功能锻炼。由于关节成形术需分离部分肩袖肌肉，在愈合期间需注意对肩袖肌群的保护，因此在前 6 周内建议进行被动和主动辅助锻炼。由于肩关节置换术后上肢可能出现较明显的水肿，因此需注重加强手和肘关节的活动。关节置换术后前 6 周脱位风险较高，但一旦手术入路切口愈合，该风险显著降低。

　　（三）反向肩关节置换术

　　如果肩袖撕裂未成功治愈，可能会发生肩袖损伤肩关节病。这是由于肱骨头在肩胛骨其他部位异常运动，其慢性的、持续性的疼痛和显著的关节功能丧失会对患者带来极大负面影响，因为盂肱关节正常活动必须靠肩袖来维持，所以标准的肩关节置换术在改善功能方面通常效果欠佳。

　　反向肩关节置换术使用包括拧入关节盂的球头假体和插入肱骨的柄连接关节窝假体。这使得三角肌可以稳定肩关节。并且在缓解疼痛和改善术后功能方面效果显著。术后管理与常规肩关节置换术相同。

七、小关节置换术

　　手和足部的小关节容易发生 OA 和 RA（见第 6 章中"骨关节炎的症状管理""其他类型风湿性疾病"）。关节功能可因关节退化严重减退，手术旨在改善手或足部的功能并减轻疼痛。小关节周围的肌腱也可因退化病变而受损。手指关节的疼痛、肿胀、僵硬和畸形可影响患者日常生活所需的精细动作，如系纽扣、做饭。足部关节疼痛会严重限制患者活动能力并导致患者不能自理。当疼痛和功能受限严重时，需考虑行手术治疗。手术方式包括以下几个方面。

- 当关节疾病处于早期阶段时，切除关节面粗糙部分使关节表面光滑。
- 关节融合，手术切除病变关节并固定关节使其不能移动；可用于不适合行关节置换术的患者以减轻关节疼痛。例如，患者较年轻，关节承受相当大的压力可能会导致假体失效。
- 关节置换术，更适合活动量较小的老年患者，由于活动量较小，因此假体承受的压力较小；此手术可以显著改善手部功能。

　　（一）常见问题

　　手和足部小关节成形术的发展所存在的问题集中在日常生活中的关节假体，较小的范围需承受较多的压力，因此过去研发的许多假体容易发生假体周围骨折和松动。手术技术难度较大，术后问题也较多。因此，这些小关节的关节成形术往往仅用于关节疾病严重且活动量较少的老年患者。

　　（二）手和手指关节

　　手和手指关节手术的具体考虑因素包括以下几个方面。

- 手和足的小关节如远指间（DIP）关节手术难度较大，一般来说关节融合术对患者受益更大。
- 近侧掌指关节（MCP）病变更可能受益于关节成形术。
- 掌指关节有时会受到 RA 的影响，硅胶假体效果更好。
- 拇指基底的关节是鞍形关节，因此非常灵活，承受的压力也较大，可以使用肌腱移植进行关节重建，以稳定关节。

目前，用于手部关节的内植物主要由硅树脂或患者自身肌腱组织制成的自体移植材料组成。

（三）足和足趾关节

足趾关节置换相对少见。关节炎通常会影响第一跖趾关节，因此关节置换术最常见于该关节。

（四）术后护理

术后护理旨在尽快恢复手指或足趾的功能，同时避免并发症。小关节置换术后患者护理中最重要的问题是疼痛、肿胀、预防感染和恢复关节功能。

- 术后最初的 24～48h，必须抬高患肢，以减轻小关节肿胀，由于肿胀可能影响伤口愈合、增加疼痛，因此需重点关注。手部手术可使用吊带和夹板固定抬高患肢。Braun 架可用于足部术后患者抬高。
- 足部手术后，应在术后 24h 内开始活动，如涉及足跟负重，前 6 周需注意保护内植物。
- 由于小关节手术疼痛较为明显，术后即刻给予充分镇痛。
- 由于手部关节周围软组织在术后伤口愈合之前可能不稳定，因此建议在术后前 10 天～3 周使用夹板固定限制术后运动。通过物理疗法和功能锻炼逐渐恢复手指功能。
- 尽量降低感染风险至关重要。术后感染可造成小关节置换手术失败、内植物失效。

由于足部伤口更容易感染，手术后足部保护尤为重要。24h 后应拔除伤口引流管。在伤口愈合之前，用无菌敷料和绷带包扎伤口（尤其是足部伤口）以免伤口外露。

拓展阅读

[1] NICE (2005). Artificial metacarpophalangeal and interphalangeal joint replacement for end stage arthritis. Interventional procedures guidance [IPG110]. ⌧ https://www.nice.org.uk/guidance/IPG110

八、关节镜检查

关节镜检查常用于诊断和治疗。该手术包括注射生理盐水填充关节，通过小切口插入关节镜。关节镜通常直接连接显示屏，且在其镜头上会配有照明光源。手术可在全身麻醉或局部麻醉下进行。关节镜检查可用于身体内的大多数关节，但最常用于以下关节。

- 肩关节。
- 膝关节。
- 踝关节。
- 髋关节。
- 腕关节。

（一）关节镜检查措施

关节镜可以有多种入路方式，例如内侧或前侧入路，通过操作以查看怀疑受损的部位。然而，该手术并非没有风险，也不能替代查体和临床检查，如 X 线和 MRI 检查。因此，关节镜很少单独用于辅助诊断，而是用于微创手术。

（二）微创手术

此类手术包括如前所述通过小切口插入关节镜，同时通过另一个小切口插入各种手术器械。可应用于以下方面[1]。

- 游离体摘除术。
- 膝关节半月板修复或半月板切除术。
- 肩袖修复 / 肩袖减压。
- 修整软骨或瘢痕组织。
- 滑膜切除术（腕部或膝部）。
- 关节镜冲洗和清创术作为膝关节 OA 治疗的

一部分，仅在患者有明确绞锁症状的情况下进行，而非晨僵、肢体无力或 X 线提示有异常。

微创手术在以下几方面优于传统手术。

- 缩短住院时间（大多数为日间手术进行）。
- 减少术后肿胀。
- 降低出血风险。
- 切口极小不用缝合，只需使用无菌切口胶带。

（三）微创术后注意事项及护理

- 手术通常为日间手术，但需要评估患者既往史，手术当天需成年家属陪同。
- 关于术后活动 / 活动限制的健康宣教应取决于手术性质。例如，半月板切除术后的部分负重阶段。
- 潜在并发症包括关节血肿、感染、VTE 和关节僵硬。
- 患者需要在术后即刻和出院后给予有效的镇痛措施以缓解疼痛。
- 给予患者书面的健康宣教，包括切口护理、关节主动活动度，以及出现并发症与谁联系。

参考文献

[1] NICE (2014). Non-pharmacological management. In: Osteoarthritis: care and management. Clinical guideline [CG177]. https://www.nice.org.uk/guidance/cg177/chapter/1-Recommendations#non-pharmacological-management-2

九、自体软骨细胞移植

除了关节置换手术外，还有几种手术可用于治疗关节内受损或缺失的关节软骨疾病，最常用于膝关节，包括以下几个方面。

- 自体软骨细胞移植（autologous chondrocyte transplantation，ACT）。
- 微骨折技术。

（一）自体软骨细胞移植

ACT 是一种较新的治疗方法，目前只有几个专科中心开展了治疗膝关节关节软骨缺失的手术，这种术式可作为年轻 / 运动量大的患者膝关节置换手术的替代方案。还有一些早期的自体软骨细胞移植术用于踝关节软骨损伤的治疗。ACT 包括两个阶段，获取和移植。第一阶段从关节的非负重面获取软骨细胞，将这些细胞放在实验室的培养基中生长并繁殖。第二阶段在 6 周后进行，打开关节并清理软骨缺损或受损区域，在软骨缺失或受损的区域置入胶原蛋白膜，并在膜下植入新细胞。新细胞附着在骨骼上，并将在数周 / 数月内生成新的关节软骨。

（二）微骨折技术

该手术是在关节镜下进行的（见本章中"关节镜检查"），包括切除松动、不稳定或受损的软骨，并彻底准备和清洁骨骼表面。然后在骨骼上钻出多个小孔或微骨折部位，间距为 3～4mm。由于这种损伤，会形成一个较大的血块，几个月后，骨髓细胞与血液凝结形成平滑且坚固的组织。术后 2～6 个月患者才能感受到症状较术前改善。

（三）术后护理

ACT 和微骨折手术患者通常需要住院。手术后 6～8 周关节部分负重。早期患者需要门诊康复锻炼以优化膝关节的屈伸功能。术后即可指导患者行持续被动活动，直到患者可行主动活动。

十、足部手术（一）

如果足部疾病保守治疗效果不佳 [见第 6 章中"足部常见疾病（一）"]，则建议行手术治疗。

（一）蹈外翻（蹈囊炎）

手术方式取决于畸形、外翻角度以及患者功能受损的程度。几种手术方式可供选择，最常用的如下。

- 外生骨疣切除术，用于程度较轻的畸形；包括去除第一足趾内侧的骨性突起，使足的侧面平整。但该术式不能矫正任何外翻畸形。
- Keller 关节成形术，包括切除外翻骨突部分和第一趾骨基底部。通过对位将足趾固定在正确的位置，直到第一趾骨和跖骨之间形成纤维连结。但蹈趾永久性缩短，功能受限。

- Mitchell 截骨术，去除蹈趾骨突部分，第一跖骨头处截骨内固定。然后将足趾对位用夹板或石膏固定直至骨愈合。

（二）蹈僵直

蹈僵直有以下 4 种手术方式。

- Keller 关节置换术（见本章中"蹈外翻"）。
- 关节唇切除术，修整关节上部后冲洗关节间隙。
- 关节融合术，清除近端和远端骨关节端，使用钢钉 / 针重新固定。
- 关节置换术，一些外科医师选择关节置换术（见本章中"小关节置换术"）。

（三）扁平足

当足弓塌陷时，足底与地面完全或大部分接触。大多数患者无症状，不会引起疼痛，不需要治疗。

如果患者疼痛严重且活动受限，则可以考虑矫形或手术治疗。可以采取矫形器与功能锻炼相结合，以增加足弓的灵活性和强度。如需要手术，通常采取距下关节融合（三关节融合术），包括松解软组织以活动距骨关节、备制骨骼，重新定位，螺钉固定。术后石膏固定，术后 2～6 周患肢完全不负重。

十一、足部手术（二）

（一）锤状趾

通常行趾骨关节融合，包括切除中趾骨和近节趾骨头部的骨。然后用克氏针（K 线）固定使关节融合。克氏针从足趾末端伸出，在手术后 3～4 周拆除。

（二）嵌甲

嵌甲的手术为部分或全部切除指甲。通常采用苯酚处理，应用苯酚或者酒精，或者通过 Zadek 术完成，去除趾甲和甲床。

（三）跖间神经瘤（莫顿跖骨痛）

跖底神经瘤的手术方式是切除神经瘤。

（四）并发症

足部手术后可能会出现许多并发症。

- 感染。任何手术都可能发生感染。通过提供足部护理、伤口敷料和足部卫生的健康宣教，及时发现和控制感染对避免骨髓炎的发生至关重要。
- 畸形复发。常由于手术不成功或患者未遵守术后活动指导、穿鞋建议而造成。
- 运动受限。通常由于组织粘连或瘢痕而造成。
- 感觉异常。术后一年内的肿胀或瘢痕组织可损伤神经功能。
- 伤口延迟愈合。当患者有糖尿病或血管疾病等既往史，伤口可能延迟愈合。
- 慢性局部疼痛综合征，慢性局部疼痛综合征是一种极为罕见的疾病，可在组织损伤（包括手术）后发生。具体机制尚不清楚，可能由于神经系统对手术过度反应，对疼痛变得极其敏感，即使是最轻微的触摸或移动都无法忍受，可导致患者残疾。早期诊断可显著提高治疗成功率。需到专业疼痛门诊就诊治疗。如果患者持续疼痛且无法缓解，最终可能截肢。

（五）术后护理

足部手术后的护理取决于手术方式，但有些原则适用于所有足部手术。

- 疼痛。由于足部手术通常疼痛较为严重，患者术后需要有效的疼痛缓解措施，足部需抬高至高于骶骨水平，以缓解疼痛和肿胀。
- 肿胀。冰敷有助于减轻肿胀和疼痛（见第 4 章中"疼痛管理"）。
- 神经血管评估。需按 4 次 / 小时、2 次 / 小时、1 次 /2 小时的频率评估神经血管情况。任何足部变化都需要记录（见第 5 章中"神经血管损伤"）。
- 敷料观察。观察敷料是否渗出过多，如渗出过多需通知医师。在足部手术中，由于炎症反应伤口一般会有少量渗出物。

- 活动。需教会患者如何活动以促进患者康复。根据手术类型，患者可能需要使用足跟行走或使用拐杖部分负重 / 不负重。此外，确保患者在出院前能够安全、正确地使用助行器至关重要。
- 敷料。指导患者保持伤口敷料清洁、干燥，给予患者更换敷料的健康宣教。
- 针道护理（Keller 关节置换术）。给予患者针道护理、预防受伤和感染的健康宣教。通常采用无菌软木塞保护针末端。
- 石膏护理。如果患者佩戴石膏，则需要给予患者进行口头和书面的石膏相关健康宣教（见第 9 章中"石膏护理"）。

十二、手外科疾病

如果针对手部症状保守治疗效果不佳（见第 6 章中"手部常见疾病 1"），建议行手术治疗。

（一）腱鞘炎

这种情况很少需要手术，一旦手术则需要松解肌腱。目前一种新的治疗方法可有助于缓解症状。

- 冲击波疗法。采用高能声波，通过一种特殊的装置使冲击波通过皮肤到达病变部位。由于冲击波治疗时可能会有较重的疼痛，可以采取局部麻醉。这一治疗方式较为安全，但目前尚不清楚其具体效果如何，还需更多深入研究。

（二）扳机指（指屈肌腱狭窄性腱鞘炎）

如需手术，外科医师可采取以下两种术式之一。

- 经皮穿刺指屈肌腱松解术。局部麻醉下松解屈指肌腱狭窄处。
- 腱鞘切开减压术。可以采取局部麻醉或全身麻醉。通过小切口纵向切开覆盖在屈肌腱上增厚的滑囊。

（三）桡骨茎突狭窄性腱鞘炎

一般在局部麻醉或全身麻醉下行腱鞘减压术。通过横向或纵向切口切开腱鞘顶部使其变宽。虽然腱鞘会在手术后愈合，但肌腱活动的空间增大且不会再引起疼痛。

（四）掌腱膜挛缩

如果手指可以完全伸直则不需要手术，若患者无法将手平放在桌子上时，手术治疗是唯一选择。以下几种不同类型的手术可用于治疗该疾病，手术可以在局部或全身麻醉下进行。

- 筋膜松解术。在手掌、手指或这两处做简单切口，以松解挛缩的掌筋膜。通常用小号手术刀或针来完成。
- 筋膜部分切除术。由于早期很难识别病变组织，所以尽可能多的切除病变组织，但并非所有的病变组织都需要切除。
- 筋膜全部切除术。需切开皮肤，切除增厚的组织后缝合皮肤，如果必须切除大量皮肤则需进行植皮。

（五）腕管综合征

可以在局部麻醉下松解腕横韧带以减轻腕管内的压力，也可以行微创手术内镜治疗。

（六）腱鞘囊肿

如果保守治疗不成功，可以通过穿刺抽出囊液，如果无效则行手术切除。

（七）潜在并发症

- 感染。由于皮肤切开为微生物的入侵提供了入口，所有手术都有感染的可能性。
- 手或手指麻木。如果手术过程损伤神经或术后肿胀，可能会出现麻木症状并持续数周。绷带包扎过紧也可导致手或手掌麻木，所以需定期检查绷带的松紧情况。
- 手指僵硬。手指僵硬比原发疾病的致残率更高，通常是由于疼痛，炎症，肿胀和手指不活动引起。
- 瘢痕。在术后最初几周瘢痕较严重，需告知患者随着时间的推移瘢痕会逐渐淡化。
- 畸形矫正不彻底。可能由于手术不佳或未切除全部病变组织所致。

- 复发。一旦复发，需要再次手术治疗。
- 复杂性疼痛综合征。较为罕见，表现为严重疼痛，手部感觉和运动功能丧失。

（八）术后护理

术后护理措施取决于所行手术，但一些护理原则适用于所有手术。

- 疼痛。由于手部手术后疼痛明显，患者需要有效的镇痛措施来缓解。术后患肢需抬高至心脏水平以上以缓解疼痛和肿胀（见第 4 章中"疼痛管理""疼痛的药物管理""患者自控镇痛和硬膜外镇痛""补充疗法和替代疗法"）。
- 肿胀。抬高患肢和冰敷有助于减轻肿胀。
- 神经血管评估。评估频率需要 4 次 / 时，过渡至 2 次 / 时，然后 1 次 /2 时。如有神经血管变化需及时通知医师。
- 敷料。观察敷料的渗出情况，如渗出过多及时通知医师。在手外科手术中，少量渗出是正常现象。
- 功能锻炼。麻醉恢复后，立即指导患者患肢和健肢的锻炼方法，并在出院时给予患者书面的功能锻炼宣教材料。
- 出院后敷料。出院时需指导患者保持敷料清洁干燥、何时需要更换敷料。
- 固定。部分手术后需要患者暂时佩戴夹板或支具固定患肢。
- 出院。评估患者在家中仅用一只手进行日常活动的能力，特别是老年人或独居者。

十三、关节融合术和截骨术

（一）关节融合术

关节融合术是指将一个关节融合固定，可用于治疗重度关节炎末期，关节受损严重或变形严重，但不适宜行关节置换术者。

关节融合术最常见的部位是足部、踝关节、手部小关节和腕关节。由于关节活动受限，踝关节以外的大关节行关节融合术后患者的生活质量一般较差，因此患者对该术式的耐受性往往较差。慢性骨髓炎和关节置换术后感染等是大关节行关节融合术的主要原因，而 OA 是除大关节以外多数关节行关节融合术的主要指征。手足部由于行关节置换的成功率较低且假体寿命有限，因此关节融合术往往是较常用的手术方式[1]。

手术需要去除所有残余软骨并打磨骨面使其光滑直至表面血液渗出，有时需要植骨，通过内部或外部固定使关节稳定。关节融合术后如患肢无外固定保护，一般 6～12 周患肢不负重。骨端不愈合是关节融合术的严重并发症，可高达 20%，一旦发生需手术治疗。

关节融合术后效果一般较理想，由于术后融合关节相邻的其他关节运动范围增加（因此有较快发生关节炎的风险，特别是后足部位），且术后患者疼痛消失，虽然融合关节活动角度消失，患肢仍能保持足够多的运动功能。

（二）截骨术

截骨术是指通过外科手术将骨断开。以下原因可行截骨术：①畸形愈合由于疼痛、外观畸形或下肢功能异常，可能需要手术矫正；②发育性和退行性疾病导致畸形，需要矫正以提高生活质量；③骨关节炎关节病变，尤其是膝关节（关节炎多见于内侧）可以通过将重量重新分配到磨损程度较轻的部位来改善关节功能，随着单髁膝关节置换假体的不断发展，此类手术在发达国家的开展逐渐减少。

截骨术是通过手术切割骨骼来进行的，一般使用骨刀来进行手术，以避免电锯对骨骼造成热损伤。通过截取楔形骨块来矫正畸形。可以用内固定或外固定将骨加压固定一期矫正畸形，也可以分期进行，最常用的方法为 Ilizarov 外固定架（图 9-7）。在身材矮小或四肢长度不均的情况下，该技术也可用于骨延长。与融合手术相同，截骨术的愈合也需要 2～3 个月。

截骨手术和融合手术的手术伤口愈合情况通常不理想，一般与解剖位置、既往史（年龄、糖尿病、外周血管疾病）、畸形、关节炎的病因（如创伤病史）有关。因此，需严密做好伤口护理，抬高患肢以减轻肿胀，改善营养状况，以减少影响伤口愈合的危险因素。需特别关注外固定架针道的位置，并对患者进行针道护理和肢体护理的健康宣教（见第 9 章中"针道护理"）。

因 OA 或其他因素行关节融合术或截骨术的患者术后通常行动不便，因此护士和康复师需教会患者能够安全、独立使用助行器，尤其是当患者患肢完全不负重时。

参考文献

[1] Beldner S, Polatsch D (2016). Arthrodesis of the metacarpophalangeal and interphalangeal joints of the hand: current concepts. J Am Acad Orthop Surg 24:290-7.

十四、脊柱外科手术

以下几种脊柱疾病当保守措施不能缓解症状时可行手术治疗。

- 脊椎峡部裂（见第 6 章中"脊椎滑脱"）。
- 脊椎滑脱（见第 6 章中"脊椎滑脱"）。
- 椎管狭窄症。
- 椎间盘突出 / 膨出（见第 6 章中"椎间盘突出"）。
- 脊柱畸形（见第 6 章中"脊柱畸形"）。

下文将介绍脊柱手术后的护理原则并简要介绍具体措施，包括以下几个方面。

- 椎管减压术。
- 脊柱融合术。
- 椎间盘减压术。

（一）椎管减压术

该手术的目的是去除压迫神经或血管的椎间盘和（或）骨畸形（如骨赘）。手术较为复杂，外科医师需行以下手术以确保脊神经有足够的空间。包括以下几个方面。

- 椎间盘切除术。切除导致压迫的椎间盘突出。
- 椎板切除术。打开空间以减轻压迫。

（二）脊柱融合术

行该手术可稳定脊柱并恢复对线，以改善疼痛和相关功能障碍为目的。据统计，术后 60% 的患者疼痛得以缓解，48% 的患者功能得到改善，89% 的患者对手术效果满意[1]。手术可松解受牵拉或压迫的脊神经，包括去除突出的椎间盘并通过自体骨或同种异体骨移植进行脊柱骨连接的填充。脊柱融合包括 3 种方式，前路、后路或外侧入路。所采取的方法取决于脊柱的病变部位。术后需查看手术记录以了解患者的术式、何处取骨移植，检查取骨处伤口有无出血。手术后患者可能需要佩戴支具以限制脊柱活动，直至脊柱关节完全融合。

（三）椎间盘减压术

大多数椎间盘突出症可采取保守治疗（见第 6 章中"椎间盘突出"）。然而，中央型椎间盘突出表现为神经功能障碍（统称为马尾综合征），包括以下几个方面。

- 双下肢无力或感觉丧失。
- 膀胱或肠道括约肌功能障碍。
- 肛周感觉丧失。

以上情况需紧急处理，包括行 MRI 和及时减压手术，以避免对脊神经造成永久性损伤。

此外，当慢性椎间盘突出症的保守治疗无法缓解腿部疼痛等症状时，则需要手术治疗。具体手术方法包括以下几个方面。

- 经皮髓核摘除术。在 X 线辅助下，穿刺针探入椎间盘进行减压。由于该术式创伤较小，因此患者可以早期下地。
- 椎间盘切除术。椎间盘全部或部分切除。同样，患者可早期下地。
- 椎间盘切除椎间融合术。如果椎间盘摘除后脊柱不稳定，则采用该术式。此手术恢复时间较长，患者术后常需佩戴支具或矫正器。

（四）脊柱术后护理原则

- 仔细观察可能出现的神经系统并发症，如感觉及下肢功能异常或丧失，肛门、膀胱括约肌麻痹。

- 由于患者在手术过程俯卧位时间较长，观察有无胸部感染的症状。
- 观察脊柱伤口和取骨部位伤口有无出血、血肿或感染。
- 指导患者活动，术后早期患者通常卧床，不能久坐或久站。患者一般需佩戴支具至手术部位稳定。
- 给予有效的镇痛措施，早期活动以预防深静脉血栓和压力性损伤等并发症的发生。
- 指导患者如何从卧位到站立：先移动身体至床旁，将腿放在床边，手部支撑坐起后过渡到站立。

由于以下问题，脊柱手术后失败率和患者不满意率较高。

- 减压不彻底。
- 融合失败。
- 椎间盘突出症复发。
- 内植物松动。

这些情况可能需要行翻修手术。术前需向患者讲解关于脊柱手术与保守相比，存在的益处 / 缺点 / 并发症。慢性腰背部功能障碍患者由于病情所致，往往伴有抑郁、焦虑情绪，对手术效果有不切实际的期望，因此，给予患者心理支持至关重要。

参考文献

[1] NICE (2017). Lateral interbody fusion in the lumbar spine for low back pain. Interventional procedures guidance [IPG574]. https://www.nice.org.uk/guidance/ipg574

拓展阅读

[1] Butler-Maher A (2016). Neurological assessment. *Int J Trauma Orthop Nurs* 22:44-53.
[2] Damsgaard J, Jørgensen L, Norlyk A, et al. (2017). Spinal fusion: from relief to insecurity. *Int J Trauma Orthop Nurs* 24:31-9.

十五、选择性截肢术

在骨科，肢体截肢术通常有以下 3 种原因。

- 交通伤导致的创伤性截肢术（见第 8 章中"挤压伤和创伤性截肢"）。
- 严重肢体血管损伤的手术截肢（见第 8 章中"挤压伤和创伤性截肢"）。
- 由其他原因引起的，经患者、家属和医疗团队讨论后决定的选择性截肢术。

选择性截肢术是本节的重点。患者决定行此类会引起生活方式改变的手术常有若干原因，其中最主要的原因是肢体原因导致无法缓解的慢性疼痛（通常为足部或腿部的关节）。其他原因可见于严重的畸形或神经功能缺损，如臂丛损伤后手臂无力、功能丧失（见第 10 章中"臂丛损伤"），截肢后疼痛症状一般会有所改善。由于恶性骨肿瘤行选择性截肢术较为少见（见第 6 章中"软组织肿瘤"）。选择性下肢截肢术最常见的原因包括血管疾病、糖尿病足溃疡、慢性不愈合或复发性腿部溃疡。

（一）术前准备和护理

肢体截肢术是彻底改变患者生活方式的手术。在入院接受手术前，患者可能经过了长时间的思考才决定行该手术。患者可能经历数年的痛苦和不适才决定截肢。选择性截肢的好处是患者和家属可以在生理和心理上充分准备。患者还须意识到术后可能出现的"幻肢痛"。

术前患者准备非常重要。虽然患者、家属和医师已详细讨论过手术方式，但仍必须在手术前的几天和几小时内再次考虑是否同意手术。医师术前需认真思考关于截肢水平面，以及肢体残端能否与义肢良好吻合问题。患者在术前与医师和其他截肢患者充分沟通有助于患者的治疗与康复。

手术前体重超重的患者可减轻体重并锻炼身体有助于术后康复。下肢截肢术后，患者需使用拐杖和轮椅，因此需要良好的上身和手臂力量。

因此患者在术前进行该部位的锻炼有助于术后康复。

（二）心理与身体形象支持

心理支持应从术前开始。告知患者由于手术引起的残肢肿胀和炎症需要逐渐恢复后才能承受义肢的重量，因此在手术后数周或数月内不会安装或使用义肢。对于患肢长期慢性严重疼痛的患者，选择性截肢术可以改善肢体功能并减轻疼痛，是一种积极的治疗方式。但多年来一直努力为患者治疗慢性伤口的医师可能会认为截肢术是治疗失败的选择，这种观点不应传递给患者及家属。患者需要做好身体形象改变的心理准备，指导患者可在术前和术后前往心理科就诊。

（三）术后护理

除骨科术后常规护理外，伤口护理是截肢术后护理的重点。术后 48h 伤口内放置引流管以预防截肢部位血肿形成。应每天定时检查肢体残端和伤口是否有感染症状。提供有利于伤口愈合的条件，如良好的术前和术后营养支持。

医师需通过仔细包扎残端并使用绷带加压，以确保断端与义肢良好贴合。手术伤口愈合后需保持局部创面湿润并加以按摩，以防止瘢痕组织形成影响肢体残端与义肢的贴合性。

（四）康复

康复的重点包括循序渐进地功能锻炼和适应患者生活环境（特别是涉及下肢）的康复。

幻肢痛表现为患者持续感觉到已截肢肢体存在感觉，可以表现为剧烈疼痛。这种疼痛通常被认为是神经源性，各种慢性疼痛管理方法可能会有助于减轻疼痛。

世界各地都有关于截肢患者的地方性和全国性支持小组，其中许多小组可以在线沟通，也可以通过电话和面对面沟通。在患者截肢后的前几个月，鼓励患者与其他已适应截肢术后日常生活的患者进行沟通交流，这对患者非常有益。

拓展阅读

[1] Liu F, Williams RM, Liu H-E, et al. (2010). The lived experience of persons with lower extremity amputation. *J Clin Nurs* 19: 2152-61.

肌肉骨骼创伤护理
Musculoskeletal trauma care

Rebecca Jester　Julie Santy-Tomlinson　Jean Rogers　著

孔祥燕　陈慧娟　李冰冰　译

许蕊凤　金姬延　梅雅男　祝腾蛟　陈亚萍　张　燕　佟冰渡　李高洋　校

吴新宝　鲁雪梅　孙　旭　曹　晶　胡雁真　夏京花　审

第 8 章

一、创伤的性质

创伤与伤害是同义词，通常与某些事件或攻击对人体造成的伤害有关，可以对生理、心理，以及社会产生影响。创伤通常突然发生，没有任何征兆，可导致与休克和其他并发症相关的长期残疾，甚至死亡。创伤每年在全世界造成 500 万人死亡，是年轻人和老年人死亡的主要原因，也是残疾的主要原因[1]。

（一）发生原因

病因学是一门研究疾病发病原因、发病机制或发病条件的科学。潜在病因可能对护理需求和管理决策产生重大影响，因此在护理创伤患者时，了解创伤背景非常重要。

创伤的原因可以简单，也可以复杂，但在很大程度上是本可以预防的意外事件（见第 8 章中"预防意外事件"）。患者及家属没有机会和时间进行入院前或术前准备是创伤性损伤突发性和不可预测性的显著特点，这使得护理过程更具挑战性。

创伤性损伤通常由 3 种损伤机制中的一种或多种引起。

- 身体或身体的一部分在运动，并与另一个更硬的物体碰撞。

- 运动中的物体与身体或身体的一部分发生碰撞（如爆炸产生的爆炸物质）。

- 身体内的器官（如大脑或腹部器官）与容纳它们的骨质腔隙（如颅骨或胸部）碰撞。

创伤性损伤造成的伤害取决于意外事件的性质、严重程度、移动速度，以及所造成的影响。移动速度越快，撞击越猛烈，伤害可能越严重。许多事件可导致创伤性损伤，大致可分为以下几类。

- 个人意外事件和家庭意外事件。

- 屋内外摔倒、绊倒、滑倒。

- 药物和酒精造成的伤害。

- 机动车与行人碰撞 / 意外事件。

- 自残和自杀企图（指可能不以自杀为目的的自我伤害或过量用药）。

- 他人故意伤害 / 暴力行为（如枪击、刺伤、殴打）。

- 工业意外事件。

- 恐怖袭击。

- 战争与冲突。

- 自然灾害，如地震和洪水。

（二）发生率

创伤是所有群体死亡和残疾的主要原因。每

次死亡，可能伴有数千人受到非致命伤害，可导致永久性残疾。伤害的发生率根据社会风险，以及个人和团体所承担的活动和风险而不同。创伤的模式因年龄组而异，创伤是儿童和青年人死亡与残疾的最常见原因。由于身体的脆弱性及在车辆中缺乏保护，儿童、行人、骑自行车的人和老年人最容易在机动车意外事件中受伤。在社会活动中，机动车意外事件仍然是造成伤害的重要原因之一。由于安全带和儿童约束装置使用的法律约束、车辆制造的改进，以及对道路安全措施的响应，机动车司机和乘客受伤的模式已经改变。

（三）影响

创伤对个人及其家庭的影响可能是深远的，其影响远远超出那些可能被认为是身体上的影响。创伤会影响患者生活的方方面面。这种影响可能受到以下几个因素的影响。

- 年龄、一般健康状况，以及损伤的严重程度。
- 应对策略，患者自身可以采用的策略。
- 患者的社会支持，包括与其一起生活的人、家人，以及当地保健和社会服务机构。
- 社会环境，患者的家庭、经济和就业环境对康复有重要影响。

创伤事件不仅对受伤者产生影响，对创伤事件的目击者和受伤者的照护者同样会产生影响。高质量的创伤服务必须包括对所有受到创伤影响的个体提供支持。

参考文献

[1] World Health Organization (WHO) (2014). *Injuries and Violence: The Facts*. Geneva: WHO. ✎ https://www.who.int/violence_injury_prevention/key_facts/en/

拓展阅读

[1] Bowden G, McNally M, Thomas S, et al. (2010). *Oxford Handbook of Orthopaedics and Trauma*. Oxford: Oxford University Press.

二、创伤的生理反应

组织反应

由于对组织和重要器官的损伤，创伤可能会危及生命。医务人员必须了解受伤后复杂的生理反应过程，为伤者提供治疗信息，防止病情恶化和死亡，并促进康复。密切观察生命体征是识别创伤危及生命征兆并采取紧急救治的关键。

创伤后受损的组织可能包括骨骼、软组织（肌肉、肌腱、韧带和皮肤）、结构脆弱的重要器官，如肺、大脑和肠道系统，以及构成大脑、脊髓和神经的神经组织。每种类型的组织对创伤的反应形式不同，但对损伤有共同的反应，即影响体内的稳态机制，涉及交感神经、心血管系统，以及内分泌功能。这种反应可以包括以下内容。

- 毛细血管和其他大血管的损伤导致失血。擦伤和撞伤损伤表层和内部组织，在严重创伤中，内部组织可能与骨骼碰撞导致损伤。血管受损的部位和大小将影响失血量，以及凝血机制作用。

- 血管和组织损伤造成的失血可能会导致休克。循环血量减少导致心排血量减少，对重要组织和器官的血液供应减少。同时组织缺氧，代谢物堆积，低循环压力意味着代谢产物无法到达排泄器官被排出。休克的症状包括皮肤苍白、心动过速、低血压、呼吸频率加快、呼吸深度变浅、恶心和定向障碍。休克和出血时，外周血液将开始停止供应，从而将循环血量供应转移到重要器官，如心脏、肺和大脑。休克和出血紧急治疗的主要目的是恢复循环血量，通常通过静脉输液或输注血制品来实现。

- 受伤后，为减少失血和血肿形成，凝血机制启动。在严重创伤和多发伤中，对凝血机制的过度需求可导致高凝状态（过度凝血），血栓形成和大出血的风险增加。

- 损伤部位或周围组织会对损伤表现出炎症反应（由血管和细胞反应介导）。炎症反应早期可促进组织修复、预防感染，但也会对生理功能造成额外的压力。
- 损伤严重时，对组织、器官及其功能的额外需求，身体会承受高度的应激。这种反应是激素和代谢活动的结果，反应极端时可导致器官衰竭，使个人面临死亡的风险。
- 所有对损伤的反应都会增加对能量的需求，而储存在体内的能量（如脂肪）会很快被消耗掉，能量需要从肌肉中获取，导致肌萎缩。

许多因素会影响上述创伤反应，包括以下几个方面。

- 患者的年龄。
- 患者的一般健康状况和并发症。
- 患者既往营养状况。
- 损伤的严重程度。

在创伤后的几小时和几天内，纠正损伤造成的生理反应比处理肌肉骨骼损伤更重要。医务人员的核心工作是不断监测和记录生命体征（框 8-1），并对任何异常情况进行处理并记录。

框 8-1 创伤后的一般观察

- 血压，低血压和高血压都很重要
- 脉搏，心动过速
- 呼吸频率和深度，频率增加或呼吸浅
- 皮肤颜色和状况，苍白、发绀、出汗、皮疹的迹象
- 尿量 / 液体平衡，输出量不足表明脱水和（或）肾脏并发症
- 恶心和呕吐，表明肠道运动减弱
- 头痛，表明中枢神经系统受到刺激
- 精神状态，尤其是意识模糊、定向障碍和烦躁表明可能缺氧

拓展阅读

[1] Heaney F, Santy-Tomlinson J (2014). The principles of trauma care. In: Clarke S, Santy-Tomlinson J (eds) *Orthopaedic and Trauma Nursing: An Evidence-Based Approach to Musculoskeletal Care*, pp. 200-20. Oxford: Wiley-Blackwell.

三、创伤的心理反应

个体在创伤之后，对所发生的事情感到焦虑和压力都是正常的。个体的反应方式会因个体的应对策略和支持机制（来自家庭、朋友和医疗专业人员的内部和外部支持机制），以及性格特征而不同。创伤的应激反应通常分阶段表现，最初，个体可能会感到麻木和眩晕；然后无法承认和接受他们经历过的创伤，进入否定阶段。随着时间的推移，个体的感情会发展成以下一种或多种。

- 害怕，同样的事情会再次发生，或者他们可能会情绪失控而崩溃。
- 无助，发生了非常糟糕的事情，他们无能为力；他们感到无助、脆弱和不知所措。
- 愤怒，对发生的事情，以及造成创伤事件的责任人。
- 内疚，当别人遭受痛苦或死亡时，他们却幸存下来；自己可能觉得本可以做些什么来防止这种情况的发生。
- 悲伤，特别是如果有人受伤或死亡，尤其是受伤或死亡者为他们认识的人。
- 羞愧或尴尬，他们有无法控制的强烈情感，尤其是当他们需要别人支持时。
- 放松，危险已经过去。
- 充满希望，他们的生活将恢复正常。创伤过后不久，人们就会开始对事情感到更加积极[1]。

（一）创伤后患者的支持

在专业医护人员的帮助和支持下，大多数患者能够化解创伤后的压力感。心理支持的原则包括以下几个方面。

- 有尊严、友善、尊重地对待患者。
- 提供可用的支持服务信息。
- 与患者及其家属坦诚交流。

- 倾听患者的焦虑和担忧。
- 让患者积极参与自己的护理中，并让家人和朋友参与进来。
- 在正确的时间以恰当的形式提供信息。

（见第 4 章中"沟通"）

（二）创伤后应激障碍

创伤后应激障碍（post-traumatic stress disorder, PTSD）在创伤事件发生后几天到 6 个月或更长时间内的任何时候均可表现出来。袭击、战斗或道路交通碰撞 / 意外事件中遭受创伤的人群中尤其普遍。PTSD 被正式归类为精神疾病，其症状和体征包括以下几个方面。

- 噩梦和重现。
- 睡眠障碍。
- 无法集中注意力。
- 退出社交生活。

即使在创伤事件发生多年后，PTSD 也可以通过咨询和心理疗法（如认知行为疗法）得到成功治疗。护士需要与患者及其家属讨论 PTSD 发生的可能性，并告知他们可以从哪里寻求支持和帮助。

参考文献

[1] Royal College of Psychiatrists (2016). Coping after a traumatic event. ✆ https://www.rcpsych. ac.uk/healthadvice/problemsanddisorders/copingafteratraumaticevent.aspx

四、创伤救治原则

创伤护理

创伤后为个人提供的有效救治取决于良好的组织和协调的服务，包括院前、医院和社区层级的服务。需要提供创伤护理的环境包括以下几个方面。

- 现场。
- 送往医院或紧急护理机构途中。
- 医院急诊。

- 正式或非正式康复机构。
- 社区 / 患者家中。

在连续的创伤救治中，基于团队的救治方法必不可少，以确保患者在恢复和康复期间全程得到适当且专业的救治[1]。由于无法控制或预测创伤患者何时到来，创伤医务人员在工作中对突发事件的快速反应能力至关重要。

参与或提供创伤救治的人员包括以下几个方面。

- 自我照护的患者。
- 家庭成员和其他非正式的护理人员。
- 院前救治专业人员。
- 各专业医务人员，包括急诊科、骨科、重症监护病房、普通外科、神经外科、整形外科和血管外科。
- 治疗服务，包括物理治疗、职业疗法、营养学、药剂学和临床心理学。

创伤管理团队应接受清晰明确的培训，在组织良好的救治系统中发挥特定的作用，确保最有效和最新的创伤救治策略在各个层面以循证方式实施，包括以下几个方面。

- 可能导致伤害意外事件的预防。
- 现场意外事件和相关伤害的处理。
- 创伤后几天或几周内的急性处理。
- 创伤后的长期康复及其社会和心理结局。
- 健康促进和未来伤害的二级预防。

全球创伤管理的质量和有效性各不相同。在发达国家，医疗救治系统资源丰富，这对创伤后个人生存、预防长期并发症和残疾有非常大的帮助。这种设施在资源贫乏国家的农村地区最为稀缺。另外创伤救治中心离创伤事件发生地的距离，以及从现场到医院的转运方式也可能是干预措施取得成功的重要因素。

创伤管理包括以下 5 个阶段[1]。

- 复苏，创伤事件发生后第 1h 内采取挽救生命的措施。第一阶段的重要性在高级创伤生命支持（advanced trauma life support,

ATLS®）中有详细的讨论（见本章中"高级创伤生命支持"）。

- 稳定，进一步评估损伤的影响，确定长期管理计划。
- 支持，为身体和情感提供必要的支持和帮助，使个人从他们的伤害中恢复。
- 康复，帮助伤者实现一定程度的康复，使他们能够重新回归生活。
- 整合，使个体能够适应由创伤而改变的生活，并获得尽可能高的生活满意度。

20 世纪，为了应对社会变化，并从战争、灾难和其他重大事件中吸取教训，创伤救治系统快速发展。在许多地方，已经建立了专业的创伤中心，拥有大量处理创伤的专业团队。创伤的救治不仅包括身体创伤，还包括潜在的身体残疾。受伤的人会经历超出"正常"体验范围的事件。这可能会导致心理和社会影响。创伤护理的康复阶段通常困难且漫长，从创伤事件发生现场开始，即需要专业技术人员持续的支持和帮助。

本章所关注的骨科（或肌肉骨骼）创伤仅为复杂创伤模式的一部分。创伤团队需综合考虑创伤的性质和来源、后果及对身体和心理的影响，对患者进行整体治疗，提供专业的骨科创伤救治。

参考文献

[1] Langstaff D, Christie J (2000). *Trauma Care: A Team Approach*. Oxford: Butterworth Heinemann.

五、预防意外事件

医务人员必须就意外事件预防向公众提供清楚易懂的建议。意外伤害发生后，患者及其家属更容易接受意外事件预防信息。意外事件会夺去患者的生命（每年有成千上万的人死于意外伤害），造成相当大的痛苦（每年有数百万的非致命意外事件）、大量的缺勤、生产过程中断和成本增加。意外事件通常是可以预防的。

影响意外事件发生的因素如下。

- 人类行为，人们对风险和安全的态度。
- 社会剥夺，健康状况不佳或无家可归的人意外事件发生率更高。
- 环境风险，资产或设备维修不善。
- 心理健康，抑郁和压力导致意外事件发生的风险增加。
- 性别和年龄，19—24 岁的男性更有可能从事冒险行为，因此意外事件发生率较女性高。儿童和老年人由于虚弱和决策能力有限，也更容易发生意外事件。
- 毒品和酒精，高达 30% 的意外事件与非法物质和酒精的影响有关。

儿童和老人是最容易发生意外事件的人群。

（一）儿童

大多数儿童在家中受伤的原因为摔倒，需要进行彻底的评估并仔细询问，以识别潜在的社会问题和非意外伤害[1]。在家庭之外，道路交通意外事件是造成更严重伤害甚至死亡的主要原因。给予家庭的建议包括以下几个方面。

- 像孩子一样，趴在地上以孩子的视角来环顾房子。
- 电源插座使用保护盖。
- 家用清洗液和其他液体等上锁保管。
- 使用楼梯门、窗户和消防设备。
- 安装烟雾报警器。
- 安装符合安全规定的安全座椅。
- 避免独自洗浴。

（二）老年人

老年人最常见的意外事件类型是滑倒、摔倒和绊倒。跌倒后的相关损伤可导致患者生活质量的长期下降，并增加对他人的依赖。仔细评估跌倒的潜在原因和风险因素以防再次跌倒。药物治疗评估是否存在多重用药问题。下面一些简单的建议可能会有帮助。

- 缓慢离开椅子或床。

- 确保地毯平整，防止绊倒。
- 不要急着去开门或接电话。
- 定期检查视力。
- 确保晚上光线充足。
- 穿着合脚、结实的鞋子。
- 保持步行区域、楼梯、走廊、大厅和楼梯平台整洁（见本章中"跌倒"）。

对于受伤的患者，需要为其提供护理人员或当地和国家服务机构的联系方式，以获得如下帮助和支持。

- 医疗执业者，全科医师和老年医学专家识别和管理老年人摔倒的原因。
- 社会工作者，为无家可归和住所不合适者提供住宿和住所改造，为短期内有需要的人寻找临时住所。他们也会对已有的支持服务提出建议。
- 物理治疗师，为个人和团体活动提供建议，帮助其保持力量和灵活性，并指导穿着正确的鞋类和选择合适的辅助工具。
- 药剂师，提供药物治疗评估和调整建议。
- 职业疗法，确保患者处于最合适的环境，推荐有助于保持独立性的设备和改装方案。
- 营养学家，提供避免营养不良的建议，防止摔倒风险的增加。

（三）工作场所的意外事件

工作场所的意外事件是成年人受伤的常见原因。根据法律规定，雇主必须采取一切必要措施，通过风险评估、风险管理和监测，确保工人的健康和安全。所有通过风险评估识别出的障碍都应加以处理。根据具体情况，患者可能会在意外事件发生后寻求法律援助。

参考文献

[1] Clarke S, Liggett L (2014). Key issues in caring for the child and young person with an orthopaedic or musculoskeletal trauma condition. In: Clarke S, Santy-Tomlinson J (eds) *Orthopaedic and Trauma Nursing*, pp. 279-89. Oxford: Wiley-Blackwell.

六、跌倒

跌倒是老年人意外死亡的主要原因，可导致严重创伤，如髋部骨折和头部受伤。医疗卫生和社会保健机构应制订计划，以跨学科的方式开展工作，以减少跌倒和相关伤害的发生。骨科医务人员每天都与因跌倒而受伤或有多种潜在医学、社会和心理因素的跌倒高风险患者打交道。跌倒的风险无法完全消除，但可以通过评估风险因素和实施预防策略来降低跌倒的风险。

（一）危险因素

危险因素（表 8-1）可以分为内部因素（患者自身）和外部因素（环境）。

（二）风险评估工具

考虑到内在和外在因素，对每位老年人进行全面的跌倒风险评估是至关重要的。跌倒风险评估工具可以帮助医务人员确定跌倒风险。

- 老年人跌倒风险评估量表（fall risk assessment scale for the elderly，FRASE）。
- 托马斯风险评估工具（St Thomas's risk assessment tool in falling elderly inpatients，STRATIFY）。
- 医疗组织自主研发的风险评估工具。

部分跌倒风险评估工具侧重于评估内部风险

表 8-1　内部和外部的危险因素

内部因素	外部因素
体位性低血压	鞋子不合脚
平衡和（或）步态改变	环境不熟悉
药物 / 多重用药	光线不足
尿急 / 尿频	地板松动 / 不平整
意识障碍 / 认知障碍	助行器不恰当
肌力下降或肌少症	医患比或护患比
感觉障碍	工作人员识别跌倒风险的经验
既往跌倒史	辅助设备缺少或故障

因素，外部因素评估不充分。部分工具缺乏预测灵敏度，没有经过充分的测试以确保其有效性和可靠性。跌倒后进行分析。例如，患者跌倒时在做什么、跌倒地点，以及与服药时间的关系等，可以为风险因素分析提供有价值的信息。

（三）预防和管理策略

患者、家属和多学科团队成员通力合作，基于内部和外部跌倒危险因素充分评估基础之上，制订跌倒预防计划。跌倒预防关键的策略包括：①环境；②锻炼；③视力；④药物治疗评估；⑤鞋和足部护理；⑥跌倒防范意识。

干预措施包括以下几个方面。

• 支撑栏杆位置合理，提供充足的照明，清除可能导致跌倒的障碍物。

• 床 / 座位靠近厕所。

• 使用清晰的标志和颜色编码来定位浴室等陌生的环境。

• 准确评估所需辅助工具的类型，并根据患者身高进行调整。

• 药物管理，包括定期评估药物的有效性、安全性，减少不必要的药物。

跌倒的患者应转到跌倒专科服务机构，以便进行全面的评估和调查，并制订预防措施。恐惧和焦虑严重影响独立性、灵活性和生活质量，因此对跌倒或跌倒恐惧的个体提供心理支持也很重要。专业医务人员可以教会患者如何在跌倒后安全站起来，并提供寻求帮助、个人呼救器和在家跌倒时防止体温过低的相关宣教。所有跌倒相关的事件必须准确地记录在护理记录和机构的不良事件报告系统中。

拓展阅读

[1] NICE (2013). Falls in older people: assessing risk and prevention. Clinical guideline [CG161]. https://www.nice.org.uk/guidance/CG161

[2] Santy-Tomlinson J, Speerin R, Hertz K, et al. (2018). Falls and secondary fracture prevention. In: Hertz K, Santy-Tomlinson J (eds) *Fragility Fracture Nursing*, pp. 27-40. Cham: Springer. https://www.springer.com/gp/book/9783319766805

七、高级创伤生命支持

ATLS® 是一种安全、可靠、标准化的方法，可在现场和急诊科对创伤患者进行即时评估和管理。该系统于 20 世纪 70 年代由美国开发，旨在优先治疗危及患者生命的损伤，以便在有限的时间内进行关键部位的紧急干预，作为创伤患者初始评估和治疗的救治标准，现在已被广泛接受。这个过程应由一位创伤组长指挥的多学科创伤团队来进行。

（一）初次评估

初次评估旨在快速识别危及生命的问题。这个过程采取 A、B、C、D、E 的方式来评估和治疗患者，确保首先治疗最危及生命的原因。

A：气道维持（airway maintenance）。

B：呼吸（breathing）。

C：循环（circulation）。

D：残疾或神经功能评估（disability/neurological evaluation）。

E：暴露（exposure）。

1. 气道　快速评估气道梗阻征象。昏迷的患者往往有气道梗阻，需要立即关注。多数情况下，开放、检查和维持气道通畅可以识别并解除气道梗阻，同时给予 100% 的纯氧吸入。

2. 呼吸　至少观察 10s 呼吸频率和深度，以确定是否存在呼吸窘迫，并迅速查找病因及时治疗。在多发伤患者中，呼吸窘迫通常是由胸部损伤引起（见本章中"胸部创伤"）。氧合水平评估可用脉搏血氧饱和度监测，血氧饱和度（oxygen saturation，SaO_2）的正常范围为 95%～100%。

3. 循环　大多数情况下，出血造成的低血容量是创伤后死亡的原因。除了脉搏和血压外，还应观察皮肤颜色以评估是否存在循环不足的征象，包括面色苍白、湿冷、发绀和毛细血管充盈反应情况。应留置静脉通路方便补充液体。

4.残疾或神经功能评估　以神经系统评估为重点，确定和记录意识水平，首先快速评估警觉性（alert）、声音反应（voice）、疼痛反应（pain）和意识丧失（unconscious），简称 A-V-P-U。并将其与后面的评估进行比较，以确定病情是否恶化和采取紧急救治的必要性。

5.暴露　为了方便对身体进行从头到脚的全面检查，需要脱掉全部的衣服。这个过程必须迅速完成，确保患者尽快覆盖衣物或毯子，以保持温暖防止热量散失，并注意保护患者的隐私和尊严。

（二）二次评估

初次评估完成后，复苏措施已经实施且生命体征稳定后，可以进行二次评估。在严重创伤的患者中，这个步骤可能需要几个小时。二次评估包括受伤史在内的全面评估。此阶段应重新评估所有生命体征，包括格拉斯哥昏迷评分（GCS）（见本章中"头部损伤"）。在这个时期，可以进行 X 线检查。

留置导尿管和鼻胃管，以便密切监测液体的入量和出量。尿量减少是病情恶化的重要标志。

二次评估期间，患者的病情可能突然恶化，必须使用早期预警工具进行持续监测。如果出现恶化，应再次进行初次评估。

一旦患者病情稳定，必须立即完成所有的医疗和护理记录。

对重大疾病的传统应对方式一直是"反应性的"。然而创伤后生理异常非常普遍，因此规律的监测是必要的，以发现病情恶化。目前普遍使用早期预警评分（EWS）系统。如果持续使用 EWS 系统，可以帮助识别早期恶化征象，并预防严重的疾病甚至死亡（见本章中"早期预警评分"）。

八、多发伤

多发伤（又称多发性损伤）是指骨骼和其他组织器官受到严重的物理创伤，在身体不同部位同时发生的严重损伤。骨折可能不止一处，也可能涉及其他解剖结构。复杂损伤模式的存在表明严重的创伤事件，因此，严重的组织损伤对生理功能造成严重损害，极度的炎症和免疫抑制反应，以及潜在的凝血障碍（凝血异常），可使患者面临死亡的风险。因此，这种情况需要由一个高度熟练的医疗团队提供"全面救治"，从受伤即刻直到实现稳定的恢复。

多发伤包括以下几个方面。

- 头、面和（或）颈部。
- 胸部、躯干和（或）腹部。
- 四肢的骨骼和（或）软组织。
- 大血管和神经。
- 有严重伤口的大面积皮肤。

多发伤的患者应在医院接受及时和持续的专科创伤服务，包括创伤监护设施。重大创伤对生理功能的严重影响使患者在受伤后的前几天有发生危及生命的并发症风险。那些遭受严重多发伤的患者经常需要重症监护，并使用机械通气和循环支持进行监测。

（一）救治优先级和"损伤控制"

严重创伤患者初始治疗的重点是危及生命的心血管系统（尤其是出血控制，因为这是受伤后最初几个小时内大多数创伤死亡的原因）、呼吸和神经系统，但骨折早期固定对恢复也至关重要。骨折需要立即进行临时固定，并实施手术，以防止其对其他组织和器官的进一步损伤，导致患者情况恶化。对遭受严重创伤的患者进行大手术会对其生理功能造成额外的压力，患者可能因多器官功能衰竭（multiple organ failure，MOF）或成人型呼吸窘迫综合征（adult respiratory distress syndrome，ARDS）导致病情恶化、死亡。

损伤控制性手术包括长骨骨折的暂时固定，通常使用外固定装置或不扩髓内固定，并清除失活组织。清创术与手术一起进行，以修复危及生命的器官、血管结构和软组织损伤。

患者的生理状况一旦稳定下来，就可以采用确定性骨科手术来治疗骨骼损伤。长骨和骨盆骨折的早期固定有利于早期活动，避免制动引起的并发症，增加生存率。患者的严重创伤通常导致身体状况恶化，在受伤后的前几天出现呼吸系统问题，不稳定的长骨骨折会加剧这种恶化，因此建议在受伤后的 24h 内暂时固定骨折。

（二）进一步救治

受伤初期，多发伤患者应在重症监护病房或高度依赖环境中进行治疗，由具有专业技能的工作人员根据患者的生理状态，提供持续的心血管、呼吸监测和支持。例如，机械通气和循环支持。患者的生理状况一旦稳定，即可转到普通骨科病房。

转到普通骨科病房后，继续密切监测患者的生命体征是至关重要的，以便发现脂肪栓塞、骨筋膜室综合征和静脉血栓栓塞（见第 5 章中"静脉血栓栓塞"）等后期并发症。由于损伤程度严重，多发伤患者有发生浅表和深部感染的重大风险，应密切观察其是否有感染迹象。EWS 系统有助于工作人员识别生理恶化的患者（见本章中"早期预警评分"）。

由于患者和家属已经习惯了重症监护环境中医护人员的持续存在并提供帮助，当从重症监护病房转到护理人员明显较少的病房时，患者和家属可能会感到焦虑，将需要更多的心理支持。

拓展阅读

[1] White TO, Mackenzie SP, Gray AJ (2015). *McRae's Orthopaedic Trauma and Emergency Fracture Management*, 3rd edn. Edinburgh: Elsevier.

九、头部损伤

头部任何损伤都可能导致颅脑的损伤。在英国，每年因头部损伤于急诊就诊的患者至少有

100 万，50% 的创伤性死亡与头部损伤有关。头部损伤常见的原因包括道路交通碰撞、家庭和职业意外事件、摔倒、袭击、自行车意外事件和非意外伤害。

（一）头部损伤的类型

头部损伤包括颅骨、大脑和（或）大脑血管结构的损伤。颅骨 X 线片可显示广泛的颅脑损伤，但 X 线片的检查结果也可能无法显示颅内损伤。

1. 颅骨骨折　颅骨骨折分为闭合性骨折和开放性骨折。颅骨完好为闭合性骨折，颅骨和硬脑膜破裂为开放性骨折。颅骨骨折呈线性骨折或凹陷性骨折，凹陷性骨折更容易引起颅脑损伤。脑脊液从鼻腔或耳道流出、Battle 征（眶周的瘀伤）通常表明颅底骨折。

2. 颅脑损伤　颅脑损伤呈弥漫性或局灶性，损伤部位可能靠近颅骨损伤部位，由于"撞击"效应，脑组织在颅内移动，与对侧颅骨相撞，损伤部位可位于颅骨损伤对侧。颅脑损伤的类型包括以下几个方面。

- 挫伤，脑组织挫伤。
- 脑撕裂，脑组织被割伤或撕裂。
- 局灶性损伤，损伤局限于脑组织特定部位。
- 脑出血，血液进入脑组织。
- 血管损伤，颅骨和大脑的血管损伤，包括以下几个方面。
  > 硬膜外血肿，颅骨和硬脑膜之间的脑膜血管出血。
  > 硬膜下血肿，血液聚集在硬脑膜的内脑膜层，通常来自静脉撕裂，会导致大脑受压和损伤。
  > 蛛网膜下腔出血，蛛网膜和软脊膜之间的出血。

（二）诊断

创伤性颅脑损伤的体征和症状取决于损伤的类型和受影响的大脑部位。常见症状包括头痛、视觉障碍、意识丧失、呕吐或恶心、头晕、运

动协调障碍、疲劳、健忘和无意识。创伤性颅脑损伤的诊断依赖于损伤史，从而确定损伤的机制，收集临床证据。GCS 用于确定损伤的严重程度 [1]。如果怀疑骨折，拍 X 线片是必要的。CT 扫描可用于确认出血或血肿。MRI 可用于严重头部损伤患者，以确定其长期预期结果或帮助临床决策。

（三）格拉斯哥昏迷评分

GCS 是各种神经系统评估量表中最可靠的 [1]。GCS 操作简单快捷，仅需要医师对患者进行简单的评估，并可以重复评估，以帮助快速识别患者病情变化情况，确定潜在的结局和所需的治疗方案。GCS 旨在提供标准化的初始评估，由 3 个部分组成（表 8-2），睁眼、言语、运动。最低分 3 分，最高分 15 分，得分越低，脑损伤越严重，当患者从昏迷中恢复时，得分会上升。

参考文献

[1] Teasdale G, Jennett B (1974). Assessment of coma and impaired consciousness. Lancet 2:81-4.

十、头部损伤的处理

治疗方案取决于头部损伤的严重程度，初次头部损伤的患者通常需要留观观察，因为有进一步恶化的风险。这种病情变化可由缺氧、高碳酸血症、低血压引起的脑灌注减少和出血引起，具有可预防或可逆性。

- 轻度颅脑损伤。患者 GCS 评分为 13～15 分，头部外伤后，有短暂的昏迷或完全没有意识。症状可能包括恶心、头晕、注意力不集中、记忆问题、疲劳、对光 / 噪声不耐受、焦虑和（或）抑郁。如果家属可以密切观察患者，他们可以携带观察要点和出现异常及时就医的书面指示回家进行观察（表 8-2）。如果出现任何病情可能恶化的迹象，患者和家属应该及时返回就医。

表 8-2 格拉斯哥昏迷评分

	举 例	得 分
运动反应		
遵嘱动作	执行简单命令	6 分
疼痛定位	针刺时，有推开动作	5 分
疼痛回缩	针刺时，有躲避反应	4 分
肢体屈曲	针刺时，有肢体屈曲	3 分
肢体伸直	针刺时，有肢体伸直	2 分
没有反应	针刺时毫无反应	1 分
睁眼反应		
自主睁眼	自动睁眼	4 分
呼唤睁眼	当被大声要求时睁开眼睛	3 分
疼痛睁眼	刺痛时，睁开眼睛	2 分
没有反应	不睁开眼睛	1 分
言语反应（交谈）		
切题	正确地进行对话，并告诉检查者他在哪里，他是谁，月份和年份	5 分
不切题	答非所问或定向障碍	4 分
含糊不清	言语不清，但语意可辨	3 分
只有声音	发出无法理解的声音	2 分
没有反应	没有噪声	1 分

经许可转载，引自 The Lancet, Vol 304, Teasdale and Jennett, Assessment of Coma and Impaired Consciousness：A practical scale.

- 中度颅脑损伤。患者 GCS 评分为 9～12 分，昏迷时间在 5min～6h，并有长达 24h 的创伤后失忆。此类患者需要入院密切观察是否有恶化迹象。医务人员必须反复进行 GCS 评分，患者有任何变化都要向医务人员报告。在最初阶段，患者的性格和行为也可能会发生变化，日常生活可能需要帮助。

- 严重颅脑损伤。患者 GCS 评分＜ 9 分，昏迷时间≥ 6h 或创伤后失忆＞ 24h，常伴有严重的身体缺陷。如果心血管 / 呼吸功能受到影响，医师则需要进行 GCS 检查以确定患者病情的改善或恶化，并进入重症监护病房进行机械通气和监测。此类患者所有的日常生活活动都需要协助。对于进食问题和无意识状态下的被动练习，需要多学科团队（MDT）介入。家庭的支持是必要的，他们需要为患者的不良健康结局做好准备。

预后

- 轻度颅脑损伤。大多数患者恢复良好，但一年后能完全恢复的患者不足一半，如果合并其他肌肉骨骼损伤，往往收治在骨科创伤病房。
- 中度颅脑损伤。可能会残留身体/认知和（或）行为的问题，相关症状可能会在6～9个月后逐渐改善。
- 重度颅脑损伤。健康结局取决于损伤的程度和继发的并发症。通常会遗留一些问题，恢复时间需要多年甚至无法恢复。

头部损伤特别是严重损伤的患者，可能伴有其他损伤，如脊椎损伤，在制订治疗方案时需要必须考虑。

中度和重度颅脑损伤的患者可能需要神经外科手术，通常在专门的神经外科病房治疗，患者及其家人从受伤的急性阶段到康复的最佳治疗、护理和支持将由病房的工作人员和设施提供。

拓展阅读

[1] Woodward S, Mestecky A (eds) (2011). *Neuroscience Nursing: Evidence-Based Theory and Practice*. Oxford: Wiley-Blackwell.

十一、胸部创伤

胸部骨骼结构包括胸壁，肋骨、胸骨和脊柱的胸段，形成一个保护腔隙，包含肺、气管、支气管、膈肌和心脏，以及一些血管结构和食管。

胸部很容易受到钝挫伤和穿透性创伤。严重创伤可导致胸壁和胸壁内结构的损伤。除了撞击本身，胸部移位的骨骼损伤也会造成肺部、心脏等胸部器官和其他结构的损伤，导致缺氧、失血性休克和呼吸衰竭，成为创伤后死亡的重要原因之一。必要时需要行机械通气和（或）气管切开术。

需要紧急处理的严重胸部损伤包括以下几个方面。

- 连枷胸，胸部多处肋骨骨折使胸壁的一段自由漂浮，并随呼吸反常运动。
- 闭合性气胸肺损伤后，空气进入胸膜腔，肺无法正常扩张，导致部分或完全肺萎陷。如果胸膜腔出血，会导致血气胸。伤势严重时，需要用胸腔闭式引流进行治疗。
- 张力性气胸，胸部有穿透性伤口时，空气进入胸膜腔。积聚的空气压力可导致肺部分或全部萎陷。可通过插入一根针到肋间隙进行紧急胸腔减压。简单的气胸可以按照前面的描述进行治疗。
- 肺挫伤，肺组织损伤可导致出血和水肿，甚至呼吸功能受损。

（一）评估

胸部损伤可能不会立即显现，需要对伤者进行仔细的早期呼吸功能评估。对胸部严重损伤的评估应包括以下参数。

- 在采取任何其他行动之前，必须立即解决气道梗阻。
- 呼吸急促、呼吸困难、呼吸窘迫。
- 缺氧，包括氧饱和度监测和其他体征，如意识模糊和（或）躁动。必要时行动脉血气分析。
- 全面评估生命体征。
- 胸部软组织损伤的迹象，如瘀伤和撕裂伤。
- 胸壁运动异常。
- 胸痛，尤其是吸气和呼气时。
- 胸部听诊和触诊，发现任何异常声音。

- 胸部 X 线片、心电图，可能还要做胸部超声检查。

（二）紧急处理

对疑似或确诊胸部受伤患者的紧急处理应包括以下几个方面。

- 通过面罩吸入高浓度氧气。
- 密切观察生命体征和血氧饱和度。
- 尽早进行疼痛处理。胸部损伤非常疼痛，治疗不及时会导致呼吸窘迫。使用阿片类镇痛药物应警惕呼吸抑制等不良反应。辅助的疼痛管理，如肋间神经阻滞，有助于减少强阿片类镇痛药物用量及呼吸抑制等不良反应。在不影响其他病情的前提下，如脊柱损伤，胸部损伤的患者应尽量保持直立姿势。

（三）后续护理

胸部损伤得到初步处理，患者生命体征稳定之后，治疗的重点应转移到预防胸部感染等并发症上，包括促进呼吸和气体交换。患者能够有效咳嗽和咳痰，预防肺下叶分泌物的积聚。医务人员应与物理治疗师密切合作，以预防并发症。适当的镇痛有助于胸部扩张、深呼吸和物理治疗，包括持续输注阿片类药物和硬膜外阻滞。胸腔引流管拔除前，应密切监测，对患者的生命体征进行监测，并进行湿化氧疗，直至完全康复。

拓展阅读

[1] Curtis K, Ramsden C (2016). *Emergency and Trauma Care for Nurses and Paramedics*, 2nd edn. Edinburgh: Elsevier.

十二、腹部创伤

腹部创伤是严重创伤后死亡的重要原因之一，特别是腹部器官和血管结构受损导致无法控制的出血。与胸部和骨盆的器官不同，腹部器官不能很好地受到骨腔的保护。躯干受伤后（通常发生在高速道路交通碰撞和行人受伤后），腹部创伤可导致内部结构的损伤，如肝、脾、肾和肠道。"安全带伤"经常会涉及，尤其是当"腰带固定装置"跨过腹部时。钝性创伤会导致器官挫伤或撕裂伤。

腹部器官血液供应丰富，大出血风险高，损伤往往危及生命，但很容易被忽略。因为其可能没有症状，或者症状不会立即出现，特别是伴有其他部位有更剧烈的疼痛和明显的损伤时。患者病情可能因大出血而迅速恶化，导致出血性休克，如脾脏损伤是创伤后死亡的一个重要原因。

多发伤的后续管理中，腹部损伤可导致脓毒症。在腹部损伤的骨科治疗中，即使出血的风险已经消除，对多发创伤患者进行持续警惕性评估仍然十分重要。

（一）评估

在所有重大创伤的患者中，如果损伤机制表明腹部可能有创伤，则应怀疑腹部损伤。在紧急情况下，以及创伤后 24h 内，医务人员应注意以下几种迹象。

- 检查必须包括腹部的背面、侧面，以及前面（从肋骨下部到骨盆）。
- 有时腹部膨胀或僵硬。
- 如果患者意识清醒，他们可能会有腹痛，但这可能被其他损伤和镇痛治疗掩盖。
- 腹部如果有瘀伤、擦痕或挫裂伤，表明可能存在潜在损伤。
- 在急诊科，可由经验丰富的医务人员进行诊断性腹腔灌洗，随后由外科医师检测腹腔内血液。
- 超声波扫描对腹腔内的出血检测也很有帮助。
- 如果患者情况稳定，可进行腹部 CT 扫描以评估损伤程度。

（二）管理和治疗

在普通外科医师或专科医师的治疗下，通常需要进行剖腹探查，以检查和控制导致腹部损伤出血的原因，达到止血的目的，甚至可能需要切除损伤严重的器官。患者术后生活自理能力高度依赖，如果合并明显的骨折，需要转移到骨科病房进行确定性治疗和进一步康复，应注意以下事项。

- 肠道蠕动恢复之前，不要经口进食，需要静脉输液以保持体液平衡。除了留置尿管和伤口引流管，必要时还需要留置鼻胃管。
- 定期观察生命体征，直至患者饮食正常。

随后可能出现的症状，如腹部脓毒症，应仔细观察以下情况。

- 伴随腹痛，患者可能感到全身不适，无法进食，并可能呕吐。
- 生命体征不稳定，如发热和脉搏加快提示可能是脓毒症。

这些症状应立即采取措施，并向普外科医师寻求医疗帮助。

许多患者在腹部损伤和手术后的最初阶段都在高度依赖 / 危重护理环境中接受治疗。然而，骨科创伤医务人员需要了解此类手术后患者的晚期护理，包括伤口和引流管的护理。腹部手术可能会使肌肉骨骼创伤的恢复过程复杂化，因为此类手术可能会导致营养消耗、低能量水平，以及额外的术后疼痛。

十三、早期预警评分

在大雅茅斯地区首次从 Apache II 评分系统中开发了 EWS 系统，根据卫生部的建议，已在英国医院广泛采用。EWS 是一种早期发现生理变化的方法，帮助预防病情严重恶化。其目的是在更早的阶段发现患者的临床恶化，从而避免采取"反应性"方法，以便及时采取行动防止进一步恶化，并希望能够避免患者进入重症监护病房。生理"评分"来源于按时规律的观察。评估应快速、简单地进行。这个过程有时也被称为"高危患者评分"（patient at risk score，PARS）或改良早期预警评分（modified early warning score，MEWS），对 EWS 的调整。

（一）适用范围

任何可能有恶化风险或需要引起关注的患者，都应进行 EWS 评分。医院通常有指南方案，建议对所有患者每天至少进行两次 EWS 评估，必要时需要更频繁评估。所有创伤或手术后入院的患者在入院或转院时进行 EWS 监测，以做出初步评估，随后进行持续监测。EWS 可显示患者病情恶化的风险，可在严重恶化之前确定患者的病情。

一旦发现患者病情恶化，医学 / 高级执业医师或患者快速评估小组成员或重症护理外联小组成员应进行详细的快速评估，修改后续管理方案，并进行进一步监测，以反映患者的情况。

患者病情恶化征兆能够早期识别，干预措施相对简单，如氧疗，可以防止进一步病情恶化。EWS 旨在帮助进行有效的临床判断，使医务人员做出正确决定，同时改善多学科团队的内部沟通。护士可以将观察结果与医务人员进行交流，以便根据可比的、标准化的数据做出正确的决定。

（二）EWS 计算

EWS 基于 5 个生理参数：①中枢神经系统反应；②脉率；③血压；④呼吸频率；⑤体温。对于术后患者或置管患者，尿量可作为第 6 个参数。在所有参数中，呼吸频率是患者生理健康最敏感的指标，因此最为重要。

对每项指标都给出一个分数，然后将各个分数相加，得出 EWS。如果大部分生理参数正常，则 EWS<3 分。如果患者得分≥3 分，提醒医师需要采取措施。尽管某些患者评分>3 分，但病情稳定，这需要整个团队决策，并应记录在患者的记录中。

（三）处置

如果评分表明需要采取措施，标准措施如下。大多数情况下，得分≥3 分表示需要医师立即复查。应该增加观察的频次，如果 30min 内再次检查时没有看到改善，且医师还没到来，他们必须在下一个 30min 来检查患者。如果患者仍然没有好转，医师应该请更资深的医师会诊。如果患者没有好转或病情进一步恶化，可能需要转到重症监护进行治疗。

EWS 已被证明在预防 ICU 入住率、降低死亡率和并发症方面是有效的。由于其能够提高对患者观察和监测的质量，建议对所有紧急情况下的患者进行 EWS 监测。EWS 也存在局限性，它并非全面的评估工具，需要时间对工作人员进行评分解释和何时需要采取行动的培训，基线评分和管理治疗计划需要明确记录，如上所述，EWS 不能替代临床判断。

拓展阅读

[1] Royal College of Physicians (2017). National Early Warning Score (NEWS) 2: standardising assessment of acute illness severity in the NHS. ✍ https://www.rcplondon.ac.uk/projects/outputs/national-early-warning-score-news-2

十四、骨折

骨折是骨的连续性丧失（或断裂），分为不完全骨折和完全骨折，骨折程度从"裂缝骨折"到粉碎性骨折，可能还会伴有周围软组织的损伤。

（一）骨折类型
骨折包括以下几个方面。

- 闭合性，皮肤完整，骨折部位与外界空气无接触；感染风险低，出血少。
- 开放性 / 复合性，存在与骨折部位相连的外部伤口；感染风险高；失血可能很严重；开放性骨折可根据其严重程度进行分类［见本章中"开放性（复合）骨折"］。
- 简单骨折，一条骨折线和两块断端。
- 粉碎性，一条以上的骨折线和两个以上 / 多个断端；由直接创伤引起，通常不稳定。

- 复杂骨折，合并其他重要结构损伤，如神经、血管、器官。
- 病理性，由导致骨质病变的基础疾病引起；导致骨折所需的力量较小。
- 撕脱性，由突然的肌肉收缩导致，肌腱或韧带撕裂导致骨骼产生碎片。
- 骨折脱位，与关节脱位或骨折位置使关节不稳定有关。

（二）骨折原因
- 直接暴力，在撞击点直接骨折；应力的作用超过了骨骼的强度极限。
- 间接暴力，在骨骼上施加扭转或弯曲力，骨折的地方离外力有一段距离。
- 应力，骨骼受到过强和持续的应力。

（三）骨折分类
- 线性骨折，X 线很难发现，经常漏诊；但愈合快。
- 横形骨折，骨折线与长骨的长轴呈直角；通常由直接创伤引起。
- 斜形骨折，骨折线与长骨成角 < 90°；通常由间接暴力引起。
- 螺旋形骨折，骨折线在骨骼周围呈螺旋状；通常由间接旋转力引起。
- 嵌插骨折，一个断端撞向另一个断端，通常由间接暴力造成；由于骨末端的绞锁而稳定。
- 凹陷骨折，局部打击将一段骨头压到周围骨头的水平以下；常见于颅骨骨折。
- 压缩骨折，当骨骼被压缩到超出容忍限度时；常见于脊柱和足跟（跟骨）。
- 青枝 / 不完全骨折，骨骼一端弯曲，另一边裂开；常见于儿童。
- 关节内骨折，涉及骨界面；骨折线跨过关节软骨；表面的任何不规则都可能导致继发性骨关节炎。

（四）症状和体征
- 病史，以下问题将阐明骨折的可能性质。

- 当时发生了什么？例如，踢足球，在高处工作。
- 受伤的机制是什么？例如，运动撞击或跌倒。
- 什么类型的力导致骨折？如果从高处摔下来，摔坏了吗？跌落在什么地方？
- 撞击点是什么？力的方向是什么？
- 事件有什么重要意义吗？例如，患者情绪低落吗？如果是的话需要单独检查。

- 疼痛，疼痛部位？严重程度及疼痛范围？
- 功能丧失，残疾或无法负重。
- 畸形，如果畸形严重，通常会有骨折。
- 肿胀，在受伤后的最初几小时或几天内，会有局部的肿胀，并可能进展为弥漫性。
- 压痛，触诊时，骨折上方通常有压痛。
- 骨擦音，移动患者时，可能会听到骨折断端摩擦的声音。千万不要刻意去听有无骨擦音，这对患者非常痛苦。

（五）诊断

某些情况下，骨折的诊断相对简单，因为骨骼是可见的或有严重畸形。如果怀疑骨折，一定要用 X 线片确诊；并从多个角度（至少是正位和侧位）拍摄，以便建立骨折的准确图像，有助于制订治疗方案。

拓展阅读

[1] White TO, Mackenzie SP, Gray AJ (2015). *McRae's Orthopaedic Trauma and Emergency Fracture Management*, 3rd edn. Edinburgh: Elsevier.

十五、骨折愈合

不同的骨骼愈合时间不同，但修复过程通常遵循 5 个阶段（图 8-1）。

- 骨折。骨折导致出血、炎症、肿胀和组织破坏，形成血肿。
- 肉芽组织形成。组织损伤后，成纤维细胞和

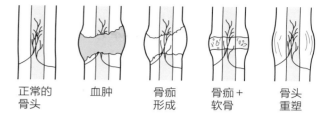

正常的骨头　血肿　骨痂形成　骨痂+软骨　骨头重塑

▲ 图 8-1　骨折愈合

毛细血管在细胞因子（蛋白质化学信使）的作用下迅速生长形成肉芽组织；纤维血管组织取代血块，胶原纤维和矿物质盐沉积在骨折处。

- 骨痂替代肉芽组织。在 2～3 周时，肿胀减少，骨折变硬，新骨在骨折断端间隔处形成（新骨在 X 线片上还未显示）。
- 板层骨替代骨痂。能够转变为骨细胞的细胞（间充质干细胞）在诱导下转变为骨细胞，新骨（骨痂）在骨折部位形成坚强的骨性连接（X 线片上可以显示）。
- 骨骼重塑。此阶段可能持续数年，涉及骨折部位自身重塑，大多数畸形也可以矫正；死骨碎片均被破骨细胞重新吸收；细胞密度增加，赋予骨骼强度的胶原蛋白沿着压力线排列，增加骨骼强度。

5 个阶段并不是独立发生的，可重叠发生。愈合的速度和骨折修复的能力因人而异，取决于年龄、健康状况、骨折类型和骨折部位等因素。

儿童骨折愈合

儿童骨骼的密度和孔隙度增加，厚骨膜有助于支撑骨折，骨折愈合速度较成人快。表 8-3 显

表 8-3　成人和儿童愈合时间的比较

骨折类型	成人愈合时间	儿童愈合时间
上肢骨折	6～8 周	4～6 周
下肢骨折	8～12 周	4～6 周
股骨干骨折	8～10 周	4～6 周

示了成人和儿童骨折愈合时间的差异，延长愈合时间的因素很多，表中所给出的是愈合的估计时间。

拓展阅读

[1] Marsell R, Einhorn TA (2011). The biology of fracture healing. *Injury* 42:551-5.

十六、开放性（复合）骨折

骨折断端是开放的，在损伤骨和外界空气之间提供了通道，这是非常值得关注的。某些情况下，骨头从皮肤表面突出，而在另一些情况下，骨折处附近可能只有一个小伤口或水疱。通常有明显的软组织损伤，感染的风险非常高，可能导致骨髓炎和（或）骨折不愈合。这些损伤之所以特别麻烦，主要有以下 3 个原因。

- 由于损伤中高能机制的参与，骨折部位周围软组织有明显损伤。
- 早期和晚期感染的风险较高。
- 骨折愈合困难。

开放性骨折通常有多个碎片（粉碎性）、骨缺失、严重的软组织损伤和皮肤缺失。这种损伤在下肢远端最常见，胫骨骨折是一个特定的问题，因为胫骨非常接近皮肤表面，使它更容易直接受伤，而胫骨的血液供应很差。损伤可根据软组织损伤的严重程度进行分类。例如，Gustilo 等 [1] 开发的分类系统能够帮助医师评估损伤的严重程度（表 8-4）。

由于开放性骨折的特点，关于其管理有非常明确的指南，如由英国骨科协会（the British Orthopaedic Association，BOA）出版的指南 [2]，指南基于强有力的证据基础，包括以下几个方面。

- 早期预防性静脉注射抗生素。
- 软组织损伤恢复同时，在最初几周内也要对肢体神经血管状况进行初始和持续的评估

表 8-4 开放性（复合）骨折 Gustilo 分型

Ⅰ 型	开放性骨折，伤口（a）< 1cm，（b）干净
Ⅱ 型	开放性骨折，伤口为（a）> 1cm 长，（b）不伴有广泛软组织损伤、撕脱或皮瓣
Ⅲ A 型	开放性骨折，有足够的软组织覆盖，尽管有（a）广泛的软组织撕裂伤或皮瓣（b）高能创伤，不论伤口大小
Ⅲ B 型	开放性骨折，广泛的软组织丢失，骨膜剥离和骨外露，大范围污染很常见
Ⅲ C 型	与动脉损伤相关的开放性骨折，需要修复

经许可转载，引自 McRae 和 Esser [1].

（见第 5 章中"神经血管损伤"）。医师应该特别警惕骨筋膜室综合征的症状（见第 5 章中"骨筋膜室综合征"）。

- 必须立即进行手术来修复血管损伤，并对失活的骨骼和软组织（如肌肉）进行去除和清创。
- 骨科和整形外科专家必须共同制订计划来处理软组织损伤。由于组织丢失，早期闭合伤口是不可能的，如果伤口可能有污染，则不建议闭合。
- 在受伤后的最初几小时内，必须小心地用夹板固定肢体。然后可以通过使用外固定装置稳定骨折（见第 9 章中"对外固定患者的护理和教育"），这可能用于骨折的长期治疗，特别是在需要重建时。如果有广泛的软组织损伤，通常不建议进行内固定。骨折的长期治疗应该在专科中心进行。
- 伤口和软组织损伤应与整形外科医师合作处理，可能包括使用负压装置和湿性伤口愈合原则的真空辅助负压装置闭合伤口。

在受伤后的最初几周，密切观察肢体神经血管损伤和感染的迹象最为重要。小心地抬高和支撑肢体也是必不可少的（图 9-5）。在病情稳定下来的一段时间内，患者的活动能力较正常人下降。伴有组织丢失的严重开放性骨折需要长

期治疗和漫长的康复，对患者及其家属产生重大影响，既需要心理上的支持，也需要其他方面支持。

参考文献

[1] McRae R, Esser S (2008). *Practical Fracture Treatment*, 5th edn, p. 24. Edinburgh: Churchill Livingstone.

[2] BOA (2017). Open fractures. British Orthopaedic Associate and British Association of Plastic, Reconstructive and Aesthetic Surgeons. Standards for Trauma. ✀ https://www.boa.ac.uk/wpcontent/uploads/2017/12/BOAST-Open-Fractures.pdf

十七、骨折愈合问题

影响骨折愈合的因素包括以下几个方面。

- 年龄，儿童骨折愈合很快。骨折愈合的速度随着骨骼的成熟而降低。例如，股骨干骨折的儿童可以在 4 周内痊愈；成年人可能需要长达 3 个月甚至更长时间。儿童骨细胞产生 / 再吸收的周期更短，骨骼重塑更有效。
- 吸烟和饮酒，对成骨细胞活性有负面影响，延迟骨折愈合的速度和质量。
- 骨折移位，骨折处的任何移位都会延迟愈合。原因可能是移位造成骨折部位稳定性不足。
- 骨端分离，如果骨端分离，愈合将被延迟或停止。这可能是因为以下几个方面。
  ➢ 软组织可能会把骨骼碎片夹杂在一起。
  ➢ 复位时过度牵引可能导致骨端分离。
  ➢ 内固定后，固定装置可防止骨内负重，导致骨折不愈合或延迟愈合。
- 感染，骨组织感染（骨髓炎）延迟或阻止愈合（见第 6 章中"骨髓炎"）。
- 血供障碍，骨折部位血供减少或血液循环受到干扰，就会出现骨折不愈合；有些骨骼血液供应差，愈合差，如舟状骨、胫骨干。

- 关节受累，当关节受累时，由于滑膜液的存在和关节表面血液供应不良，愈合往往延迟。
- 潜在的病理改变，骨骼病变，如代谢紊乱或恶性肿瘤可以延迟或阻止愈合。
- 营养不良，缺乏骨骼愈合所需的营养会延迟愈合。
- 种族和性别，女性的骨量比男性低，寿命更长，绝经后雌激素降低，导致骨质流失加速。肤色较深的人比白种人或亚洲人有更高的峰值骨密度，更不容易发生骨质疏松性骨折。

上述因素中的每一种或多种都会导致以下情况。

- 骨折不愈合，骨折无法愈合；可能需要进一步的手术来治疗。
- 慢愈合，骨折愈合的时间比平时长；如果骨折得到很好的支撑，最终会愈合。
- 延迟愈合，骨折不能在预期时间内愈合。这与慢愈合不同，因为 X 线会显示骨骼的异常改变。区分延迟愈合和慢愈合是很重要的。如果骨折部位在 2 个月时仍可活动，或在 4 个月时仍未愈合，应密切评估固定情况，固定不良是延迟愈合最常见的原因，可能需要调整。
- 畸形愈合，骨折在错误的解剖位置愈合。如果在愈合的早期阶段，肢体看起来不美观或没有功能，骨折可以重新调整，并应用石膏固定。在愈合的后期，需要进一步的手术。如果肢体是功能性的，而且不难看，就可以接受它的现状。
- 短缩，可发生在畸形愈合后。如果下肢缩短极小，即 < 1.5cm，是可以容忍的。如果缩短更多，就需要把鞋抬高。

骨折治疗的明确并发症

- 复杂的局部疼痛综合征，慢性创伤后疼痛通常直到拆除石膏才会被发现，以腕部骨折多见，也可能发生在任何骨折部位。有明显的肿胀、手指活动受限、皮温高于正常、呈粉红色、有光泽。原因尚不清楚，可能是对创伤的异常交感反应[1]。通常为自限性，在 4～12 个月会慢慢缓解，对行动的限制可能是永久性的。

- 缺血性坏死，由于血液供应中断而导致骨骼坏死。某些情况下，骨骼会慢慢地从周围血管重建，但受影响的关节继发骨关节炎是不可避免的。建议患者不要负重，可能需要手术。

- 骨化性肌炎，关节附近组织中出现钙化块，导致活动受限。治疗包括切除钙化块，需要在 6～12 个月进行，手术过早将会复发。这是非常罕见的。

- 骨炎，闭合性骨折区域感染很少见，除非感染症状比较明确否则很难诊断。症状包括反复发热，红细胞沉降率和白细胞计数升高、持续疼痛、局部压痛和肿胀。

  ➤ 通常需要引流，同时使用大剂量抗生素进行伤口护理。一旦明确感染存在，常需要局部切开，通畅引流，直至伤口愈合。

- 骨筋膜室综合征（见第 5 章中"骨筋膜室综合征"）。

- 骨折处水疱，水疱会出现在骨折部位的皮肤表面，特别是在脚踝、脚、小腿和肘部。受伤后 24～48h 出现，由皮肤创伤性水肿造成。如果可能的话，应该保持皮肤的完整。

- 脂肪栓塞，（见第 5 章中"脂肪栓塞综合征"）。

- VTE，（见第 5 章中"静脉血栓栓塞"）。

骨折后对患者的观察是最重要的，早期发现骨折并发症是及时干预的关键。

参考文献

[1] Thurlow G, Gray B (2018). Complex regional pain syndrome. *Int J Orthop Trauma Nurs* 30:44-7.

十八、骨折处理原则

（一）骨折管理的目标

- 无畸形的骨折愈合[1]。
- 功能的恢复，患者可以尽快恢复以往独立性且没有并发症，尽管这并不总是能实现。
- 可通过以下实现。
  - ➤ 复位。
  - ➤ 固定。
  - ➤ 功能锻炼。

（二）骨折复位

移位的骨折需要"复位"，使骨折碎片准确对位，以便在正确的位置愈合。未移位的骨折不需要复位，移位但未复位的骨折愈合缓慢或根本不愈合。骨折复位的主要方法包括以下几种。

1. 手法复位　通常在局部麻醉或全身麻醉下，将骨折恢复到原来位置。

2. 牵引　重量或夹板被用来作为对抗患者自身体重的一种力，将骨折恢复力线。

3. 切开复位　通过手术显露骨折部位，恢复骨折的对线。以下情况可能会进行内固定。

- 对于开放性骨折，伤口清创并将留有开放性伤口。
- 当其他方法失败或位置不稳定时。
- 骨折固定的最佳方法是内固定。

（三）骨折固定

一旦骨折复位，需要保持在该位置，直到完全愈合。

- 防止断端成角和移位。
- 防止出现影响骨折和软组织愈合的反常活动。
- 减轻疼痛。

治疗期间支持 / 固定的方法包括以下几个方面。

- 使用石膏或合成铸造材料制成的支具。
- 使用牵引来维持骨折位置，特别是当骨折不稳定且患者不适合手术时。牵引可以通过皮肤进行（皮牵引），也可以通过骨骼进行，如使用骨骼针进行（骨牵引）。

- 当闭合复位方法无法实现复位，或者闭合方法能够实现复位但不能保持时，使用内固定。当需要完全复位和固定时。例如，当骨折涉及关节面时，也需要进行内固定。
  - 内固定的优势如下。
    - 实现和保持高质量复位。
    - 关节早期活动减少僵硬等。
    - 早期出院，早期完全恢复功能。
  - 内固定的缺点如下。
    - 感染风险。
    - 手术的操作有技术难度。
    - 设备、装置和工具都很昂贵。
    - 麻醉的时间可能很长。
- 外固定，碎骨块可由克氏针或金属丝和外固定架维持对线（见第 9 章中"对外固定患者的护理和教育"）
- 石膏或功能支具：骨折复位后，可使用石膏或功能支具固定肢体。石膏或功能支具支撑的优点包括以下几个方面。
  - 骨折部位的轴向负荷和微运动刺激骨愈合。
  - 维持关节和肌肉的灵活性。
  - 可以早期进行活动，早期恢复自主性。

（四）恢复和康复

包括受伤部位的功能恢复和整个患者的康复。康复应在受伤后尽快开始，并由整个 MDT 进行（见第 4 章中"康复"）。

骨折愈合过程中的主要治疗原则包括以下几个方面。

- 鼓励积极锻炼受伤部位，以改善血液循环，减轻水肿，防止关节僵硬。
- 鼓励等张运动，防止肌萎缩，改善静脉循环。
- 鼓励锻炼所有可活动的关节。

- 教会患者正确使用助行器，协助患者活动。
- 鼓励和激励患者多做主动活动。
- 旨在恢复患者日常生活活动所需的功能。
- 如果不能像以前一样活动，确保寻求社会和身体支持的途径。
- 确保房子适合有功能限制的患者居住。
- 确保患者及其家庭能够应对。

参考文献

[1] McRae R, Esser S (2008). *Practical Fracture Treatment*, 5th edn. Edinburgh: Churchill Livingstone.

十九、脱位与半脱位

（一）脱位

关节脱位是构成关节的两个关节面之间完全失去一致性，关节被迫超出其正常活动范围而引起的。涉及的两个骨端完全失去了原本的对合关系。

关节脱位最常发生在肩关节，其他容易脱位的关节包括肘关节、手足关节、腕关节、膝关节和髋关节。有些骨折还可能伴有脱位，如踝关节骨折脱位和髋关节中心型骨折脱位，其中股骨头被迫进入并穿过髋臼，导致髋臼骨折。

（二）半脱位

半脱位发生在构成关节的两个关节面之间部分丧失一致性的情况下。不完全失去原来的对合关系，不完全脱位，但可能会发展到完全脱位。除了其他关节外，脊柱的小关节也会发生半脱位，在风湿性关节炎患者中也会自发发生。半脱位可能和脱位一样痛苦，同样需要积极治疗。

（三）评估

脱位和半脱位的初步评估应考虑。

- 评估损伤机制的受伤史有助于确定关节脱位。
- 明显的或可触及的关节畸形。

- 患者能感受到关节脱位。
- 由于关节囊和周围韧带、神经血管结构和其他软组织的拉伸或撕裂，这种损伤通常会立即引起极度疼痛。
- 通常会有严重的、急性的关节肿胀。
- 患者将失去大部分，甚至全部的关节功能。
- 可能会有瘀伤和炎症的迹象，如红肿和发热。
- 脱位可能与神经血管损伤相关，因此全面的神经血管评估是必要的（见第 5 章中"神经血管损伤"）。
- X 线可以清晰地显示受伤的情况，并识别与之相关的任何部位骨折。

（四）治疗和管理

- 在受伤之后，特别是在关节检查之前，尽快提供充分的镇痛措施。
- 在转运和评估时，用夹板或吊带固定关节是有帮助的。
- 部分脱位可能会自发复位，特别是关节经常脱位、反复脱位和（或）关节松弛。
- 通常需要对脱位进行闭合复位，取决于损伤的性质，可以在止痛、镇静或麻醉的情况下进行。髋关节脱位通常需要全身麻醉。严重创伤时，闭合复位无法实现，必要时需开放复位，在膝关节损伤中比较常见。
- 周围的软组织结构如肌肉和韧带撕裂或需要修复，则可能需要手术修复。
- 肩部反复性脱位很常见，可能需要通过手术和软组织修复来重建关节稳定性（见本章中"胸部创伤""腹部创伤"）。
- 支撑和稳定关节的韧带有明显的拉伸和损伤，可能需要通过限制活动，使关节休息，直到组织恢复。
- 髋关节脱位后，使用皮肤牵引和卧床休息，以减少肿胀和炎症，促进软组织愈合。
- 以物理疗法为主导的运动疗法将帮助患者实现关节的恢复。

二十、创伤性伤口处理

创伤性伤口是在无法控制且有许多潜在病原体的环境中产生的，应视为污染伤口处理，其感染和相关组织丧失活力的风险极高。

当所受的力超过皮肤的阻力时，就会发生伤口。造成这类伤口的创伤往往是钝性的，因此会对伤口周围组织的血管结构造成损伤，导致组织供血减少或丧失，影响愈合。

创伤性伤口包括以下几个方面。

- 撕裂伤，由钝性损伤和锐性损伤造成组织损伤的深度和程度不同。
- 挫伤 / 瘀伤，通常由钝器创伤造成；伤口闭合，可以通过冰敷和抬高来减轻进一步的肿胀和组织出血。
- 挤压伤，与严重创伤相关（见本章中"挤压伤和创伤性截肢"）。
- 脱套伤，皮肤和其他结构的上层从底层组织中剥离；损伤范围从胫骨前撕裂伤到大面积剪切组织的重大损伤，需要整形外科团队的专业治疗。
- 枪伤，由于组织损伤的性质和深度，以及感染和组织失活的风险高，需要特殊处理。
- 热伤 / 烧伤和化学烧伤，可与肌肉骨骼创伤相关，需要专业的治疗。
- 复合骨折伤口，创伤性伤口可能与骨折有关。骨折部位附近的任何伤口或水疱都应引起重视，可能与骨折有联系，必须遵守开放性 / 复合性骨折的护理原则［见第 8 章中"开放性（复合）骨折"］。

所有伤口在受伤后都必须尽快进行全面评估。每一种伤口类型都需要具体考虑，但创伤性伤口在所有情况下都必须遵循护理的一般原则。伤口出血紧急处理后，必须进行以下工作。

- 对伤口进行探查和清创，以确定伤口的深度和程度，以及对肌腱等底层结构的损伤。任何失活的组织可能成为感染来源，必须尽快从伤口上清除，特别是厌氧生物。

- 冲洗伤口，促进对异物的清除。用灭菌注射用水、生理盐水或消毒溶液彻底清洗或冲洗伤口（视当地政策而定）可以降低感染率。

- 为防止伤口感染，应在伤口上覆盖适当的无菌敷料，直至伤口闭合。高度污染的伤口可能需要预防性使用抗生素。必须考虑所有创伤患者的抗破伤风状况。

- 伤口非常干净且 < 6h 的情况下可以闭合伤口。伤口 > 6h 或被认为污染严重的伤口，在去除感染风险之前不应闭合。选择合适的方法闭合伤口，如缝线、夹子或黏合剂。

- 对伤口的随访评估是必要的，以便发现伤口感染（见第 5 章中"伤口感染"）或愈合问题。

在有组织丢失等伤口未闭合的情况下，需要考虑二期愈合和湿性伤口愈合的原则。伤口敷料选择不黏附在创面床上并能保持最佳愈合环境的敷料。"薄纱"敷料经常黏在肉芽组织上，不作为首选，低或无黏附/硅涂层敷料更为适合。肉芽性创伤伤口应尽可能少受到干扰。伤口愈合需要的所有条件，如适宜的温度和良好的营养，都应作为护理计划的一部分。

重大创伤性伤口

严重的创伤可能导致大面积的伤口，包括脱套伤和烧伤。这样的伤口可能有大量皮肤和其他组织丢失，对整形外科团队来说是一个挑战，容易发生感染和其他问题，如伤口渗出液导致的液体流失。此类伤口的管理必须有整形外科团队的参与，有可能进行皮肤移植和其他手术。伤口护理将根据团队的建议实施，同时在骨科继续对患者其他方面的损伤进行护理。

拓展阅读

[1] Bryant RA, Nix DP (2016). *Acute and Chronic Wounds: Current Management Concepts*, 5th edn. St. Louis, MO: Elsevier

二十一、软组织损伤（一）：肌肉和肌腱

运动系统包括软组织和骨骼（见第 2 章中"肌肉""韧带、肌腱和软骨"）。软组织包括肌肉、肌腱、韧带和软骨，构成骨骼和肌肉之间的边界和连接，促进骨骼和关节的运动。覆盖骨骼的软组织比骨骼本身更容易损伤，需要医疗关注。骨折和脱位等骨骼损伤通常合并严重的软组织损伤，在制订治疗计划时必须考虑。软组织的处理可能比处理骨折本身更重要。

（一）肌肉损伤

运动或锻炼过程中可能发生肌肉损伤或拉伤。肌肉为运动提供动力的同时承受相当大的压力。大多数急性损伤是由于肌肉组织的过度收缩或过度拉伸造成的，向正常活动平面以外的方向拉伸时肌肉组织更容易受伤。

非正常方向的拉伸可对肌肉纤维造成不同程度的损伤，导致局部炎症、疼痛和肿胀。肌肉有非常丰富的血液供应，损伤后出血、挫伤和血肿很常见。下肢的腘绳肌、股四头肌和腓肠肌特别容易受伤。损伤的严重程度根据肌肉纤维的损伤程度进行分类，从轻微的分离到整个肌肉的完全断裂，部分撕裂最为常见。

软组织损伤后的第一个 48h，急性处理应遵循"RICE"原则。

- R（rest）休息，直到炎症期消退，疼痛减轻。下肢损伤可能需要用拐杖以保障患肢休息。长时间的肌肉制动会导致恢复减慢，因此，随着炎症消退，肌肉的锻炼应该循序渐进，从被动到主动，强度逐渐增加，有助于维持相关关节的功能。

- I（ice）冰敷，使用冰敷有助于减少出血、炎症和相关的肿胀（见第 4 章中"疼痛管理"）。

- C（compression）加压，管状或加压绷带有助于支持受影响的肌肉，防止受伤部位进一步出血。但由于证据有限，支撑/加压包扎

的价值存在争议。

- E（elevation）抬高，在受伤急性期，抬高受伤的部位有助于减少出血和肿胀。

急性炎症在 3～4 天后消退，损伤需要 2～3 周才能愈合，根据损伤的严重程度，需要数周或数月才能恢复到接近受伤以前的力量和灵活性。肌肉纤维需要拉伸，以使新的胶原蛋白形成正确的功能线。肌肉的逐渐恢复过程需要仔细计划和监测，特别是运动员。一旦炎症消退，应在理疗师的监督下逐步积极锻炼受伤的肌肉。不鼓励运动员在受伤后过早恢复完全活动，避免延长炎症消退所需时间。

（二）肌腱损伤

肌腱能够抵抗损伤，急性拉伤和肌腱撕裂并不常见，在过度拉伤的情况下，肌腱更有可能撕脱（脱离骨骼）。

肌腱损伤的常见部位之一是跟腱，跟腱连接小腿背部的大部分肌肉和跟骨，当足背屈或跖屈时，跟腱就会绷紧。肌腱损伤和修复的病理过程与肌肉类似。跟腱断裂的患者通常主诉他们在受伤时听到啪的一声，随后是剧烈的急性疼痛，踝关节和足的功能丧失，包括足跖屈功能的丧失，导致跛行。肌腱受伤后的最初几天，肿胀和疼痛仍是其重要的特征，应该遵循"RICE"原则处理。

跟腱断裂的治疗包括手术修复或保守治疗。保守治疗包括使用石膏或夹板，然后进行一段时间的连续石膏固定或功能性支撑 8～10 周。

（三）治疗和支持

与许多类型的损伤一样，软组织损伤患者可能在一定时间内无法行动，需要获取相关信息和心理社会支持，以及身体护理，特别是运动员和（或）生活依赖于良好功能恢复的患者。

二十二、软组织损伤（二）：韧带和软骨

韧带和软骨损伤是其他类型的软组织损伤，在某种程度上与肌肉和肌腱损伤表现相似，但需要考虑一些具体的其他问题。

（一）韧带损伤

韧带纤维拉伸程度超过其弹性界限时，将保持在拉伸状态，无法恢复到原来的长度。此时，韧带容易被撕裂，整个结构都可能被破坏，导致粘连、组织变性和功能丧失，并伴有严重疼痛和残疾。韧带损伤最常见的部位是踝关节周围，其次是膝关节，因为这些关节承重较大。韧带损伤应引起重视，因为其可以使患者衰弱，并影响日常生活数周。

韧带损伤通常被称为"扭伤""拉伤""撕裂"，根据严重程度分为 3 个级别。

- 1 级，一些纤维已经损坏；导致损伤韧带相对轻微的疼痛和肿胀。
- 2 级，大量纤维已经损坏，部分韧带断裂；导致剧烈疼痛和肿胀，可能影响整个关节。
- 3 级，受伤程度足以使韧带完全断裂，关节功能和稳定性可能会受到影响，伴有严重疼痛和肿胀。

韧带拉伤也会导致撕脱性骨折，因为韧带脱离其附着在骨骼上的位置时通常会撕脱一块骨骼。

韧带的愈合遵循血肿形成和炎症模式，随后胶原纤维增生需要 6 周。韧带修复的重塑和稳定阶段可能需要一年或更长时间，这期间韧带不能恢复以前的强度、延展性和灵活性，在承受压力时容易受伤。韧带的胶原纤维血液供应差，通过制造新纤维来重塑自身，必须为新纤维的制造提供良好条件，包括使用 RICE 急性期治疗计划［见本章中"软组织损伤（一）：肌肉和肌腱"］。严重的韧带损伤，特别是完全的撕裂，可能需要手术进行修复或置换，尤其是膝关节的交叉韧带（见第 10 章中"膝关节软组织损伤"）。

（二）软骨损伤

软骨损伤、撕裂和破裂通常是由间接创伤引起。软骨，尤其透明 / 关节软骨（见第 2 章中"韧带、肌腱和软骨"）也可能受到退行性疾病的损

害，如关节炎和其他关节病。当软骨覆盖的骨骼骨折时，关节软骨有时会受损，这可能导致继发性骨关节炎。软骨损伤最常见的部位是膝关节半月板（见第 2 章中"膝关节"）。

软骨损伤通常首先采用保守治疗，包括休息和物理治疗，逐渐恢复活动。外科手术治疗包括修复、移除、转移或植入。软骨供血不足会减缓愈合过程。

二十三、周围神经损伤

周围神经系统是除中枢神经系统（大脑和脊髓）以外的所有神经组织，向中枢神经系统传递神经冲动。

周围神经与骨骼和肌肉密切相关，由轴突、神经细胞体和树突组成。树突很短，呈锥形，有许多分支，是神经元接受冲动的部分。轴突是长圆柱形的突起，将冲动传递到另一个神经元、肌肉纤维或腺细胞。

神经纤维束由结缔组织鞘（神经束膜）包裹，若干神经束由纤维鞘（神经外膜）和血液供应包围。所有的神经系统都可能受到损伤，支配四肢的末梢神经对损伤尤其敏感。其结构的破坏导致纤维变性，不能沿神经传导感觉和运动冲动。轴突（主要传导单元）每天以 1～5mm 的速度再生，再生速度取决于神经两个受损末端的分离情况。

神经损伤主要有以下 3 种等级。

（一）神经失用

神经失用是最轻微的神经损伤，由于钝性损伤和压迫所致的炎症反应导致短暂的神经传导丧失，通常在几周内自行恢复。

（二）轴突断伤

轴突断伤是一种较严重的损伤，由压迫导致轴突和周围髓鞘的破坏和损伤，并伴有神经退行性变，轴突的再生速度可能达到每天 1mm，因此可能需要数月才能愈合。

（三）神经断伤

神经断伤是最严重的神经损伤，包括部分或完全的神经分离，伴随着轴突和髓鞘的破坏。穿透性创伤或严重牵拉伤可使神经完全断裂。神经修复通常不进行手术干预，因为手术效果不确定。

容易受伤的神经包括以下几个方面。

- 上肢，腋神经、臂神经、桡神经、尺神经和正中神经。
- 下肢，股神经、腓神经、胫神经和坐骨神经。

（四）评估

周围神经损伤常与肌肉骨骼损伤相关，如骨折、脱位或穿透性创伤。有必要对受累肢体进行全面的神经血管评估，周围神经损伤多表现为损伤部位远端功能障碍。根据损伤的性质和严重程度，症状可能是短暂的，也可能是永久性的，包括以下几个方面。

- 疼痛，神经性疼痛。
- 疲软，肌力分级评估。
- 感觉改变或丧失。
- 功能障碍。

检查包括以下几个方面。

- X 线检查，确定是否合并相关的骨骼损伤。
- 神经传导检查，区分神经损伤的严重程度。
- 磁共振成像，周围神经结构可视化。

（五）治疗和管理

损伤的程度、所涉及的神经、保守治疗或手术治疗的选择都将决定患者需要持续护理的情况。

对于严重的损伤如轴突断伤，患者可能需要数月才能知道损伤恢复及功能恢复的情况。患者需要医务人员采用整体护理管理的方法，给予专业的支持与帮助，包括提供关于受伤机制的详细说明，并为他们提供身体、心理、情感、精神和社会经济支持。

最严重的周围神经损伤（神经断伤）患者可能会因其损伤导致的残疾而面临生活改变，鼓励患者拥有积极的态度是很重要的，但应该告知他们对未来功能的真实期望。

神经修复后，可能需要用夹板强制固定一段时间，以防止神经吻合口和周围组织过度拉伸。由于肢体感觉障碍，皮肤麻木的地方很容易发生压疮，皮肤的观察和护理尤为重要。如果需要数周或数月才能恢复，关节僵硬可能是一个严重的问题，因此需要教患者进行被动关节锻炼来预防这种情况。

如果功能障碍是永久性的，患者可能需要安装矫形器来帮助其提高日常生活活动能力。患者肢体感觉丧失使他们面临烧伤和其他伤害的风险，需要进行感官再训练。

拓展阅读

[1] Wellington B (2014). Soft tissue, peripheral nerve and brachial plexus injury. In: Clarke S, Santy-Tomlinson J (eds) *Orthopaedic and Trauma Nursing*, pp. 265-75. Oxford: Wiley Blackwell.

二十四、挤压伤和创伤性截肢

（一）挤压伤的病理生理学

挤压伤是由钝性创伤引起的冲击区域下组织的压缩和空洞形成造成的损伤，包括软组织和骨骼损伤，以及潜在器官和结构的损伤。损伤不仅局限在组织结构，还包括组织的微循环，以及贯穿该区域的血流和神经损伤。

必须考虑以下几个问题。

• 由于血液供应障碍，常常发生坏死，严重损伤时，甚至会导致大面积组织死亡（坏死）。坏死的组织随着血液供应的恢复逐渐修复，恢复时间具有个体差异性。

• 大面积的坏死组织容易滋生厌氧细菌，包括可引起气性坏疽（产气荚膜梭菌）的微生物，导致严重的感染。

• 挤压伤受损肌肉组织中的毒素释放到血液中，导致一种罕见的疾病，即"挤压综合征"或横纹肌溶解综合征，引起急性肾损伤和其他器官衰竭。

• 潜在的骨折常合并严重的软组织损伤。软组织和器官损伤可导致严重疾病和死亡，需优先处理，再处理骨骼损伤。

（二）挤压伤的评估和管理

撤离现场时间延长可能会导致患者病情加重，通常是由失血性休克所致。挤压伤尤其是多发伤患者需要在重症监护病房进行主要的复苏和后续护理（见本章中"多发伤"）。

• 加强生命体征观察及肢体神经血管状况评估。挤压伤疼痛剧烈，疼痛的评估和管理同样重要，如果患者可以配合，需要阿片类药物镇痛和患者自控镇痛（见第 4 章中"患者自控镇痛和硬膜外镇痛"）。

• 生命体征稳定，即可对损伤本身进行明确的处理。如果肢体循环无法恢复，截肢手术可能是唯一的选择。

• 如果肢体微循环无障碍，或者可以恢复，首先处理软组织损伤，包括坏死组织的清创、组织修复，以及在整形外科团队的协助下进行皮肤和组织移植。

• 仔细的无菌清洗和伤口包扎可降低感染的风险，需要在手术室由整形外科医师进行。必须不断地评估伤口是否有感染的迹象（见第 5 章中"伤口感染"）。

• 骨折的处理与其他开放性骨折和粉碎性骨折的处理原则一致［见本章中"开放性（复合）骨折"］。软组织损伤情况改善前通常使用外固定架（见第 9 章中"对外固定患者的护理和教育"）。

• 在如此严重的组织损伤肢体中，骨筋膜室综合征是一个重要的潜在并发症（见第 5 章中"骨筋膜室综合征"）。

（三）创伤性截肢

创伤性截肢可发生在肢体挤压伤和爆炸伤之后，可通过以下 4 种方式发生。

• 肢体在意外事件发生时被完全或部分分离，

无法修复。

- 患者的肢体被困住，必须截肢才能把患者救出来。
- 肢体严重受损，无法存活，唯一的办法是在到达医院后立即截肢。
- 在受伤后的几天或几周内，损伤变得更加严重，需要截肢。

外科医生对创伤性截肢的残肢和伤口性质没有选择余地，这使得伤口愈合和康复比选择性截肢更困难，假肢的安装也更加困难。

专业医务人员对创伤性截肢有深入的了解，需要对患者提供熟练的心理支持，帮助患者应对突然失去肢体的困境。患者和家属没有心理准备，不得不把截肢当作一个突发事件来处理，这增加了他们已经遭受的创伤痛苦。当他们准备好时，可以与那些在类似情况下失去肢体并已经适应的患者交谈，并从中受益。

拓展阅读

[1] Greaves I, Porter K (2004). Consensus statement on crush injury and crush injury syndrome. *Accid Emerg Nurs* 12:47-52.

第9章

损伤管理
Injury management

Rebecca Jester　Julie Santy-Tomlinson　Jean Rogers　**著**

许蕊凤　金姬延　梅雅男　祝腾蛟　**译**

高远　李晓芳　谷思琪　陈静茹　孔祥燕　陈慧娟　李冰冰　**校**

吴新宝　鲁雪梅　孙　旭　胡雁真　夏京花　**审**

一、石膏概述

石膏固定已经使用了几百年，通过不同的材料固定受伤和畸形的肢体而使其愈合。骨折治疗通常是将患肢或身体某一部位固定在硬性石膏中，直到骨愈合或可以活动为止。因为材料成本相对较低，石膏（plaster of paris，POP）是目前使用最广泛的固定材料。自20世纪70年代始，合成石膏材料被引入作为POP的补充。研究显示这类材料的机械性能有很大的优点。然而，尽管有了这一技术的进步，石膏固定材料的应用技术多年来仍保持不变，只有少数新的实践。

（一）石膏的使用

石膏是由POP或合成材料制成的一种固定肢体的外壳，设计用于包裹肢体，在某些情况下，需固定更大的身体部分。它被用于骨折、手术部位或损伤位置的固定，直至这些部位愈合。石膏也可以持续使用以矫正关节畸形。其功能包括以下几个方面。

- 支撑骨折部位，控制骨折碎片的移动，缓解软组织受损。
- 稳定关节活动和缓解韧带损伤。
- 术后支撑和固定关节及四肢直到愈合，如神经或肌腱修复术后。

- 通过间断或持续使用石膏矫正畸形。
- 使软组织得到充分放松，缓解疼痛。
- 制作可拆卸夹板，以辅助进行渐进式活动及防止畸形。
- 防止敷料脱落及伤口的裂开。
- 有助于压力性损伤及足部溃疡的愈合。
- 制作身体局部模型，以便能够精确的制造矫形或假肢器具。

（二）石膏固定材料

石膏固定的材料有很多种，可以分为以下4类。

- 石膏绷带，是一种在纱布上浸渍了石膏粉末的绷带。经水浸泡后，短时间内石膏在热释放反应中结晶和硬化，具有很强的塑形能力。石膏绷带需要2～8min才能定形，24h内达到最大强度。虽然它比替代品便宜，但有一定的操作难度，而且在潮湿情况下塑形强度会变弱。
- 三聚氰胺树脂石膏，三聚氰胺树脂与水接触后凝固，增强了石膏的强度，并比石膏绷带更轻、更透光。
- 聚合材料，当树脂进行聚合时，树脂的小分子连接形成长链聚合物，这将树脂的状态从可塑性变为硬性。这一过程通常由水激活，也可由其他试剂激活。

- 低温热塑性塑料，这些材料具有随温度变化的特质，加热时柔软、可塑，冷却后变硬。

（三）石膏固定材料的选择

关于哪种石膏固定材料更合适有许多争议，通常取决于医师的偏好。尽管 POP 很常用，但它并不理想，因为它的强度较差、重量较重。它还对 X 线片的检查有干扰，并且需要很长时间才能完全干燥。一些患者喜欢 POP，因为它的边缘比合成石膏柔软，不容易损伤皮肤。POP 还有一个额外的优点，即价格便宜，如果发生肢体肿胀，可以很容易去除。而合成石膏具有更强的耐磨性且重量轻，有助于患者生活活动。但是它们不能用于有过敏史的患者，且施术者必须戴手套。

理想情况下，石膏固定材料应满足以下几点。

- 易于根据人体轮廓塑形，且操作便捷。
- 对患者和操作者无毒，使用时清洁。
- 不受液体影响。
- 对 X 线片检查无干扰。
- 易于安全拆卸和更换方便。
- 可渗透空气、气味、渗出物和水。
- 安全且不易燃。
- 轻而坚固。
- 价格便宜，有多种尺寸可供选择。

医务人员应根据循证实践和在医疗处方范围内对患者进行仔细评估后，选择最适合患者的材料。

二、石膏的安全使用

石膏固定是一项对施术者要求极高的操作，应由具有相关培训、教育、技能、经验且有资格证的人员进行操作。相关培训应包括以下几个方面。

- 肌肉骨骼损伤的知识及管理技能。
- 骨折愈合原则。

- 肌肉骨骼解剖。
- 石膏固定材料的性能和使用。
- 应用技术。
- 石膏的安全塑形、调整和移除。
- 石膏术后护理及其并发症预防和处理。

如果石膏固定应用不当，患者将面临受伤的风险，从而带来医患纠纷。石膏固定操作需要熟练的技术，最好由有经验丰富的医务人员来施术。那些不进行石膏固定操作，但需要照护石膏术后患者的人，也需要知道石膏固定是如何操作的以便有效地照护石膏术后患者。

（一）应用技术

应用石膏时应考虑以下原则。

- 仔细阅读使用说明及检查医用石膏。
- 在应用石膏前给予患者充分镇痛。
- 保证患者处于正确舒适的体位，以便应用石膏。
- 在应用石膏前，应充分评估患者的皮肤状况，有伤口或疼痛区域应仔细覆盖，并记录其情况。
- 应检查和记录肢体的颜色、运动和感觉。
- 保护患者、施术者和周围环境免受石膏材料和水污染。
- 去除所有饰品。
- 保证所有材料、人员和设备的可用性，以确保将石膏应用顺利进行。
- 充分告知患者石膏固定的过程并征得其同意，并取得他们的配合。
- 应小心使用弹力织物和（或）填充物，不得有褶皱，也不得太薄或太厚，应特别注意骨突起，如踝关节和胫骨嵴（弹力织物不应用于进行骨折手术或使用完整石膏的患者）。
- 石膏材料应根据制造商的使用说明按规定的时间和水温使用。水温至关重要，因为石膏材料的固化会引起放热反应，使用温度过高的水可能会导致烫伤。
- 石膏应快速并小心使用，以确保其不会太松或太紧。

- 石膏应用材料应根据肢体形状和所需石膏类型进行选择。
- 石膏应该使用手掌抚平而不是手指。
- 特别要注意的是，要确保石膏的起止位置正确，石膏不要太靠近膝盖后侧和脚趾底部等部位，保证重要关节的活动度，以便患者活动。
- 石膏的边缘应尽可能光滑平整，可翻转袜套（如果使用）以确保边缘光滑。
- 必须格外小心，确保石膏表面没有起伏或凹痕，可能会导致肢体受压或疼痛。

（二）石膏术后护理

石膏材料有不同的固化速率，所以医务人员告知患者石膏凝固时间非常重要。在此期间，应建议患者尽量保持肢体或身体部位的稳定。应检查并记录肢体的颜色、运动和感觉，并在应用石膏前后报告其变化。通常情况下，患者在石膏固定前不能负重，即使在石膏固定后也要根据医务人员的指示决定是否能负重。患肢应放在抬高垫上使其放松。石膏应该在最初的 48h 内保持裸露，促进石膏干燥。在石膏完全干燥前，应尽量少触碰，以避免凹痕。

建议患者保持石膏干燥。虽然有些石膏材料是防水的，但其下面的衬垫不防水。应告知患者，如果石膏变湿衬垫被水浸透就可能造成压力性损伤或溃疡。

患者的术后护理是非常重要的（见下文），患者需要充分了解如何护理石膏，可能发生什么并发症，如果发生并发症应该做什么，以及与谁联系。这些信息必须以口头和书面形式提供给他们，以确保他们遵守并执行。

三、石膏潜在并发症

适当且高质量石膏固定可使患者感到舒适，并使患肢得到良好的支持。有如下潜在并发症需要考虑拆除或更换石膏。

（一）石膏开裂、软化或破裂

如果石膏处理不当，就会发生这种情况。需要向患者进行口头和书面的指导，告知他们应该如何保护石膏。初次应用后，医务人员（或患者）必须每小时观察石膏是否有问题，直到石膏干燥。如果出现问题，在医师检查后可能需要加固或重新石膏固定。

（二）经石膏渗出

如果石膏敷在创伤或手术伤口上，就可能发生这种情况。最初，石膏应每小时观察一次，随着患者病情稳定和石膏干燥而减少观察频率。如果通过石膏看到渗液，应该标记出来，如果渗液增多或有异味，必须通知医务人员。

（三）循环和神经损伤

这可能是由于石膏应用不当或肢体肿胀造成的。硬性石膏内的肿胀会迅速导致肢体内压力增加（见第 5 章中"骨筋膜室综合征"）。这会影响血液循环和神经传导，及时采取措施防止不可逆损伤至关重要。患者应该及时提醒医师，以便采取措施。在肿胀消退之前，必须每小时观察肢体的颜色、运动、感觉、温度和毛细血管充盈情况。

（四）动脉压迫

医务人员应该检查四肢是否呈白色、蓝色或紫色（黑色是动脉损伤的晚期表现）。例如，手指按压脚趾甲床时，脚趾甲床不会恢复粉红色；手指活动受限和感觉疼痛等。应观察外周动脉搏动，如有变化应及时报告。脉搏消失也是一个晚期表现。

（五）静脉压迫

应观察患者肢体是否红肿、疼痛或肿胀。如有任何问题，应立即向医务人员报告。

（六）神经压迫

如有针刺、麻木和活动受限，必须立即报告。

（七）石膏管型综合征

这种情况可能发生在躯干、盆腔或腹部打石

膏的患者身上。有时称肠系膜上动脉综合征，通常被称为石膏管型综合征。它可能发生在长期仰卧位、佩戴脊柱矫形器，或者应用全身石膏的患者当中。若观察患者有呕吐、恶心和（或）腹痛症状，需立即通知医务人员。这种情况可能会发生在佩戴石膏后的几周或几个月，因此带着石膏出院患者需知道何时联系医院。石膏管型综合征被认为是由于脊柱过伸导致肠系膜上动脉和后主动脉之间的十二指肠受压而发生的。这导致十二指肠部分，甚至完全梗阻。为了避免这种情况，应在腹部区域石膏处开窗口，以允许饭后和体位变化时腹部膨胀。如果患者发生恶心或呕吐，应禁食，并进行胃肠减压。如有可能，改仰卧位为俯卧位，必要时拆除石膏。若这种情况没有得到及时处理，由于肠系膜上静脉阻塞可导致胃肠道出血和坏死，可能会引起患者死亡。

（八）压力性损伤 / 石膏溃疡

石膏下的溃疡可能是由于石膏使用不良、健康教育不到位或使用缓解石膏下皮肤瘙痒的物品所致。

对于以下方面需要进行关注。

- 石膏下疼痛和（或）烧灼感。
- 石膏局部有发热。
- 睡眠紊乱和烦躁不安。
- 肿胀消退后四肢再肿胀。
- 通过石膏或从石膏排出的带或不带刺激性气味的排出物。

可以将石膏松解或修整以观察该区域，但不应添加额外的填充物，因为这只会增加压力。可以在石膏上开窗检查，并修整开窗边缘处石膏以缓解窗口边缘的压力。若有皮肤破损，必须通知医务人员。如果不好观察到该区域，则可能需要进行石膏双瓣膜拆卸以方便观察。如果怀疑石膏内有异物，可以用 X 线片确认异物的位置，再决定是否拆除石膏或重新应用。

（九）关节僵硬

长时间被石膏固定的肢体和关节会变得僵硬。一旦石膏被摘除，通过适当的运动计划就可以克服这个问题。需要指导患者继续活动未被石膏固定的肢体，否则这些肢体也会变得僵硬。

（十）皮肤反应

石膏产生过敏反应很少见，所使用的填充物可能为过敏源或刺激物。患者通常有过敏史。观察的关键是皮肤瘙痒、非局部灼痛、水疱和皮疹。如果出现此类问题，必须通知医务人员，将石膏取下并更换不同类型的衬垫。

四、石膏护理

在应用石膏之后，让患者学会对石膏进行护理极其重要。患者通常可以在家庭成员的协助和卫生专业人员的指导下在家中进行自我护理。然而，石膏会使患者自我护理非常困难，当患者没有家人朋友协助或他们的运动功能受到严重影响时，就需要医务人员给予更多的帮助。

（一）石膏应用原则

这对医务人员非常重要。

- 确保患者感到舒适，将肢体抬高放在抬高垫上，防止石膏凹陷并保持其干燥。
- 检查石膏边缘，必要时进行修剪以确保关节可以充分活动。如果石膏还没有完全固定，可以用剪刀或小刀修剪。如果已经固定，可能需要电动石膏刀具。石膏一旦被修剪，修剪的边缘必须修整整齐，并将针织袜套套在适当的地方。
- 为了保持石膏的清洁和干燥，应该在可能接触体液区域的石膏边缘涂上防水胶带。
- 如果肢体有肿胀，可能需要对石膏进行开窗减压，但这应在医护人员的指导下进行，因为开窗减压术可能会干扰骨折位置。
- 应向患者和（或）陪护人员提供完整的书面和口头说明。
- 确保石膏及其应用细节都记录在护理记录中。

（二）护理记录

应记录以下内容。

- 石膏固定的日期和时间。
- 患者姓名。
- 疾病诊断和石膏基本原理及其指导。
- 石膏类型。
- 石膏应用目的。
- 石膏检查日期。
- 施术者姓名。

每一次石膏应用都必须记录在患者的护理记录中，每一次检查、调整、移除，以及所有并发症或不良事件也应进行记录。这确保了参与患者护理的每个人都能获得足够的信息，以确保安全操作。由于对患者的教育和建议至关重要，所以给患者的所有信息都要记录在案。

（三）教育患者和提供咨询

口头和书面信息都应该以患者能够理解的方式告知患者。任何特殊的情况都应向患者说明。至关重要的是，患者应了解石膏并知晓为什么应用它。患者需知道何时联系或返回医院，还应向护理人员提供信息以便能够尽早发现潜在的问题。护理人员应将适当的运动方案提供给患者及其照护者。对于腿部石膏固定的患者重要的问题是活动，如何使用助行器对这些患者也非常重要；所有患者出院前必须进行助行器使用的评估（见第 4 章中"移动辅助"）。

（四）自理能力丧失

一些佩戴石膏的患者可能会发现他们无法进行日常生活活动。当患者任何肢体被固定时，有些可能需要练习，有些需要慢慢适应。为了确保患者能够在家自我护理，需要通过多学科团队进行全面的评估。这将取决于以下几个因素。

- 患者既往自理能力水平。
- 患者能够接受与以前不同程度的自我护理。
- 朋友或亲属所能提供的帮助。
- 给出实用的建议。例如，如何在石膏固定后保持个人卫生。

如果日常生活活动受到严重影响，可能需要短期更换住所以便提供更高水平的护理。

（五）自我形象紊乱

有些患者很难接受必须佩戴石膏的事实，并且在移除石膏后，他们的肢体外观可能会使他们感到痛苦。明确解释移除石膏后肢体的外观，可以促进积极的自我形象调整。告知患者四肢的皮肤和毛发在几周后会恢复正常对患者也会有帮助。

五、石膏拆除

拆除石膏是一项需要技巧的工作，只能由具备安全操作技能和专业知识的医务人员进行。通常通过将石膏分为两瓣（沿石膏长侧将其切成两半）来去除。石膏必须完全分为两瓣，这样患者的肢体才能安全轻松地取出。用于拆除石膏的技术和设备应始终对患者和术者是安全的。沿着石膏切割的线应该用钢笔或铅笔在内侧和外侧做标记。纹线应避免骨突处，以减少皮肤损伤的风险。

当拆除石膏时，应遵循以下原则。

- 应从医务人员那里获得明确的书面指示。
- 应根据需要拆除的石膏类型对患者进行适当的体位安置，并获得知情同意。
- 应向患者提供清晰的说明，如有必要，应向患者演示实施过程和设备的使用方法。
- 使用的设备和技术不应损伤患者的皮肤。
- 患者应感到舒适，无任何疼痛。如果患者在手术前要求止痛，就应给予镇痛治疗。
- 拆除的石膏应固定在适当的位置，直到复查并由医务人员决定是否可以丢弃。

石膏可以用剪刀或电动石膏切割机（振动锯）切割。合成石膏需要用特殊的带有钨硬化刀片的剪刀和锯片。剪刀通常用于儿童，小型和上肢石膏。电动石膏切割机不能用在没有衬垫的石膏上，可能会导致石膏下皮肤损伤，任何人都不能保证皮肤一定不会损伤。在儿童身上使用电动切割机可能会因为噪声而吓到他们，所以最好使用剪刀。

（一）石膏剪的使用

石膏剪的刀刃从石膏和衬垫之间穿过。离石膏最近的手应保持与肢体平行，保持静止，以防止剪刀的尖端扎进患者的皮肤并划伤。然后用另一只手一起推剪刀切割石膏。两侧切割后，用扩张器轻松打开石膏，用绷带剪刀切割衬垫。填充物必须全部切割开。

（二）电动石膏锯的使用

电动石膏锯使用能往复运动的圆形刀片，刀片并不是圆周旋转运动，而是高速的往复运动来摩擦石膏。它只能用在干燥、有衬垫的石膏上，使用过程中需与石膏成直角，施加轻微的压力进行切割。然后沿石膏切割线在石膏上方或下方稍微高一点或低一点的位置重新切割。刀片不能在石膏上一个方向推动，因为可能会划伤皮肤；取而代之的是使用往复运动来切割石膏。与所有电器一样，石膏切割机不能湿手操作。如果出现以下情况，刀片可能会摩擦发热并灼伤皮肤。

- 长时间连续使用，特别是在合成材料上。
- 刀片是沿一个方向推动的，而不是使用来回往复运动。
- 衬垫很薄，患者可以感觉到热量。
  如果出现以下情况，可能是切割到了皮肤。
- 石膏上有血迹，因为衬垫可能会变硬，锯子可以直接锯穿。
- 肢体肿胀会使皮肤非常紧绷，很容易割伤。
- 刀片变钝或损坏。
- 石膏未加衬垫，操作不谨慎。

去除石膏会产生细小的粉尘颗粒，特别是使用熟石膏，会有吸入的风险。为了防止这种情况并遵守安全规定，应该使用真空清除系统。

（三）拆除石膏后的护理

医务人员要告知患者当石膏拆除后，肢体皮肤会呈现鳞片状及肌萎缩的外观。长时间佩戴石膏上层皮肤无法正常脱落，因此会聚集成片状黄色鳞片。由于肢体没有运动，肢体的肌肉失去了张力和体积。应建议患者轻轻清洗皮肤并晾干。在任何情况下都不应将皮肤撕脱。如果皮肤干燥，应使用甘油或保湿霜。

六、矫形器、器具和支具

矫形器是一个用来描述夹板、器具或支具的术语。矫形器或矫形装置是一种外部应用的装置，用于改变神经肌肉和骨骼系统的结构或功能特征[1]。其包括为弥补双腿不等长而穿的鞋，以及为支持不稳定的关节而佩戴的护膝。假体或假体装置用于完全或部分替代断肢缺失的功能或有缺陷的肢体部分[1]。例如，膝盖以下截肢后的假肢。支具师是创伤和矫形外科 MDT 的重要成员，在矫形器的评估、安装和维护方面提供专业的服务。支具师的角色包括以下几个方面。

- 向团队提供合适的假肢及矫形器的医嘱、规格、设计和采购建议。
- 对患者进行临床评估和检查。
- 矫形器及假体装置的设计、安装和评估。
- 向患者提供矫形器或假体装置信息和后续支持[1]。

（一）矫形器的使用目的

矫形器有多种功能，包括以下几个方面。

- 固定肢体以减轻疼痛和促进休息，如用夹板治疗重复性肌肉拉伤或关节发炎。
- 作为固定或平衡牵引的一部分，如在股骨骨折的腿上使用 Thomas 夹板。
- 预防和（或）矫正畸形，如为足下垂患者使用 Hartshill 夹板来支撑足部、脚踝和下肢。
- 稳定不稳定的关节，如护膝。
- 保持正确的姿势。例如，用鞋垫来矫正内翻 / 外翻畸形[2]。

（二）使用矫形器患者的护理

如果没有正确使用矫形器可能会因为压力和（或）摩擦力而造成压力性损伤。医务人员必须经常检查皮肤，确保能发现任何压力性损伤的早期迹象，如发红。及时报告矫形器师，以便及时调整或应用额外的衬垫。如果矫形装置使肢体肿胀会导致血管和（或）神经损伤。医务人员必须观察患肢是否有血液循环障碍的迹象，并检查患肢感觉和运动功能。患者需要得到口头和书面的建议，告诉他们如何护理他们的矫形器，以及如何识别如压力性损伤、血管或神经损伤等并发症。佩戴矫形器也会影响患者的形象，医务人员在提供患者心理支持和帮助患者适应佩戴矫形器方面有着重要角色。有关形象改变的更多细节，见第 4 章中"心理护理"。矫形器的调整只能由有能力和技能的医务人员来做，因为不适当的调整可能会给患者带来伤害。

参考文献

[1] British Association of Prosthetists and Orthotists (BAPA) (2008). *Guidelines for Best Practice*. https://www.bapo.com/wp-content/uploads/2019/06/BAPO-Standards-Best-Practice-2018-update.pdf

[2] Kneale J, Davis P (2005). *Orthopaedic and Trauma Nursing*, 2nd edn. London: Churchill Livingstone.

拓展阅读

[1] Royal Collage of Nursing (2015). Traction principles and application RCN guidance. London: RCN https://www.rcn.org.uk/professional-development/publications/pub-004721.

七、牵引概述

牵引是使用重物或其他设备施加拉力，用于控制骨骼和肌肉的疾病或损伤。要做到这一点，根据牛顿第三运动定律，每个拉力都有一个大小相等、方向相反的反作用力，反方向的牵引力（反作用力）也是重要的。牵引可以控制受伤部位，促进骨骼和软组织愈合。虽然它是基于简单的机械原理，但必须小心，因为牵引可能导致相应并发症的发生。

（一）牵引的作用
牵引可以用于以下几个方面。

- 预防 / 矫正因受伤或疾病引起的软组织收缩引起的畸形。
- 使患病或受伤的关节休息，尽量减少疼痛，并使其保持功能位置。
- 防止关节手术愈合过程中的软组织挛缩。
- 骨折愈合期间允许关节活动。
- 骨折或脱位后骨的复位、恢复和保持力线。
- 控制身体受伤部位的运动，以促进骨骼愈合。
- 缓解骨折和脱位后肌肉痉挛引起的疼痛。

（二）牵引的方法
- 手法牵引，拉力是手动施加的，通常用手施加力量。
- 皮牵引，在大面积皮肤上施加牵引力，牵引力通过软组织传递到骨骼。
- 骨牵引，通过金属针或金属丝将牵引力直接作用于骨骼。如果需要长时间保持牵引，并且需要更大的牵引重量，则使用骨骼牵引。

不同牵引的方法举例（图 9-1 至图 9-3）。

皮牵引和骨牵引有两种牵引力方式。
- 固定的牵引力，两个固定点之间有拉力，如 Thomas 夹板。
- 平衡或滑动的牵引力，牵引力在重物和患者自身体重之间，如 Hamilton Russell 牵引（图 9-2）。

有多种方法可以应用在这两种牵引形式。
- 固定的皮牵引。
- 滑动的皮牵引。
- 固定的骨牵引。
- 滑动的骨牵引。
- 固定和滑动的复合牵引。
- 改良骨牵引。

牵引形式的采用取决于患者病情或损伤情况。

（三）牵引的使用原则
- 连接身体的部分必须牢固。
- 必须有反牵引力来平衡牵引力。

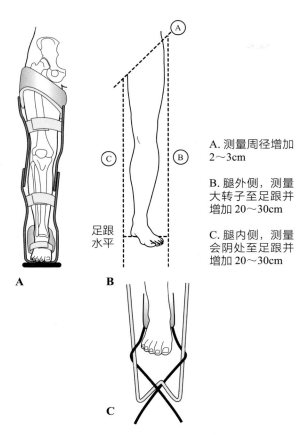

A. 测量周径增加
2～3cm

B. 腿外侧，测量
大转子至足跟并
增加 20～30cm

C. 腿内侧，测量
会阴处至足跟并
增加 20～30cm

足跟
水平

▲ 图 9-1　**A.** 用 Thomas 夹板固定的腿；**B.**Thomas 夹板的测量；**C.** 牵引绳与 Thomas 夹板的连接
经许可转载，引自 *Oxford Handbook of Clinical Specialties*, 8th edn.

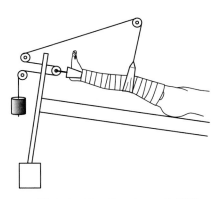

▲ 图 9-2　**Hamilton Russell 牵引**

• 牵引重量都应按医嘱要求并记录。
• 牵引绳与滑轮使用时须注意减少摩擦。
• 牵引设备和患者必须每 2～4h 检查 1 次，确保以下内容正常。
　➢ 牵引装置正常工作，且安全。

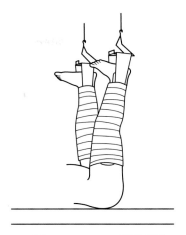

▲ 图 9-3　**Bryant 矫形牵引**

　➢ 患者没有出现任何不良症状。
　➢ 牵引一旦开始后必须保持。

　不正确的牵引会导致患者严重不适，甚至进一步加重损伤，延迟康复。因此，负责设置、维护和移除牵引的医务人员需熟悉牵引的应用原则，并对其力学有充分的了解。

拓展阅读

[1] Newton-Triggs N, Pugh H, Rogers J, et al. (2014). Key musculoskeletal interventions. In: Clarke S, Santy-Tomlinson J (eds) *Orthopaedic and Trauma Nursing: An Evidence-Based Approach to Musculoskeletal Care*, pp. 80-95. Oxford: Wiley-Blackwell.

[2] Royal Collage of Nursing (2015). *Traction Principles and Applications: RCN Guidance*. London: RCN https://www.rcn.org.uk/professional-development/publications/pub-004721.

八、皮牵引

　皮牵引是指使用胶带或绷带包裹大面积皮肤进行牵引。牵引作用于皮肤及肌肉，以产生牵引力（图 9-1）和反牵引力。它可以用于固定牵引（使用 Thomas 夹板）或平衡牵引（图 9-2）。皮牵引的目的是伸直和固定肢体，并协助保持正确的对齐位置。这利于骨骼、肌肉和关节愈合。部分类型的皮牵引方法在过去的几十年里的一直受到质疑，但它仍然在某些情况下使用。例如，在股骨近端骨折患者的术前疼痛护理中运用皮牵引备受争议。但是皮牵引仍是治疗 2 岁以下儿童股骨干骨折常用的方法，如 Bryant 或 Gallows 牵引（图 9-3）。Dunlop 牵引偶尔用于儿童上臂骨折（图 9-4）。由于牵引的使用频率较低和不受重视，牵引只能由拥有充足技能和知识的医务人员使用。

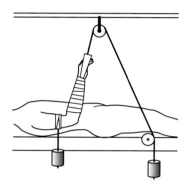

▲ 图 9-4　Dunlop 牵引

皮牵引的应用

用黏性或非黏性泡沫延伸物贴敷在损伤水平以下的肢体的两侧并连接距脚底 10cm 远的撑杆，延长部分用绷带固定。撑杆与牵引绳相连，牵引绳通过 Thomas 夹板或滑轮和砝码进行牵引。有时在大腿下放置吊带，进行平衡牵引，称为 Hamilton Russell 牵引（图 9-2）。黏性延伸物是最可靠的，不太可能滑落，但不能用于对黏合剂过敏 / 皮肤敏感的患者。定期检查患者皮肤，观察是否有过敏反应和其他皮肤损伤的迹象。在应用皮牵引时应注意以下几点。

- 对于皮肤脆弱、溃疡和撕裂、湿疹等皮肤疾病和血液循环不良的患者应避免使用皮牵引。
- 应该用衬垫保护足踝和胫骨嵴等骨隆突处。
- 绷带应牢固，但不能太紧。特别是膝盖后的区域不应该紧绷，因为该区域主要神经和血管靠近表浅位置。
- 髌骨不宜用绷带包扎，以便在物理治疗过程

中进行被动运动。
- 应该注意足跟处的跟腱，如果绷带过紧或没有使用衬垫，很容易受绷带压迫发生压力性损伤。
- 足底和支具之间应留出 10cm 的空隙，以便进行足部练习，以防止足下垂。

皮牵引的护理原则在牵引的日常护理中有描述（见本章中"牵引的日常护理"）。

拓展阅读

[1] Duperouzel W, Gray B, Santy-Tomlinson J (2018). The principles of traction and the application of lower limb skin traction. *Int J Orthop Trauma Nurs* 29:54-7.

九、骨牵引

骨牵引是将金属针插入骨骼，利用牵引绳和砝码直接对骨骼施加牵引（图 9-5）。骨骼牵引有时候用于减少骨折错位和维持下肢骨折的对齐。然而，这种方法并不常见，仅在其他骨折管理方法不可行的情况下使用。同样，医务人员必须熟悉应用和保养牵引系统以提供安全、有效的护理。

（一）牵引针和装置

牵引针的常见应用部位如下。

- 股骨上段（近端），用于治疗骨盆和髋部骨折。
- 股骨下段（远端），用于治疗股骨上段或中

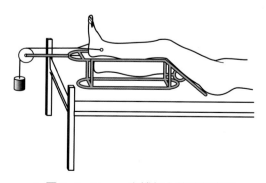

▲ 图 9-5　Braun 支撑架上的跟骨牵引

段骨折。

- 胫骨上段（近端），用于治疗股骨下段和膝关节周围骨折。
- 跟骨，用于治疗胫骨和踝关节骨折。
- 颅骨，用于治疗颈椎骨折。

主要使用以下两种类型的牵引针，Denham 针在插入骨骼的针尖有螺纹，而 Steinman 针没有螺纹。两个针的针尖都很锋利，因此必须垫上衬垫，以防止受伤。牵引弓通常应用于连接牵引针与牵引绳。所需的牵引重量应由医疗团队决定，并在患者病历中记录。

牵引可采用 Thomas 夹板（图 9-1）或 Braun 支撑架（图 9-5）来支撑肢体。重要的是，通过抬高床脚或使用 Thomas 悬挂式夹板提供反牵引。

（二）骨牵引的管理和护理

骨牵引只能在医师指导下进行。每周应由医疗团队通过 X 线检查来复查骨折的位置。牵引应持续进行，除非有医师要求或有医嘱，否则不得移除，因为可能会损伤骨折部位。

骨牵引过程中，因患者患肢不能活动，以及针和牵引装置的有创性，骨牵引的并发症发生率非常高。应遵循牵引护理的一般原则（见本章中"牵引的日常护理"）。

十、牵引的日常护理

除了对患者的日常整体护理外，以下内容也适用于牵引的日常护理。护理取决于患者是否有皮肤牵引或骨骼牵引，并应始终由有相关经验的医务人员提供。

（一）牵引的并发症

牵引并发症主要表现为无法活动和卧床（见第 4 章中"活动能力"）。注意受累肢体的皮肤，容易受到损伤。下列日常护理原则体现了保持安全和预防并发症的必要性。

（二）皮牵引的护理

- 所有牵引设备，如横梁和铰接夹具，应每天检查，以确保它们连接紧密，不会随着患者

的活动而松动。

- 每班人员和每次移动患者时都应检查牵引，特别是在物理治疗后或当患者进行 X 线检查后，因为牵引力可能已经发生改变。
- 至少每 4h 检查 1 次患者的皮肤以识别压力或摩擦的迹象。
- 应检查绷带，确保它们没有松动或滑落。
- 应检查牵引绳和绳结，以确保没有磨损或滑动，应使用防滑绳结。
- 所有的绳头都应该留短并用胶带绑好以免磨损。
- 应检查牵引绳的牵引情况，以确保能保持适当的拉力。
- 每班人员都要检查滑轮，以确保它们可以自由运行，最大限度地减少摩擦，并确保牵引力能有效地工作。滑轮还需要上油，以保证能在夜间自由运行，不产生噪声。
- 绳索必须固定在滑轮中，每个滑轮只能有一根绳索，以防止摩擦。
- 重量也需检查，以确保重量正确并在护理记录中记录。砝码不应该放在地板上或任何其他表面上，因为这影响牵引力的效率。
- 砝码也需要检查，以确保它们是自由悬挂。
- 观察骨折部位的情况，如防止远端下垂。
- 床上的辅助设备要固定在原位并远离患者，如床架。防止被褥压迫牵引绳，确保牵引绳自由运行。
- 应经常检查和维持反牵引力，以确保牵引力的有效性（图 9-2）。
- 应注意原位牵引，避免移动。

（三）骨牵引的护理

除一般护理外，骨牵引还需要以下护理（见本章中"针道护理"）。

- 如果使用牵引针，每班人员都要检查针道部位是否有感染迹象。
- 每班人员还需要检查牵引针是否出现松动或移位。

- 牵引针或牵引绳的尖端需要包起来以防止受伤。

（四）Thomas 夹板牵引的护理

上述护理原则均适用于 Thomas 夹板牵引，但仍需注意以下事项。

- Thomas 夹板应正确安装。
- 每班人员要检查夹板环下患者皮肤，并轻轻移动夹板环，防止压力性损伤。如果条件允许，可以教会患者在与夹板环接触的皮肤上轻轻抹油，这样有助于防止摩擦。但不能使用滑石粉，因为滑石粉受潮时会形成颗粒而产生压力。
- 保持皮肤清洁和干燥。
- 夹板环也应检查是否因为肢体肿胀而压力增加，稍微抬高床脚可能有助于消肿，但如果压力过大，可能需要更换夹板。
- 应检查腹股沟区是否受压，外展肢体可能有帮助。
- 使用便盆后应观察夹板环是否有污染，夹板如果有污染，必须更换。

十一、Thomas 牵引夹板

Thomas 夹板是一种长腿夹板，从臀部的一个环延伸过脚（图 9-1）。Thomas 夹板结合牵引，用于固定术前或术后患者的股骨骨折，或用于转运和紧急情况的搬动。

（一）如何测量和准备 Thomas 夹板

1. 选择 Thomas 夹板　选择 Thomas 夹板时最重要的是选择环的大小（图 9-1）。这个环可以是半环、全环或分开的环形组合。为了获取正确的尺寸，在患者健侧大腿的最粗处稍倾斜测量大腿周径，再增加 2cm，以将肿胀程度计算在内。Thomas 夹板有不同的长度，因此，为了获取正确的长度，需要测量患者腿内侧从会阴到足跟的距离，并在测量的基础上增加 20～30cm，以允许足背和足底屈曲。然后测量腿的外侧，从大转子到脚跟，再加 20～30cm。Thomas 夹板可以用

于左腿或右腿；从环的末端看夹板，夹板的内侧就会更短。以上述方法可获取夹板尺寸，但在应用夹板时，以防万一，最好同时备选小一号及大一号的夹板。

2. 准备 Thomas 夹板　应该用棉布带或其他织物缠绕夹板提供足够的刚性来支撑腿。吊索环绕在两侧，并使用安全别针横向固定。不能使用弹性绷带，因为它们不能给骨折部位以足够的支持。应在被覆盖的夹板上放置一层毛毯，并在骨折部位下放置一个垫子作为支点。

Thomas 夹板现在可以用于皮肤或骨骼牵引。

（二）Thomas 夹板和皮牵引

应先给患者适当止痛药物以缓解疼痛，然后再进行皮肤牵引来缓解疼痛。黏合剂或非黏合剂，应在使用手法牵引保持肢体时使用（见本章中"牵引概述"）。当牵引到位时，应让膝关节适当活动，防止腓神经压迫。牵引到位后就则可以应用 Thomas 夹板。需要提醒患者可能会疼痛，但时间较为短暂。操作需要两人完成，一人抬腿和保持牵引，一人用来滑动夹板到合适的位置。夹板应该刚好贴合腹股沟并对着坐骨结节。

完成牵引　牵引绳应连接在夹板上，并固定在外侧杆的下方和内侧杆的下方（图 9-1），以防止横向旋转。如果需要固定牵引，可以用垫板来补充松弛处，并能够维持和增加牵引力。如果需要滑动牵引，床尾可抬高，牵引绳可固定在床末端的牵引装置上。应评估患者的舒适度和疼痛程度。需要用 X 线检查骨折位置，以相应改变牵引力大小。

（三）Thomas 夹板和骨牵引

实施手术时应告知患者并征得患者同意。施加骨骼牵引（图 9-5），也可以应用金属环（图洛克布朗环），使其与肢体保持直线。然后，平衡或滑动的骨牵引将与 Thomas 夹板一起应用。如果患者在牵引过程中需要膝关节进行屈曲等可控制的活动，也可以使用 Pearson 护膝。此外应进行 X 线检查骨折的部位。

（四）使用 Thomas 夹板后的护理

患者的护理应与其他牵引方案相同（见本章中"牵引的日常护理"）。还需要考虑下列其他问题。

- 夹板环护理，Thomas 夹板上的环需要在每次护理患者时进行检查，至少每 2h 检查一次保持环下皮肤清洁干燥，可轻轻将环移离患者皮肤，这样可以缓解皮肤压力，以确保没有压力性损伤的形成。如果夹板环定位不正确，或者由于患者肢体肿胀而变得太紧，则会出现压疮；该环可能需要去除和更换，或者完全摘除夹板，以便压力性损伤愈合。不应该在环下填充敷料，因为这样会增加额外的压力。

- 腹股沟检查，在腿外展和更换夹板时观察腹股沟区域的压力。

- 骨折位置情况，应检查夹板和填充物，以确保骨折部位得到持续良好的支撑。如果有任何疑问，需要进行 X 线检查。

- 肢体肿胀，必须检查患者腿部肿胀减轻或增加后，Thomas 夹板是否过松或过紧。

如果出现这种情况，夹板需要更换为相应的更小或更大的夹板。

现在有一种新型带环的夹板，如果患者的腿肿胀或肿胀消退后，它可以随之改变。这就避免了通过移除夹板来进行调整。

拓展阅读

[1] Gray B, Santy-Tomlinson J (2018). The Thomas' splint: application and patient care. *Int J Orthop Trauma Nurs* 30: 20-2.

[2] Royal Collage of Nursing (2015). *Traction Principles and Applications: RCN Guidance*. London: RCN https://www.rcn. org.uk/professional-development/publications/pub-004721.

十二、外固定

外固定是指手术应用金属器械（如金属针或金属丝）穿透骨皮质并连接到外部金属框架的技术（图 9-6 和图 9-7）。它被用于复杂骨折的手术、矫形手术、肢体重建和肢体延长等手术。金属丝或针可以将骨骼固定到外部金属框架中，在骨折或手术部位的上方和下方提供骨骼支撑。通过外部框架可操纵骨折或截骨的位置。这种装置可以避开伤口和受损的软组织并能提供骨骼的稳定性。这使得患者在骨骼愈合前患肢可以负重。由于负重可以增加骨愈合和生长的速度，因此外固定常用于复杂骨折和畸形的处理。

固定架装置主要有以下两种类型。

- 单侧固定器包括使用半针穿透骨骼并止于第二层骨皮质（图 9-6）。

- 圆形固定器使用细孔钢丝穿透软组织和骨骼，并连接到一个用横杆连接圆环的圆形框架上以维持支撑（图 9-7）。

并发症

当骨愈合前，外固定装置可能需应用数月。主要并发症是针道伤口感染（见本章中"针道护理"）。固定针、钢线和固定器等部分可能会松动，患者能意识到这种情况并知道如何联系他人寻求帮助十分重要。患者应尽可能多活动，以防止不活动引起的并发症。在极少数情况下，钢针或钢线会断裂。在针靠近关节的地方会发生关节

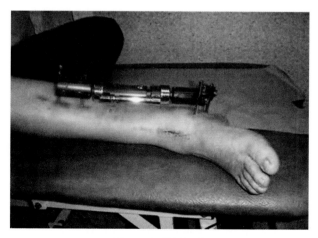

▲ 图 9-6　单侧固定器
经许可转载，引自 Hannah Pugh 和 Anna Timms, Barts 及 the London NHS Trust 2010.

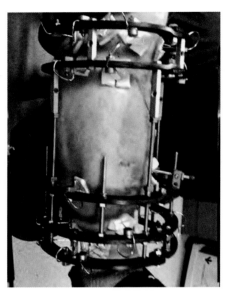

▲ 图 9-7　圆形（Ilizarov）固定器
经许可转载，引自 Hannah Pugh 和 Anna Timms, Barts 及 the London NHS Trust 2010.

僵硬或挛缩。在下肢有外固定装置时也会发生足下垂，特别是脚踝周围有固定针或金属丝固定在有肌腱或肌肉的地方。这可以通过良好的足部支撑、运动和物理治疗来预防。保持关节屈曲对患者来说可能更舒适，但应避免此动作。枕头避免放在膝关节下方，这会导致屈曲畸形。关节，特别是脚踝部和膝部，应固定为中立位，直至可活动。

十三、对外固定患者的护理和教育

外固定的大部分护理将在患者家中进行。患者和照护者需要被告知如何进行外固定装置的护理，并定期与医院团队联系，得到护理和支持。有些患者需要花比其他人更长的时间来学习外固定护理知识。结构化的教学课程和清晰、简单的信息小册子通常很有帮助。能够通过电话联系医疗团队以寻求帮助至关重要。

外固定的部分目的是让利用外固定架保持骨折在原位而患者能进行活动。外科医师和物理治疗师将告知患者能够进行多大程度的活动，以及患肢能够承受多大的重量。最初，患者可能不愿意按照要求进行负重，他们需要拐杖等助行设备的帮助，也需要 MDT 综合治疗的帮助。在患者建立信心之前，可能需要定期去医院就诊。固定针周围区域的疼痛是一个重要的问题，可通过准确的疼痛评估、镇痛、休息和抬高来帮助管理疼痛，有效的疼痛管理使患者能够早期活动。当进行肢体重建和肢体延长时，将需要每天调整框架。患者和护理人员在进行此项操作时必须受到密切监督，直到他们对此有信心为止。

个人卫生和服装调整是护理的重要方面。必须告知患者要保持外固定器清洁和干燥。虽然允许患者在针道部位护理前淋浴，但应避免外固定弄湿。在运动时，应尽可能穿结实的鞋。最好在外固定器上覆盖上衣服以防止损坏。灰尘和其他环境污染物可能导致针道发生感染。由于外固定体积庞大，在公共场所，许多患者喜欢把外固定遮盖，这种情况下就需要调整衣服和鞋类，并提供衬垫，以防止外固定的尖锐部分损坏皮肤、床上用品、家具等。对于行动不便的患者，需要对日常生活进行适应性训练以保持独立性。

心理护理

无论是术前还是术后患者及其家属都需要尽可能多的帮助。使用外固定导致患者生活烦琐。许多患者受益于其他使用或曾经使用过外固定器患者的交流分享其经验，并需要医疗团队的持续支持。外固定的外观和相关的针道伤口会对患者及其周围的人产生心理影响，身体形象也会受到影响。工作人员和护理人员需要对此格外注意，在极端情况下，由于固定的存在和对患者生活的潜在影响，患者可能会产生抑郁。

拓展阅读

[1] Newton-Triggs N, Pugh H, Rogers J, et al. (2014). Key musculo-skeletal interventions. In: Clarke S, Santy-Tomlinson J (eds) *Orthopaedic and Trauma Nursing: An Evidence-Based Approach to Musculoskeletal Care*, pp. 80-95. Oxford: Wiley-Blackwell.

十四、针道护理

外固定、骨牵引和某些形式的骨科手术需要使用外突出（经皮）针或金属丝将器械固定到骨骼上。由于有针或金属丝穿过皮肤，伤口经常受到异物炎症性反应的影响。这意味着，以伤口愈合为目标的标准伤口护理不一定有效。针道感染是外固定架最常见的并发症，预防针道感染是外固定架护理的重要内容之一。

（一）针道的伤口护理原则

虽然只有少量可靠的研究证据作为外固定针道护理的基础。但重要的是，医务人员要掌握最新的研究及伤口管理原则。必须遵循以下伤口护理原则。

- 针道部位应尽可能少被触碰，每周清洗和矫正一次足够（利于手术后伤口愈合）。
- 医护人员应在伤口护理过程中保持严格的无菌技术，并向患者或照护者传授清洁包扎技术。
- 每个针道部位应使用浸泡有消毒剂和酒精溶液的无脱落纱布轻轻清洁。
- 结痂无须去除，但可能会脱落，可通过上述的温和清洁过程来预防脱落。
- 伤口应用无菌的、不脱落纤维的敷料包扎针道周围。
- 敷料应使用绷带、吊带或夹子等装置固定。这可以对针道周围皮肤区域施加一定压力，以防止针在皮肤内上下移动或导致皮肤"隆起"，防止皮肤下形成死腔，抑制细菌生长。

（二）患者和照护者的教育和支持

让患者自行负责的针道护理可帮助其保持独立性，并尽可能减少其他人员进行伤口护理以降低感染风险。不愿或不能自行处理伤口的儿童和成人也可由特定的家庭成员或其他照护者处理伤口。重要的是，让患者及照护者充分参与到伤口护理中，并理解伤口护理的基本原则。保持手卫生在控制感染方面十分重要。应使用附有清晰图解或照片的简单宣传册，以补充口头示范。患者还需要了解伤口感染的潜在后果，如果由于严重

感染则不得不拆除固定针，最终会导致外固定失败。针道部位感染可能导致骨髓炎（骨感染），骨髓炎很难根除治疗（见第 6 章中"骨髓炎"）。

（三）识别感染

教育的一个重要方面是确保患者和照护者都能及时识别针道部位发生感染，其目的是为了使感染能够及时得到治疗，防止扩散成为严重感染。区分感染引起的炎症反应和因针道引起的正常、持续炎症反应也至关重要。医务人员、患者和照护者需要注意的针道部位感染症状如下。

- 针周围的疼痛增加，新的疼痛不同于以前并且比固定针导致的疼痛更剧烈。
- 针尖周围发红开始加重并扩散。
- 化脓性分泌物，少量透明、黄色的分泌物是正常的。然而，当出现感染时，分泌物可能增加或变成脓性的（混浊、奶油色或棕色）。没有脓液并不意味着没有感染，并不是所有的病原微生物都会产生脓液。
- 一些患者可能会主观感觉不适，就像感冒或流行性感冒一样。

立即采集伤口拭子进行培养可能没有结果，因为感染开始时仅能识别平时存在于皮肤的共生细菌，可能会延误治疗。

（四）治疗感染

感染往往是不可避免的，许多患者在固定期间会发生多次感染。任何感染都应尽快得到治疗，以免加深或扩散。大多数感染是由金黄色葡萄球菌引起的，因此，建议按疗程口服合适的抗生素。对抗生素不敏感的感染可能是由一种不常见的微生物引起的，用伤口拭子进行培养和药物敏感性检查是有帮助的。当感染发生时，需要增加伤口护理的频率。

拓展阅读

[1] Royal Collage of Nursing (2011). *Guidance on Pin Site Care*. London: RCN https://www.rcn.org.uk/professional-development/publications/pub-004137.

第 10 章

局部肌肉骨骼损伤
Regional musculoskeletal injuries

Rebecca Jester Julie Santy-Tomlinson Jean Rogers **著**

许蕊凤 金姬延 梅雅男 祝腾蛟 **译**

高 远 李晓芳 谷思琪 陈静茹 孔祥燕 陈慧娟 李冰冰 **校**

吴新宝 鲁雪梅 孙 旭 胡雁真 夏京花 **审**

一、脊柱骨折

在严重创伤如高空坠落、爆炸、极限运动或道路交通碰撞后，脊柱可能会发生损伤。一个例外情况是由于骨质疏松症导致的骨折，脆性骨折，是指椎体在相对较小的创伤后因骨强度较差而塌陷。

（一）损伤的类型和机制

除了最严重的事故外，脊柱可保护脊髓免受损伤。

常见的脊柱骨折类型包括以下几个方面。

• 椎体爆裂、楔形和压缩性骨折。

• 椎骨骨折移位。

• 安全带引起的损伤，导致脊柱过度屈曲 / 伸展，通常在颈部。

（二）不稳定和稳定损伤

脊柱由相互连接的骨结构维持稳定。该结构由一系列复杂的韧带支撑，这些韧带将骨结构结合在一起并富有灵活性。这些韧带的综合损害会导致脊柱不稳定，骨折和脱位可导致脊柱移位并使脆弱的脊髓受到创伤。脊柱骨折分为稳定型骨折和不稳定型骨折。

"稳定"骨折是指不太可能发生移位以致后续脊髓损伤的骨折。不稳定型骨折更容易发生移位。不稳定可能是由于骨损伤或韧带损伤导致脊柱断裂，通常两者兼而有之。脊柱及其每个椎骨分为以下 3 个"柱"。

• 前柱，包括椎体的前半部分和前纵韧带。

• 中柱，包括椎管后壁和椎体的前部，以及后纵韧带和环状韧带后部。

• 后柱，这对稳定性至关重要，包括神经弓、椎弓根、棘突和后方韧带。

不稳定性损伤在中柱合并前柱和后柱受累时最常见。

（三）护理和管理

如果怀疑脊柱骨折，应在急诊科进行全面的医疗检查（见第 3 章中"脊柱评估原则"）。脊柱 X 线片辅助判断骨折的稳定性。除非另有证明，否则应假定为不稳定型脊柱骨折。如果患者处理不当，当前未影响脊髓的不稳定损伤可能会移位并导致脊髓损伤。如果存在压迫脊髓的不稳定损伤，进一步活动可能会导致损伤恶化（见第 3 章中"脊髓评估原则"）。

脊柱"制动"是至关重要的，直到对损伤进行了全面评估，并且得到了上级医师的准许后才能将脊柱固定装置移除。脊柱"制动"可使用脊柱板、颈托、支具和绑带，以防止脊柱移动，并在评估和护理时保持其解剖位对齐。脊柱固定术必须小心进行，并检查对皮肤受压情况。在移除脊柱固定装置之前，"排除"颈椎的损伤尤为重要，通过颈椎的正侧位 X 线检查来完成。X 线片必须包括 C_7 的清晰视图，因为肩胛骨的位置，可能很难看清楚。

为了便于全身部位的体格检查和护理，所有疑似或实际患有不稳定型脊柱骨折的患者都应由经验丰富的工作人员进行检查。轴线翻身以一种非常可控的方式将患者从一侧到另一侧进行轴线运动，以保持脊柱解剖位对齐，防止脊髓损伤[1]。该过程应由一名经验丰富的团队成员指挥，并负责患者的头部。该团队还需要至少 4 名其他成员。

稳定型骨折通常需要短时间内卧床休息，直到疼痛减轻，然后在物理治疗师指导下逐渐开始活动。在骨折愈合之前可以使用脊柱支具帮助控制疼痛和保持正确的姿势。有时需要手术矫正脊柱畸形。

伴有或不伴有脊髓损伤的不稳定型脊柱骨折均需要固定。这可以通过使用连接杆、螺钉或融合器对骨折进行切开复位和内固定来进行。脱位和半脱位需要在麻醉下复位。

不稳定型骨折的保守治疗需要较长时间，6～12 周，直至骨折愈合。对于腰椎和胸椎损伤，需要平卧并使用轴线翻身进行护理。专用翻身床可以协助进行皮肤、卫生、肠道和膀胱的护理。仔细的护理在任何情况下对患者来说都是至关重要的，这必须确保脊柱始终保持解剖位对齐。在颈椎损伤的情况下，可以使用连接到颅骨的牵引器进行颈椎牵引。活动颈部时必须小心。随后可能会佩戴一段时间的 Halo 头环牵引，使患者可以在控制颈部运动的同时进行活动。

参考文献

[1] da Cunha Rodrigues IF (2017). To log-roll or not to log-roll-that is the question! A review of the use of the log-roll for patients with pelvic fractures, *Int J Orthop Trauma Nurs* 27: 36-40.

二、脊髓损伤

脊髓损伤（SCI）可由直接外力引起。例如，刀伤或枪伤造成的穿透伤或脊柱肿瘤的压迫，但更常见的是间接外力，包括以下几个方面。

- 强迫性屈曲损伤（外伤），快速、意外的撞击或减速（最常见）。
- 强迫性过伸损伤，上下楼梯摔倒。
- 压缩性损伤，从高处坠落 / 跳跃，跳入游泳池。
- 低处坠落，＜ 6m。
- 减速时的屈曲和旋转运动。

SCI 的影响取决于损伤的程度，与腰椎损伤相比，颈椎损伤对感觉 / 运动的影响更严重。SCI 可分为完全性 SCI 和不完全性 SCI。在完全性损伤中，损伤水平以下失去运动或感觉功能。不完全性 SCI 会在损伤下方有部分运动和（或）感觉功能。患者也可能出现脊柱骨折或半脱位 / 脱位，但脊髓没有损伤（见本章中"脊柱骨折"）。

在英国，SCI 的发病人数为每年 500～700 名[1]。20—30 岁的年轻男性最常受影响。SCI 对患者及其家人和朋友都是毁灭性的打击。因此，医护人员在护理和治疗的所有阶段都承担着重要的角色，这些阶段从疑似 SCI 的最初评估到康复阶段并帮助患者适应他们自身的残疾。良好的心理支持是必不可少的（见第 4 章中"心理护理"）。脊髓损伤患者的护理 / 治疗原则包括以下几个方面。

- 在确诊除外前，所有经历过多重创伤和（或）失去知觉的患者都应疑诊 SCI（见第 8 章中"多发伤"）。
- 一旦 SCI 患者确诊且病情稳定后，应将他们转移到脊髓损伤专科中心，由专业的医护人员和设施为其提供护理和康复服务。根据损伤程度的不同，恢复和康复可能需要数月的时间。

- 疑似或确诊 SCI 的患者应避免移动，除非工作人员经过专业培训；或不转移患者会出现生命危险。
- 在进行初步评估和治疗时，应使用颈托固定颈椎。

脊髓损伤后的应急处理和康复细节见本章中"疑似脊髓损伤的应急管理"。

参考文献

[1] Harrison P (2000). *Managing Spinal Cord Injury: Critical Care: The Initial Management of People with Actual or Suspected SCI in High Dependency and Intensive Care Units*. London: Spinal Injuries Association.

扩展阅读

[1] Bellinger N (2007). Rehabilitation of patients with spinal cord injury. In: Jester RF (ed) *Advancing Rehabilitation in Nursing*, pp. 171-84. London: Blackwell Publishing.

[2] Committee on Spinal Cord Injury and Board on Neuroscience and Behavioral Health (2005). *Spinal Cord Injury: Progress, Promise, and Priorities*. Washington, DC: National Academies Press.

[3] Harrison P (2000). *HDU/ICU: Managing Spinal Injury: Critical Care*. London: Spinal Injuries Association.

[4] Papathomas A, Robinson J (2017). *The Very Alternative Guide to Spinal Cord Injury*. Sheffield: Easy On The Eye Books.

[5] Wang KW (ed) (2019). *Neurotrauma: A Comprehensive Textbook on Traumatic Brain and Spinal Cord Injury*. Oxford: Oxford University Press

三、疑似脊髓损伤的应急管理

当怀疑是 SCI 时，应立即对患者进行评估，以确定损伤的性质。这被称为"鉴别诊断"（见本章中"脊柱骨折"），一旦患者排除了损伤，就不需要再固定脊柱。未能排除颈椎损伤会对患者造成严重的后果，导致继发性脊髓损伤甚至死亡。所有可能发生脊髓损伤的创伤患者，在改变其体位之前，必须由上级医师正式确认排除脊髓损伤。

如果患者失去意识，医师必须怀疑有颈椎损伤，除非由下列医师根据脊柱影像学排除。

- 脊椎或骨科或神经外科主任医师。
- 咨询创伤小组组长。
- 急诊主任医师。

昏迷患者可能发生脊髓损伤的特征如下。

- 松弛性瘫痪（反射缺失），尤其是直肠括约肌松弛。松弛性瘫痪是一种临床表现，其特征是虚弱或麻痹，肌张力降低，没有其他明显原因，如肠道外伤。
- 神经肌肉反射消失。
- 腹式呼吸。
- 肘部可以弯曲，但不能伸展。
- 锁骨上方疼痛，但下方不疼。
- 低血压伴心动过缓，尤指在无低血容量的情况下。

（一）评估

- 如果患者有意识并且可以交流，则应记录完整的病史，尝试找出疑似 SCI 的机制或原因。或者，应向任何目击者或院前医务人员寻求有关伤害原因的信息。
- 应由资深医务人员对疑似 SCI 患者进行评估。

在检查颈部时，医师应该"视、触，但不要移动患者"[1]，因为检查头部和面部是否有外伤指征时可能会对脊柱产生间接作用力。之后触诊颈部是否有畸形 / 压痛的迹象。应该检查整个脊柱并进行触诊，查看是否有损伤、畸形、瘀伤和压痛。检查脊柱时，须由经验丰富的团队来对患者实施轴线翻身（配有颈托固定），最有经验的成员稳定头部和颈椎。随后对患者进行全面的神经系统检查，其中包括以下几个方面。

- 使用格拉斯哥昏迷评分（GCS）确定意识水平（见第 8 章中"创伤救治原则"）。

- 评估每个皮节和肌节的运动和感觉功能。
- 测试腱反射。
- 评估脑神经功能。

（二）临床检查

临床检查将由资深临床专家根据病史和患者检查结果决定，可能包括以下几个方面。

- 脊柱成像（见下文）。
- 全血细胞计数、肾功能检测、肝功能检测、红细胞沉降率、C 反应蛋白、血糖和血型鉴定配对。
- 12 导联心电图。

（三）影像学诊断

在多发性创伤患者中确诊 / 排除脊髓损伤所需的图像类型取决于两个因素，患者的 GCS（见第 8 章中"创伤救治原则"）和心肺状态。

多发伤合并心肺功能不稳定，同时 GCS<9 分。

- 全颈椎 CT（C），脊柱。
- 胸部 CT〔含胸椎（T），脊柱〕。
- 腹部 / 骨盆 CT〔包括腰椎（L），脊柱〕。
- CT 异常 / 不清楚区域。

多发伤不合并心肺功能不稳定，同时 GCS<9 分。

- 胸椎侧位 X 线片。
- 胸椎正位 X 线片。
- 腰椎侧位 X 线片。
- 腰椎正位 X 线片。
- 全颈椎 CT。
- CT 异常 / 不清楚区域。

多重创伤不合并心肺功能不稳定，同时 GCS>9 分。

- 颈椎侧位 X 线片。
- 颈椎正位 X 线片。
- 胸椎侧位 X 线片。
- 胸椎正位 X 线片。
- 腰椎侧位 X 线片。
- 腰椎正位 X 线片。
- 枕骨至 C_3 CT 区域。

- CT 异常 / 不清楚区域。

参考文献

[1] Blom A, Warwick D, Whitehouse MR (eds) (2017). *Apley's Concise Orthopaedics and Trauma*, 10th edn. London: Hodder Arnold.

四、脊髓损伤患者的护理和管理（一）

一旦对患者进行评估并确诊为脊髓损伤，应遵循以下护理原则。

- 尽快转移到最近的脊髓损伤中心，康复过程可能需要 6 个月至 1 年，这取决于损伤程度、患者的积极性和并发症的发生情况。
- 有效的跨专业合作，与患者及其家人合作制订康复计划。
- 通过手术固定骨骼损伤。
- 早期发现和治疗并发症。
- 为患者及其家人提供心理支持。

SCI 后可能会发生多种严重的、危及生命的并发症。

（一）神经源性休克和脊髓休克

神经源性休克和脊髓休克是脊髓损伤后的常见表现特征。医务人员必须考虑到所有形式的休克，尤其由重大创伤造成的损伤。

1. 神经源性休克 这是由于脊髓中下行交感神经通路受损所致。

体征包括血管舒缩张力丧失，心脏交感神经支配丧失。这导致血管内血液淤积，并引起严重的低血压。由于失去交感神经张力，患者可能不会出现心动过速，甚至出现心动过缓。这不是真的低血容量，需要严格控制液体量，以免患者血容量超负荷。

2. 脊髓休克 这是指在受伤后发生的神经源性病症，是由于脊髓挫伤、肿胀造成的。这种情况可以在受伤后持续 6 周。

体征包括 SCI 患者可出现脊髓休克，这可能会损害他们的心血管状态和稳定性。所有颈椎和上胸（T_6/T_7 以上）损伤的患者在气管刺激下都会出现心动过缓和无对抗性血管迷走神经反射，通常出现在无心脏交感神经支配的区域，即 $T_2 \sim T_4/T_5$。经气管插管吸痰时需要小心，因为在吸痰过程中过度刺激迷走神经可能会导致心源性晕厥和心脏骤停。静脉注射液体时应谨慎执行。在早期治疗中需要谨慎使用利尿药。

（二）二次 SCI 损伤

需要小心处理，以防止继发性脊髓损伤，并预防压疮。

西北米德兰兹重症监护网络（North West Midlands Critical Care Network，NWMCCN）建议如下。

- 在到达急诊室后 20min 内将患者从平板上移开。
- 使用带有安全头部装置的脊柱板将患者转移到平面。
- 在所有翻身、操作和转移动作中都应保持脊柱对齐。
- 所有患者必须评估压力性损伤评分。
- 所有脊髓损伤和（或）复杂和多处脊柱损伤的患者应在 24h 内在脊柱床上治疗。禁止使用动力 / 充气床垫。
- 对于机械通气的患者，病床能保持的最大倾斜角度不得超过 15°，患者必须保持水平 / 平放。
- 特殊情况除外，头部受伤或呼吸系统受损的患者需要优先进行神经系统或通气方面的护理。

（三）自主神经反射障碍

SCI 患者有自主神经反射障碍的风险。这是一种危及生命的高血压反应，可能是由基本问题（如膀胱充盈）诱发。密切监测患者病情变化至关重要。

- 评估患者的风险或反射障碍史，包括评估损伤程度，受伤时间和既往症状。
- 在主治医师的指导下，适当抬高、倾斜床头。
- 使用硝酸甘油喷雾剂或片剂。

（四）自主神经反射障碍的典型特征

血压突然不受控制地升高，伴有交感神经过度兴奋。

- 收缩压可达 250 ~ 300mmHg
- 舒张压可达 200 ~ 220mmHg。

自主神经紊乱的其他特征各不相同，但可能包括以下几个方面。

- 头痛欲裂。
- 出汗或发抖。
- 焦虑。
- 胸闷。
- 视力模糊。
- 鼻塞。
- 在脊柱损伤部位以上出现斑片状皮疹或皮肤潮红（由于副交感神经活跃导致）。
- 损伤水平以下出现寒战并伴有鸡皮疙瘩（由于交感神经活跃）。

五、脊髓损伤患者的护理和管理（二）

SCI 会导致许多身体系统的并发症。

（一）心血管保护

脊髓损伤患者可出现脊髓休克，这可能会损害其心血管状况，影响其稳定性。潜在病因是高位脊髓病变中压力感受器反射和基底交感神经张力的丧失。所有 T_6/T_7 以上部位的损伤对气管刺激反应均会出现心动过缓及非对抗性血管迷走神经反射。上述问题出现在无心脏交感神经支配的区域，即 $T_2 \sim T_4/T_5$ 的损伤。需要采取以下措施。

- 遵医嘱应用阿托品以缓解心源性晕厥或极度心动过缓。
- 合理输液，向资深医师寻求建议。
- 脊髓损伤患者无法自主调节温度（称为变温），体温往往比没有损伤的患者低 1℃，谨慎使用升温装置。

（二）呼吸道护理

肺部并发症对脊髓损伤患者有显著影响。

- 所有脊髓和脊柱损伤患者都应采用仰卧位治疗。如需机械通气，床头可抬高 15°（或更多，应根据多学科团队病例讨论结果决定）。
- 密切监测患者呼吸窘迫 / 疲劳的迹象，监测缺氧和高碳酸血症。
- 患者必须每 2～3h 翻身 1 次。与呼吸治疗师共同制订通气方案。
- 在适当情况下，采用诱发性肺活量测定法和无创通气作为治疗干预。所有患者应转诊进行物理治疗，启动预防方案，如辅助咳嗽。

（三）胃肠道保护

迷走神经过度活跃会增加黏膜溃疡的风险（在重度损伤患者中）。患者腹胀的风险增加，导致横膈膜"僵硬"活动受限。急性脊髓损伤患者会出现短暂的麻痹性肠梗阻，应采取措施促进肠道恢复蠕动以避免胃内容物误吸。

所有脊髓损伤患者入院时应使用 H_2 受体拮抗药，直到出院转至脊髓损伤中心。

（四）肠道护理

急性脊髓损伤患者会出现明确的神经性肠道功能障碍。如果未能进行适当的肠道功能护理会严重影响患者的肠道康复和生活质量。

临床医师必须对急诊就诊的 SCI 患者进行直肠指检并记录检查结果。住院时必须制订肠道护理计划，并可根据个体特征进行调整。

（五）膀胱护理

急性脊髓损伤患者会出现明确的神经性膀胱功能障碍。膀胱失禁会导致泌尿系统感染风险增加。所有脊髓损伤患者均应在入院后进行留置导尿，通常使用 14～16 号尿管。

六、臂丛神经损伤

臂丛神经是由 $C_{5\sim8}$ 和 T_1 神经组成的起源于颈椎脊髓的神经网络，负责控制上肢的感觉和运动功能。

臂丛神经损伤并不常见，但可能导致长期残疾，影响患者生活的各个方面。

急性臂丛神经损伤（acute brachial plexus injury，ABPI）可发生在跌倒、道路交通碰撞（尤其是摩托车）、接触式运动和穿透性创伤（神经可能被牵拉、压迫或撕裂）之后。当暴力使头部与肩部向相反方向分离，会导致上臂丛神经损伤。当手臂被迫向头侧牵拉时可造成下臂丛神经损伤。受伤神经阻碍大脑神经信号传导，导致手和手臂的功能丧失。部分臂丛神经损伤可能是由良性或恶性肿瘤引起的。此外与肩难产相关的产科（围产期）疾病，也会导致肢体麻痹。

（一）评估内容

- 受伤史和症状，包括损伤机制和相关损伤情况，注意骨性损伤、血管破裂和瘫痪发生的时间。
- 面部观察，Horner 征累及同侧眼睛，导致瞳孔缩小，眼睑下垂，提示头颈部交感神经支配中断。
- 疼痛评估，疼痛是臂丛神经损伤的主要特征，与神经损伤的程度和范围有关。
- 颈肩疼痛，排除颈椎损伤。
- 手臂和手的无力感和沉重感，使用英国医学研究委员会（Medical research Council，MRC）的肌力分级表进行评估。
- 感觉检查提示手和手臂感知觉异常和减退，进行皮肤检查。
- 脉搏减弱提示相关血管损伤。
- 肩部肿胀，排除盂肱关节脱位。
- X 线片会显示出骨折以及棘突和锁骨之间距离的增加。
- MRI 扫描可以显示根部撕脱的位置，并伴有可见的脑（脊）膜膨出（囊内充满从脊髓中漏出的脑脊液）。
- 神经生理学检查，用于研究神经传导，尚需进一步研究。

（二）治疗

- 保守治疗，取决于损伤的严重程度，有些损伤会自行痊愈，但可能会耗费很长时间。应鼓励患者进行被动运动，并佩戴矫形器以支撑连枷肢体。

- 手术治疗，外科手术方法有多种，但不能保证效果。穿透伤引起的开放性神经损伤应立即进行手术探查，并修复断裂的神经。其他损伤通常在受伤后 2 周内或 2～3 个月后进行手术。

- 神经缝合术，对神经的轻微损伤可采用微缝合或黏接的方法，使神经末端正确对齐，尽量减少神经的交错连接。

- 神经移植，选取小腿的腓肠神经或前臂的皮神经进行移植，桥接损伤节段。但神经再生和恢复时间较长。

- 神经转移，受损的神经通过与正常可用的神经连接以进行恢复。神经转移有许多方式，在靠近目标肌肉的位置进行手术可以促进恢复。

- 在自然恢复和手术干预之后，可能会进行后期重建手术，包括关节融合（关节融合术；通常是肩部和腕部）、功能性肌肉游离转移和肌腱转移。

（三）护理

在创伤急性期，可能需要高级生命支持，直到患者病情稳定。针对不同的损伤类型，护理方式也会有所不同，目的是帮助患者达到最佳的身心健康。应注意以下几点。

- 神经移植和神经转移后需要妥善固定肢体。应进行被动锻炼以减少关节僵硬。需佩戴夹板来保持手臂和肩膀处于功能位。

- 向患者阐明损伤程度、治疗方案及预后效果。

- 向患者阐明神经组织生长缓慢（每天 1mm），恢复至最大限度可能需要数年时间。

- 疼痛，常见慢性神经性疼痛；应寻求专业的疼痛管理意见；应考虑药物和替代疗法。例如，正念减压疗法、经皮神经电刺激疗法（TENS）、认知行为疗法（cognitive-behavioral therapy，CBT）等。其他复杂的方法还包括脊髓背根入髓区（dorsal root entry zone，DREZ）切开术，可作为解决顽固性神经性疼痛的晚期方法。

- 整体护理方案必须关注患者身体、心理、情感和社会经济需求，包括对身体形象、自我价值、性和人际关系的认识，并设定现实的预期目标。

臂丛神经神经损伤治疗的成功与否往往具有不确定性，患者上肢可能会残留功能减弱，甚至出现连枷臂、肢体肿胀或感染、肌萎缩等。对于瘫痪且感觉障碍的肢体，可考虑截肢，但必须告知患者，截肢后神经性疼痛改善效果不佳。

拓展阅读

[1] Gray B (2016). Quality of life following traumatic brachial plexus injury: a questionnaire study. *Int J Orthop Trauma Nurs* 22:29-35.

[2] Hems TEJ (2015). Brachial plexus injuries. In: Shane Tubbs R, Rizk E, Shoja M, et al. (eds) *Nerves and Nerve Injuries*, Vol. 2, pp. 681-706. London: Elsevier.

[3] Wellington B (2014). Soft tissue, peripheral nerve and brachial plexus injury. In: Clarke S, Santy-Tomlinson J (eds) *Orthopaedic and Trauma Nursing*, pp. 265-75. Oxford: Wiley-Blackwell.

七、上肢损伤

（一）评估

上肢损伤包括肩关节、肱骨、肘关节、桡骨、尺骨、腕关节和手部的损伤。虽然损伤机制不同，但上肢损伤通常发生于患者即将跌倒时，伸手支撑身体以避免跌倒（通常被称为"FOOSH"）。上肢损伤的评估包括对整个肢体的评估。患者可能会主诉手臂的某一部位有明显疼痛，但其他部位也可能会有损伤。医务人员须自锁骨至肩关节、腕关节和手部全面检查上肢（见第 3 章中"肩关节评估原则"），从损伤最明显的部位开始逐步检查。

（二）早期处理

在损伤初期，肢体肿胀是最严重的问题。治疗方面应注意以下几点。

- 在最初的 24～48h，手臂和手应尽可能地抬高。

- 即使手部未受到很大影响，未发生肿胀或仅有轻度肿胀，也必须尽快取下戒指和其他首饰，因为肿胀可能会加重，并会影响损伤部位周围的肢体。肿胀导致戒指勒紧，使血液循环受阻，甚至会造成神经血管损伤。如果首饰无法取下，则可能需要将其切割分离。

- 手指经常活动（"摆动"）将有助于静脉回流，预防和控制手和手臂的肿胀程度。

（三）手臂吊带

在损伤或手术后的早期，手臂吊带会有助于支撑患臂，预防和减轻肿胀。除将患臂放于抬高垫上，还可以选择以下方式进行支撑（图 10-1）。

- 三角形绷带是一种简单的抬高方式。主要有以下两种类型。
  - 高臂吊带，用于支撑和抬高。
  - 宽臂吊带，用于支撑整个上肢。

- 当仅需支撑腕部时，可以使用领式和袖口式吊带。
  护理手臂吊带的患者需注意以下几点。

- 吊带的使用应考虑到患者的舒适和安全。

- 应告知患者相关的护理知识，以及如何重新穿脱吊带。

- 挂在颈部的吊带部分导致颈部不舒服时可以使用软垫垫起。

- 由于吊带会限制关节的活动，所以不应佩戴过久。

- 即使佩戴吊带，也需继续锻炼手指、手腕、肘部、肩部的活动度，防止关节僵硬，减轻

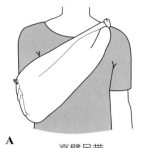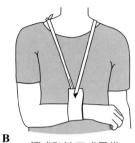

A　高臂吊带　　B　领式和袖口式吊带

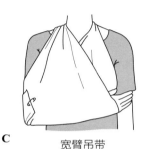

C　宽臂吊带

▲ 图 10-1　吊带类型

A. 高臂吊带（三角形绷带）；B. 领式和袖口式吊带；C. 宽臂吊带（三角形绷带）。经许可转载，引自 Oxford Handbook of Adult Nursing.

肿胀。

- 每天至少取下一次吊带，观察和护理局部皮肤。

（四）延续护理

- 上肢骨折和脱位可能对日常生活活动和患者的独立性产生重大影响，特别是当惯用手臂 / 手受到损伤时。

- 医务人员必须评估损伤对患者居家应对能力的影响。例如，独居的老年患者在患肢可正常使用之前，可能在洗漱、穿衣、做饭等方面需要提供帮助。因此，应尽可能缩短肢体固定的时间。

- 即使采用石膏固定肢体，许多患者仍然可以使用他们的手和手指来抓握和进行切割食物等活动。医务人员应鼓励患者活动，有助于保持其自身的独立性和促进患侧肢体及肌肉力量的恢复。

八、肩部损伤

"实际的"肩关节（盂肱关节）是由肱骨头与肩胛盂窝组成的。肩部骨骼损伤包括肩胛骨、锁骨和肱骨头的损伤。肩关节是一个非常灵活的关节，在任何平面都能活动，且很容易造成软组织损伤。由于关节窝相对较浅，且关节周围有一系列复杂的韧带、肌腱和肌肉，故关节不稳定。肩关节常在手臂外展位跌倒，以及肩部触地或直接遭受创伤时受到损伤。

（一）肩关节周围骨折

1. 锁骨骨折　锁骨骨折通常发生在跌倒时对肩部的直接撞击。当患者在跌倒前外展手臂支撑身体时，可能发生锁骨骨折。

锁骨中间 1/3 部位容易受到损伤。锁骨骨折通常不会移位，除了控制疼痛外，不需要其他治疗。骨折处会迅速愈合且无并发症发生。

严重的移位或不稳定骨折会对肩部和其周围结构的功能产生影响，可通过穿戴宽臂吊带来支撑手臂进行治疗（图 10-1），也可以使用捆扎带或加压带在骨折处施加压力以缓解疼痛。缓解疼痛是康复的关键，应鼓励患者尽快进行肩部活动。急性锁骨骨折很少采用内固定，但如果长期不愈合，后期可能需要手术[1]。

2. 肩胛骨骨折　肩胛骨骨折相对罕见，通常需要巨大的外部力量才会发生。一般采用保守治疗，包括使用肩部吊带、缓解疼痛、鼓励患者早期活动等。

（二）肩关节脱位和半脱位

1. 肩关节脱位　肩关节脱位通常指盂肱关节脱位。脱位方向通常为前脱位，但也有可能是后脱位，极少数情况下也可发生下脱位。脱位可能伴随骨折。脱位最常发生于上肢被迫外展和外旋时。肩关节脱位疼痛剧烈，可在查体时和 X 线片上看到明显的肩关节畸形。

急性脱位后，应评估患者的神经血管供应是否中断，尤其是腋神经和动脉是否损伤。

影像学检查后，患者通常在全身麻醉下进行关节复位。复位后，上肢应在肘部屈曲，并置于胸前，使用绷带固定 3 周，促进软组织恢复，防止复发脱位。

2. 复发性肩关节脱位　复发性肩关节脱位是由于在初次损伤时，盂唇被撕裂导致关节失去稳定性。复发性脱位所需的力量相对较小，极易发生，建议患者避免做可能导致脱位的活动。当复发性脱位加重时，可进行手术稳定软组织结构。

3. 肩锁关节　肩锁关节脱位和半脱位可能伴随相关韧带的损伤。如果脱位较稳定，一般选择穿戴宽臂吊带来进行治疗，避免进行内固定。

（三）肩部软组织损伤

肩胛盂肱关节周围的肩袖肌肉有助于稳定关节，也可能发生急性肩袖撕裂。肩部频繁的轻微损伤和磨损可能导致肌肉撕裂和严重的慢性疼痛。上述症状可以通过物理治疗（运动和热疗）缓解，也可以通过手术缓解撕裂后持续疼痛。

由于肩部骨骼和软组织结构复杂，且相对容易受伤，慢性疼痛可能是患者损伤后期的重要特征，因此患者可能需要长期进行物理治疗和疼痛管理。

参考文献

[1] McRae R, Esser M (2008). *Practical Fracture Treatment*, 5th edn. Edinburgh: Churchill Livingstone.

九、上臂损伤

上臂损伤包括肱骨各个部位的损伤。肱骨是一种长骨，可分为头部（近端）、骨干（中部）和髁突（远端）。上臂骨折通常是由跌倒时手部支撑造成的，所以须考虑上肢或肩部等其他部位受伤的可能性。侧面摔倒时上臂撞向地面或遭受直接暴力也可导致骨折。这种骨折在骨质疏松症的老年人中最常见，骨折愈合时间较长。由于肱骨远端和近端主要为骨松质结构，骨折部位通常存在压缩。肘部周围损伤的相关内容参见第 10 章中"肘部损伤"，肩部周围损伤的相关内容见本章中"肩部损伤"。

（一）上臂软组织及其他结构

桡神经环绕肱骨远端，与尺神经伴行沿着肱骨的切迹向肘部延伸。肱动脉维持手臂血液供应，在肘部分支为桡动脉和尺动脉。肘部运动由肱二头肌、肱肌和肱三头肌带动。这些肌肉收缩会导致骨折碎片移位，当骨折碎片很尖锐时会有损伤神经血管的风险。

（二）上臂骨骼损伤

肱骨远端和肱骨干最容易发生骨折，且表现不同（见本章中"肘部损伤"）。

1.肱骨头颈部骨折（近端）　肱骨的头颈部大部分由骨松质构成。由于此处骨质疏松症导致骨骼脆性增加，因此极易发生脆性骨折。这种骨折通常有多处碎片，并可能会相互嵌插，故骨折处相对稳定，保守治疗效果较好。在骨折复杂且存在影响功能的严重畸形时，可使用宽臂吊带或领式和袖口式吊带治疗（图 10-1）。此外，可进行 MRI 或 CT 扫描以获得更清晰的骨折图像，并可进行切开复位和内固定。

2.肱骨干骨折　由于肱二头肌的作用以及该区域缺乏对手臂支撑和保护，肱骨干骨折往往不稳定，容易发生移位，因此神经损伤是一个重要的潜在并发症。在整个治疗过程中，应对损伤手臂的远端进行评估。如果骨折发生微小移位、成角和碎裂，部分肱骨骨折可以采用佩戴领式和袖口式吊带保守治疗。手臂的重量使肱骨呈"悬挂"状，产生牵引效果。

肱骨干骨折通常采用 U 型石膏固定。移位骨折和粉碎性骨折多采用内固定或外固定治疗。

护理时需注意以下几点。

• 肱骨骨折可能会疼痛剧烈。
• 肱骨干骨折后手臂会出现瘀伤，早期冰敷和抬高患肢以减少组织出血至关重要。
• 骨折复位，不管是手术治疗还是石膏治疗，

须继续观察神经血管是否损伤。

• 肱骨骨折及其治疗过程中患者往往抬臂困难，可能对患者的生活起居造成严重影响，尤其老年人可能更需要帮助。
• 注意腋下、腋窝区域的皮肤护理，避免皮肤因潮湿和压力引起损伤。

十、肘部损伤

肘关节由于其骨骼和软组织结构的分布而相对稳定。其是一个具有附加旋转能力的铰链关节。肘关节通常因扭曲力、跌倒时伸出手部支撑或直接肘部支撑，以及慢性过度使用而受伤。正中神经、桡神经、尺神经和肱动脉都穿过肘关节，因此骨折时（尤其是移位的骨折）极有可能导致神经血管损伤。

（一）肱骨髁上骨折

靠近肘关节的肱骨下 1/3 处的骨折治疗复杂。该部位骨折在儿童中较常见，通常是由摔倒时伸手支撑身体导致。由于损伤机制和肱二头肌对上臂前侧的作用，骨折常发生移位。准确识别骨折移位是有效治疗的关键。

肱动脉靠近肘部的肱骨髁，如果骨折发生移位，尖锐的骨碎片会刺破血管，造成血液供应中断（图 10-2），相关神经束支也可能受到影响。动脉损伤会导致 Volkmann 缺血性挛缩，这是一种严重的并发症，可能会导致手部和手腕永久性屈曲挛缩。

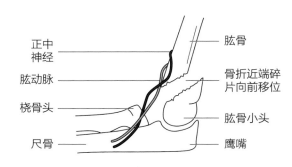

▲ 图 10-2　肱骨髁上骨折移位可能影响神经血管供应

医务人员应经常检查桡动脉搏动，关注损伤肢体远端（尤其是手和手腕）的颜色、温度、感觉或运动，以及前臂的疼痛和（或）刺痛。

髁上骨折未引起神经血管问题时，通常在麻醉下进行手法复位。检查完毕神经血管状态，即可在肘关节屈曲状态下应用长臂石膏板进行固定（这可使肱三头肌保持骨折后复位状态）。应用石膏固定后，须重新检查患侧肢体的桡动脉搏动和神经血管情况。肿胀是骨折的常见表现，因此应使用石膏板固定而非完整的石膏包裹，同时也需手臂使用吊带。

如果骨折复位状态不能维持，可以使用 Dunlop 牵引（图 9-4）。在极端情况下，如存在骨折线时，内固定可作为最后的治疗方法。在牵引过程中和牵引结束后，必须持续观察上肢的神经血管状态。

（二）肘关节周围损伤

肘关节周围的其他骨折包括肱骨远端骨折和桡、尺骨近端骨折。如果肘部持续固定会变得僵硬，应尽可能避免这种情况。当骨折不稳定时，需要钢针和钢板进行内固定。当骨折处愈合良好，需要物理治疗以改善肘关节功能。肘关节僵硬和（或）关节炎可能是长期存在的并发症。

1. 脱位　肘关节脱位也常见于跌倒时手部支撑身体。神经血管损伤也是潜在的并发症。复位通常在全身麻醉下进行，复位后采用衬垫绷带固定或佩戴领式和袖口式吊带 2 周。

2. 鹰嘴滑囊炎　鹰嘴滑囊炎是肘部慢性疾病中的常见疾病。鹰嘴突是肘关节的一部分，由尺骨近端构成。鹰嘴突由一个充满液体的囊包裹，该囊被称为鹰嘴囊。由于反复施加压力，该结构可能会发炎或感染。治疗时不建议关节制动，可以使用抗炎药物。如果保守治疗不成功，可以通过手术切除鹰嘴囊。

肘关节是影响上肢功能的重要关节，活动范围减小严重影响患者尤其是老年患者的日常活动。

十一、前臂损伤

前臂是由桡骨和尺骨组成。尺桡骨在肘关节和腕关节运动中发挥重要作用，特别是在手臂的旋后和旋前时。尺桡骨在摔倒伸手撑地时容易受到损伤。由于其通过一系列的韧带和骨膜连接在一起，并协同移动，所以常同时发生骨折。与桡骨和尺骨相关的肘关节脱位非常常见。在儿童中，常发生"青枝"、不完全性骨折，这类骨折往往比其他类型骨折愈合更快。

（一）评估

前臂损伤的评估相对简单，因为可清楚看到前臂肿胀、疼痛和异常畸形。由于神经血管损伤和骨筋膜室综合征（见第 5 章中"骨筋膜室综合征"）给患者带来严重后果，所以损伤后和治疗期间必须全面评估手臂和手部远端神经血管的情况。密切观察和抬高上肢是预防和识别并发症的关键。

（二）护理和管理

前臂骨折的治疗一般遵循以下原则。

1. 未移位稳定型骨折　未移位的稳定型骨折，尤其是仅发生桡骨或尺骨骨折时（一般发生于直接击打手臂后），首先多使用夹板治疗，然后进行石膏固定，直到愈合。单纯性骨折有时可使用硬石膏进行重点部位固定，可以在晚上拆除。

2. 成角和移位骨折　这类骨折通常在全身麻醉下复位。复位后应使用夹板固定。夹板应覆盖肘部和腕部，肘部通常处于屈曲 90° 位置，腕部处于中立位置。骨折后 48h 内应使用宽臂吊带抬高手臂，直到肿胀消退。患者夜间可将手臂抬高放至一个或多个抬高垫上（取决于睡姿）。肿胀消退后可进行石膏塑型。成人骨折通常需要 6 周才能愈合。一旦肿胀消退后（2~3 周），患者可以不使用吊带。患者需要经常进行锻炼未被石膏固定的关节。例如，肘关节和手指关节，防止关节僵硬并避免进一步肿胀。

3.不稳定骨折　这类骨折多使用钢板和螺钉进行内固定。若骨折为高能量外伤、挤压伤导致的严重粉碎性骨折，并伴有创面及严重软组织受累，可选择外固定。在保守治疗后，成角和移位的骨折有时会进一步移位。损伤越严重，前臂骨筋膜室综合征和神经血管损害的可能性就越大。

（三）延续护理

前臂骨折对既往身体健康且生活自理的患者影响较小。然而，衰弱的老年患者和既往身体残疾的人群可能因骨折丧失生活自理能力。与其他骨折相比，前臂骨折看似较"轻微"，但在移除石膏之前，患者可能需要医务人员的帮助或支持，尤其是因骨折而衰弱的人群。

脆性骨折　因骨质疏松症而导致前臂骨折较为常见（见第 6 章中"骨质疏松症"）。老年人在初次骨折后有再骨折的风险，如果怀疑骨质疏松症，患者应转诊进行骨密度评估和治疗。

十二、腕部损伤

腕部的损伤包括扭伤、拉伤、脱位和骨折。腕部由多块骨组成，这些骨连接形成大小不一的关节。腕部受伤后，根据疼痛程度和活动能力无法判定为扭伤或骨性损伤。

（一）扭伤和拉伤

当韧带被拉伸或撕裂时，会发生扭伤。扭伤由腕部扭曲或拉扯引起，经常发生在休闲活动期间。其症状包括疼痛、肌肉痉挛、肿胀和关节活动困难。

评估时应仔细采集病史以确定损伤机制，检查和触诊以确定压痛区域，X 线检查以确定或排除骨性损伤。

腕部损伤的治疗取决于其严重性，但所有的损伤都可以通过休息、冰敷、加压和抬高缓解。如果伤势比较严重，治疗方法可能包括以下两种。

• 尼龙搭扣夹板，方便摘戴，并允许功能锻炼。

• 石膏，2～4 周，1 周后复查 X 线检查。

在任何一种情况下，医师必须确保患者收到口头和书面指导。

（二）脱位

腕部脱位的处理方法与其他脱位一样，均为复位，然后保持最佳位置（见第 8 章中"骨折处理原则"），复位、夹板或石膏固定护理见第 9 章中"石膏的安全使用""矫形器、器具和支具"。

（三）骨折

常见的腕部骨折分类如下

1.桡骨远端骨折（Colles 骨折）　桡骨远端骨折是腕部最常见的损伤之一，且可根据损伤机制进行推断是否发生了此类骨折。可能存在的症状包括腕部疼痛、肿胀和畸形。X 线片将明确诊断并决定治疗措施。如果骨折断端是对齐的，治疗方法为维持中立位并采用石膏固定 6～8 周，并定期评估及复查 X 线片，以确保位置保持不变。医务人员可通过口头和书面指导患者护理石膏并活动手臂以防止关节僵硬。

如果骨折移位，将在局部麻醉下复位骨折。然后使用石膏固定 6～8 周，定期检查石膏固定情况和复查 X 线片，以确保位置不变。医务人员可通过口头和书面指导患者护理石膏并活动手臂以防止关节僵硬。

如果骨折不稳定或严重移位，可能需要手术。通常使用钢针或钢板和螺钉将骨折碎片固定在适当的位置，有利于早期活动。术后，医务人员应及时观察手部神经血管状态。在患者出院时进行伤口护理指导并按时随访。

有时可能需要使用外固定架固定骨折（见第 9 章中"对外固定患者的护理和教育"）。

2.手舟骨骨折　手舟骨支持手部进行复杂而精细的动作。该骨位于通常被称为"解剖鼻烟壶"的位置，即拇指和手腕交界处的小凹陷。手舟骨血液供应较少，这导致其骨折后可能会出现愈合缓慢或无法愈合。手舟骨骨折的诊断应结合病史和损伤机制，症状包括手腕桡侧的疼痛和肿胀，抓握困难。骨折后应该进行 X 线检查但可能无法确诊，因为手舟骨骨折通常要到 2～3 周开始愈合后才能发现。因此，患者可以进行石膏固定，并在 2 周后进行 X 线片复查。CT 或 MRI 扫描可以明确诊断，但通常不必要。如果手舟骨移位或不愈合，可考虑进行手术，使用钢针或螺钉固定，然后用石膏维持位置，也可用骨移植术促进愈合。术后，医务人员应及时观察手部神经血管状态。医务人员需要书面和口头指导患者如何进行石膏护理，告知患者通过活动以防止关节僵硬，并在出院后按时随访。

此外还有多种类型腕部骨折，可能伴随或不伴随桡腕关节脱位，其中一部分很容易被忽略。如果治疗不当，许多骨折会导致关节疼痛、肿胀和畸形，需要切开复位和内固定。不同骨折的护理措施较为相似。腕关节在患者的日常生活中非常重要，所有活动都需要使用腕关节，故其任何损伤都会使日常工作难以完成。

十三、手部损伤

手是一种功能性工具协助完成日常工作。即使是轻微损伤也有可能造成严重的功能丧失。如果对手部损伤进行系统评估并尽快采取适当治疗措施，大多数手部损伤都可良好愈合，不会产生功能丧失。手部损伤愈合程度取决于损伤类型、损伤严重程度、治疗的延误时间以及患者对治疗计划的依从性。

（一）手部骨折

手部骨折很常见，可能发生在手部的任何骨头。手部骨折的体征和症状包括以下几种情况。

- 疼痛。
- 肿胀和压痛。
- 部分骨折有明显畸形。
- 手指活动困难。
- 手指缩短。
- 指关节凹陷。
- 撕裂伤，如果是开放性骨折。

手部需要仔细评估（见第 3 章中"手部评估原则"），同时还要采集受伤病史和发病机制。如果怀疑手部骨折，X 线检查可以确诊。多数手部骨折（如果没有移位）使用石膏或夹板保守治疗 3～6 周即可。如果骨折有成角移位或旋转移位，可能需要进行手术治疗，使用钢针、钢板和螺钉进行内固定或外固定（见第 9 章中"对外固定患者的护理和教育"）。如果使用钢针，将在骨头上固定数周，促进骨折在拆除前愈合。开放性骨折的治疗方法与此相同，并在伤口上覆盖敷料。

（二）手部脱位

手部脱位通常发生在摔倒、打击或参与接触性运动之后。最常见的脱位是月骨，其向前脱位并压迫正中神经，导致患者感觉异常和拇指无力。手部可能出现变形，需要仔细评估并通过 X 线检查确认脱位，同时排除骨折（经常漏诊）（见第 3 章中"手部评估原则"）。脱位可采用手法复位，手背屈位进行牵引，将月骨推回原位，然后用夹板将手部固定在中立位。如果最初没有发现脱位，由于复位延迟，可能需要切开复位，以保持手的功能和关节稳定性。

（三）手部截肢

手部截肢与其他创伤性截肢相似（见第 8 章中"挤压伤和创伤性截肢"）。如果患者手部血液循环良好，且使用手的频率较高，则可考虑再植。如果手部损伤过重，则无法进行再植，截肢和安装假体是唯一的选择。

（四）手部术后护理

- 神经血管损伤，在手术后，必须定期评估手部的情况，如有任何问题应立即报告。
- 疼痛，充分止痛至关重要。
- 肿胀，抬高手部和冰敷有效。
- MDT 评估，如果患者在日常生活的活动受限，需要 MDT 进行评估。
- 夹板 / 石膏，需要在出院前向患者提供口头和书面指导。

- 运动，由外科医师和（或）物理治疗师指导手部和手指的特定运动；需要口头和书面的指导和随访。
- 伤口敷料，需要提供有关伤口护理的口头和书面指导。

（五）并发症

- 手指关节僵硬，多因固定及运动不足引起手部感染。
- 愈合失败，骨折不愈合会影响手部功能。无论有无假体替代，均需进行截骨，甚至可能需要截肢。
- 血管性坏死，受影响的骨骼可能需要在有或没有假体替代的情况下切除。
- 继发性骨关节炎，可能发生在骨折或脱位累及到的关节部位。

拓展阅读

[1] Schoen DC (2009). The hand. *Orthop Nurs* 28:194-8.

十四、手指损伤

手指对于精细的协调运动非常重要，受伤会对日常功能产生重大影响，尤其是当惯用手受到影响。手指骨折通常由直接打击或间接压力造成，手指被撞击、卡住或压碎。当手指突然用力拉扯或扭曲时，也会发生骨折。手指末端的截肢较为常见（见第 8 章中"挤压伤和创伤性截肢"）。

（一）评估和早期治疗

手指损伤包括软组织损伤或骨折。如果血液供应受损，可能会出现明显的畸形和手指麻木或手指皮肤温度下降。通过 X 线片检查确诊。

- 如果骨折未移位且闭合，首要治疗方法是采用夹板固定到相邻手指（邻扎）。
- 如果骨折移位，则在局部麻醉下复位。手指需要夹板固定，并以口头和书面形式告知患者固定一周，然后取下夹板。
- 如果骨折不稳定或无法复位，则可能需要手

术 [钢针、钢板和（或）螺钉]。医务人员必须定期检查手部的神经血管状态。

医务人员需要向患者提供口头和书面指导，包括伤口护理，使用冰敷和抬高手部以减轻肿胀，以及在拆除夹板或绷带后进行活动以防止僵硬。

（二）特殊骨折

手指骨折有两种类型需要特别注意。

1. 贝内特骨折　贝内特骨折为拇指根部骨折，累及手腕和拇指之间的关节，通常较为严重。常见的症状是拇指根部的肿胀和疼痛，多发生在被打伤之后，如果关节面仍相互接触，可采用石膏固定。若非如此，则需要手术对齐和固定骨折碎片。

2. 拳击者骨折　拳击者骨折为小指根部靠近指关节的骨折，通常发生在握拳击打后。症状包括小指根部疼痛和肿胀，以及指关节下方肿块，处理方法与贝内特骨折相似。

（三）手指脱位

手指脱位会破坏肌腱和韧带，有明显的畸形和肿胀，进行 X 线检查可以确诊。大多数手指脱位处理措施简单，可以在局部麻醉下复位并采用夹板固定。复位后应进行神经血管检查，同时指导患者自我检查。

（四）肌腱损伤

肌腱损伤包括以下常见类型。

1. 锤状指　锤状指是指手指伸肌腱损伤，损伤位于手指末端的骨头（远端指骨），表现为手指下垂，不能完全伸直。指尖周围出现肿胀和压痛。治疗方法为用夹板（叠层夹板）固定手指，使手指处于中立位或轻微过伸，固定 6 周，固定中不能移除否则会延迟愈合。

2. 拇指掌指关节尺侧副韧带损伤　当滑雪者张开手摔倒在滑雪杖上时，会导致拇指和手掌之间的韧带撕裂（尺侧副韧带）。拇指根部疼痛和肿胀，难以牢牢握住物体。如果是局部撕裂，则需要 4～6 周的拇指关节复位治疗。如果是完全

或不稳定的撕裂则可能需要进行手术，将手用石膏固定 4～6 周，然后进行物理治疗，以恢复运动功能。

3. 纽扣状畸形　伸肌腱在近节指骨和中节指骨之间撕裂，通常由弯曲的手指受到打击引起。手指的中部在 7～21 天后仍然下垂，不能完全伸直。如果不及时治疗，将导致永久畸形。早期治疗为使用夹板固定 3～6 周，然后在物理治疗师的指导下进行锻炼，以改善手指的伸展性和灵活性。如果肌腱完全断裂，需要进行手术，以改善疼痛和功能，但可能无法完全矫正畸形。

（五）韧带损伤

手部的韧带损伤包括以下几种。

鹅颈畸形　鹅颈畸形为近节指骨和中节指骨之间负责手指屈曲的韧带（掌侧韧带）撕裂。当其愈合时韧带变得松弛，手指弯曲成"天鹅颈"状。夹板渐进式伸展 2～4 周，伸展角度从 30°开始，缓慢增加。

拓展阅读

[1] Wieschhoff GG, Sheehan SE, Wortman JR, et al. (2016). Traumatic finger injuries: what the orthopedic surgeon wants to know. *Radio Graphics* 36:1106-28.

十五、胸部骨骼损伤

胸部损伤包括肋骨和胸骨骨折，可能是胸部器官严重损伤的一部分。严重胸部损伤可能伴有肺、心脏及相关结构的损伤，可危及生命。当损伤严重时，须首先排除呼吸系统和心脏问题。胸部损伤及潜在的危及生命损伤的处理见第 8 章中"胸部创伤"。本节将概述无并发症的胸部骨骼损伤的评估和处理。

（一）肋骨骨折

肋骨骨折是胸部直接受到钝器重击造成的常见外伤。例如，在道路交通碰撞中挤压方向盘或摔倒造成的创伤，有时严重咳嗽也可导致肋骨骨折。单根或少数几根肋骨的损伤并不复杂，对于既往身体健康人群危险程度较低。如果超过三根肋骨骨折，且患者存在呼吸困难或有呼吸困难迹象，可能需要入院观察。在高能创伤中，大量肋骨骨折可能导致严重呼吸系统问题。例如，连枷胸和气胸（见第 8 章中"胸部创伤"），可能会危及生命。

有骨质疏松症的老年人极易发生肋骨骨折。

对疑似肋骨骨折患者的评估应包括以下几个方面。

- 损伤机制，可能包括胸部严重创伤。
- 主诉胸痛，尤其是在运动和呼吸时。在深吸气时通常有严重和急性疼痛，触诊骨折部位有局部压痛。
- 胸壁肿胀或畸形。从前后两个角度观察胸部运动至关重要。
- 正位和侧位 X 线片可以明确肋骨骨折区域，但可能存在漏诊，因为有些骨折很难发现。

在护理肋骨骨折患者时，护士需要考虑以下几个问题。

- 疼痛是首要问题，可能会影响呼吸。如果患者不愿深呼吸，尤其是在呼气或咳嗽时，肋骨骨折疼痛可能会引发呼吸系统问题，并继发胸部感染，特别是患者有潜在的呼吸道疾病，如慢性阻塞性肺疾病或支气管哮喘。良好的疼痛控制有助于确保胸部运动不受影响。
- 护理重点是缓解疼痛和预防呼吸道问题。如果疼痛得到充分缓解，患者可进行深呼吸练习。鼓励患者保持正常的活动，以有助于呼吸。患者感觉保持平卧位并垫枕头睡觉更舒适。
- 口服镇痛药即可。非甾体抗炎药在最初 24～48h 可能会发挥药效，但由于其会抑制骨愈合并引起胃肠道反应，不应长期使用。
- 肋骨骨折患者手臂抬起困难，因此在疼痛消退前难以清洗和护理头发。行动不便或身体虚弱的老年人需要社会支持。

- 对肋骨骨折进行绑扎或包扎没有效果且可能会限制呼吸，因此应避免使用。

（二）胸骨骨折

胸骨骨折相对少见，但此类创伤通常发生在严重的胸部钝性创伤时，由于道路交通碰撞，胸部撞击到方向盘或车辆的其他部分。心脏挫伤导致心脏休克和（或）心输出量减少和创伤引起心律失常风险增加，是一种罕见但可致命的并发症。

与肋骨骨折一样，胸骨骨折必须考虑呼吸和心脏并发症，最严重的问题是疼痛、上臂活动受限和由于疼痛而导致的呼吸困难。缓解疼痛和深呼吸练习是护理和康复的核心。移位的胸骨骨折可能需要内固定。

十六、骨盆损伤

骨盆是一个由骶髂关节和耻骨联合处的韧带连接在一起形成的骨性环形结构。骨盆是一个非常坚固的结构，作为从上半身到四肢的负重结构分散重量；也作为保护结构保护内在器官。骨盆骨折需要巨大的能量创伤，受伤的机制不同，包括站立跌倒（如老年人骨质疏松症）、道路交通碰撞和高处坠落。许多骨盆损伤是挤压伤，特别是受到道路交通创伤后的行人。

如果骨盆仅有一处骨折（耻骨联合或骶髂关节没有损伤）且骨折处没有移位，那么骨折很可能是稳定的。如果在骨盆内不止一处骨折和（或）耻骨联合或骶髂韧带损伤，可能是不骨折稳定（图 10-3）。骨盆连接处可能破坏，部分骨盆移位或向后移动[1]。

骨盆包含多个盆腔器官，包括膀胱、输尿管、尿道和子宫，骨盆和周围区域血管供应丰富。在不稳定骨折中，盆腔器官，以及贯穿骨盆供应下肢的血管和神经都有很大的损伤风险，导致大出血的可能性增加，是急救的重要因素。

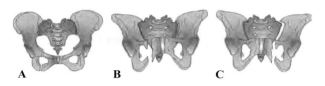

▲ 图 10-3　**A.** 垂直旋转稳定性骨盆骨折；**B.** 垂直稳定、旋转不稳定的骨盆骨折；**C.** 垂直旋转不稳定的骨盆骨折

经许可转载，引自 the *Oxford Handbook of Clinical Specialties*, 8th edn.

评估

评估骨盆损伤时应仔细考虑对内脏器官和血管的损伤及潜在影响。骨盆损伤的 X 线成像对识别损伤程度和稳定性 / 不稳定性至关重要。医疗团队应尽可能保持图像视野清晰，以便能够建立3D 图像，这将有助于对损伤的各个方面进行有效的决策和管理。早期仰卧位的骨盆正位图像可明确诊断骨盆骨折，并提供早期治疗方案。急救完成后，可以进一步进行 CT 和 MRI 扫描，以更清晰的查看骨质损伤程度，以及内部器官和其他结构的损伤情况。

参考文献

[1] McRae R, Esser M (2008). *Practical Fracture Treatment*, 5th edn. Edinburgh: Elsevier/Churchill Livingstone.

拓展阅读

[1] British Orthopaedic Association (2018). BOAST- The Management of Patients with Pelvic Fractures. London: BOA. ✆ https://www.boa.ac.uk/resources/boast-3-pdf.html

[2] Slater S, Barron D (2010). Pelvic fractures—a guide to classification and management. *Eur J Radiol* 74:16-23.

十七、不稳定骨盆损伤

不稳定骨盆骨折是指有多处可能移位的骨折碎片和（或）出现耻骨联合和骶髂关节的韧带断裂的骨盆骨折。高能量损伤导致的不稳定骨盆骨折可能危及生命，其主要原因为是创伤的高能机制，以及对盆腔内主要血管和器官的潜在损伤，从而导致严重出血和休克。

骨盆骨折治疗建议遵循以下原则[1]。

- 早期稳定骨折，防止进一步出血，尽快复苏和评估。
- 紧急处理出血。
- 尽早 CT 扫描以评估损伤程度。
- 泌尿外科尽早介入以评估和处理泌尿系统和生殖系统损伤，和尽早超声引导下耻骨上穿刺导尿。
- 如果需要，转诊至骨盆外科进行骨盆重建手术。

骨折的复位和稳定有助于防止进一步出血和休克。紧急处理包括使用骨盆带、配重的骨盆吊带或大单交叉固定，对骨盆左右施加压力，使碎片恢复正常排列。常规急救流程完成后，即可使用盆腔外固定装置，以保持骨折和相关损伤部位稳定，便于患者在床上活动。

由于盆腔器官有出血风险，须评估盆腔器官损伤状况，包括评估和检查泌尿系统、肠道、血管和生殖系统损伤。最常见的骨盆器官损伤是膀胱和（或）尿道损伤。超声检查和膀胱镜检查可进一步明确损伤性质。

如果怀疑膀胱或尿道受伤，可进行耻骨上穿刺导尿，避免经受损尿道排尿，及在修复骨盆骨折时进行膀胱引流。

对患者的后续护理须考虑以下内容。

- 不稳定骨盆骨折患者一般会卧床数周，存在相关并发症的风险，必须采取一切措施来避免发生风险（见第 5 章中"并发症"）。
- 预防压力性损伤（特别是在骶骨区域）是一个特别重要的问题。患者损伤的部位，以及骨盆吊带和外固定装置等治疗工具的使用导致患者无法独立活动，患者多采取仰卧位。剧烈的疼痛进一步使患者不愿变换体位。支撑床垫有助于高危患者预防压力性损伤，但选择和使用此类设备时应谨慎。
- 人工搬运患者时需谨慎，可使用适当的辅助设备，如升降机和过床板。
- 经耻骨上穿刺留置尿管的护理旨在预防穿刺部位和导管相关性感染。在更换尿管或引流袋时，必须严格执行无菌技术。如果引流液为浆液性，需对穿刺部位进行清洁并覆盖敷料。感染的症状包括疼痛、红肿扩散和伤口分泌脓性分泌物。
- 有效的疼痛管理是护理的核心方面。有效的控制疼痛可促进患者活动，减少并发症的发生。
- 严重不稳定骨盆骨折后患者的康复包括控制慢性疼痛以及躯体功能恢复、泌尿系统和性问题，需要团队在充分了解严重骨盆骨折重要性的情况下进行康复指导。

医务人员需要了解骨盆区域解剖结构，包括软组织结构和盆腔器官，其目的不仅为挽救生命，也为了促进患者恢复和康复。

参考文献

[1] British Orthopaedic Association (2018). *BOAST 3: Pelvic and Acetabular Fracture Management. The Management of Patients with Pelvic Fractures*. London: BOA. ✎ https://www.boa.ac.uk/resources/boast-3-pdf.html

拓展阅读

[1] Rodrigues I (2017). To log-roll or not to log-roll - that is the question! A review of the use of the log-roll for patients with pelvic fractures. *Int J Orthop Trauma Nurs* 27:36-40.

十八、稳定型骨盆损伤

稳定型骨盆骨折是指骨盆环状结构和固定的韧带完好，外力未导致骨盆环状结构变形。这种骨折通常是由较小的冲击力造成的，如老年人站立摔倒。

稳定型骨盆骨折可以采用镇痛和早期卧床休息保守治疗。此类骨折管理的核心是缓解疼痛。2～3 周后，一旦疼痛开始消退，骨折开始愈合，就可以开始逐渐负重。

（一）耻骨骨折

耻骨骨折是最常见的骨盆骨折，多为患有骨质疏松症的老年人在身体一侧摔倒后造成。疼痛多发生在腹股沟处。有时骨折可发生在耻骨的两个分支和（或）其两侧。早期保守治疗为皮肤牵引，直到疼痛开始消退（图 10-4）。

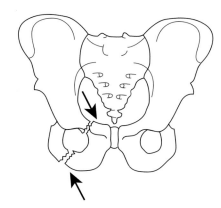

▲ 图 10-4　耻骨右侧分支稳定骨折，无移位

（二）髋关节中心性骨折脱位 / 髋臼骨折

髋臼是骨盆中形成髋关节窝的部分，是一个光滑的凹陷，内衬关节软骨，形成髋关节的一部分。髋臼的紊乱可能涉及股骨头移位到髋臼内或穿过髋臼。损伤机制多为在机动车中处于坐姿时，膝盖与仪表板正面接触碰撞时，股骨头进入骨盆。间接损伤包括高处跌落。该骨折也可能为复杂骨盆骨折中的一部分，见本章中"骨盆损伤"。

该类骨折紧急治疗包括出血和休克的评估和处理。在对骨折进行全面评估前，患者早期需卧床休息和进行皮肤牵引。

根据力的大小和损伤机制的方向，髋臼损伤严重程度从髋臼骨裂到多处骨折碎片且移位进入盆腔（称为髋关节中心性骨折脱位）不等。损伤越严重，盆腔器官受损的可能性就越大，必须谨慎评估患者以确定损伤的程度。尽管髋臼底部没有明显碎裂的骨折可以考虑内固定，但多推荐保守治疗。保守治疗包括长达 6 周的牵引，随后使用拐杖进行不负重活动到部分负重，直至完全负重。在患者绝对卧床期间，需进行康复治疗，积极促进髋关节运动，防止僵硬。

十九、下肢损伤

（一）概述

下肢（股和小腿、膝关节、踝关节和足）在行走和其他活动时承受很大的压力。当站立和行走时，其承载着身体绝大部分的重量，并受到各个方向的力的影响。因此，下肢损伤相对常见，且此类损伤可能严重影响行动能力，往往导致患者住院治疗。

股骨和胫骨是人体最大的两根长骨，当发生骨折时通常较为严重（见下文）。踝关节和膝关节在人体行走中发挥重要作用，因此损伤后导致人体活动面临重大挑战。综上所述，下肢损伤需要积极对症护理。

（二）潜在并发症

• 患肢肿胀是一个严重的问题，如果不有效控制，会增加并发症的发生概率。必须在受伤后尽早减轻和消除肿胀。推荐采用休息、抬高患肢、冰敷和压迫（RICE）措施［见第 8 章中"软组织损伤（一）：肌肉和肌腱"］。如果小腿受伤，可采用 Böhler-Braun 架（或其他支架）进行抬高（见第 9 章中"骨牵引"）。

• 根据治疗方式，严重下肢损伤需要卧床休息。

• 下肢损伤并发症包括脂肪栓塞、骨筋膜室综合征和静脉血栓栓塞。因此在损伤后 72h 内须密切观察神经血管状况。

（三）卧床和辅助活动

下肢骨骼或软组织损伤将导致患者至少一侧肢体无法负重，或被建议避免负重，故影响其活动能力。即使既往健康、活跃的患者，下肢损伤也将会严重限制他们的自理能力，影响其独立性。然而多数患者能较快地适应其行动能力的改变。对于高龄、适应能力较差或身体虚弱的患者，可能难以适应。由于肢体功能的短期丧失可能会增加护理需求。

- 下肢应用石膏固定可能会限制患者活动能力。在石膏干燥或固化后，短期内应避免患肢负重。当踝关节和（或）膝关节应用石膏固定时将严重限制患者活动能力。
- 下肢损伤后无法负重的患者需要辅助器具以协助活动。医务人员需要全面评估者使用辅助器具移动的能力，以确保推荐最合适的辅助器具。在下肢损伤中，拐杖是最常见的活动辅助器具，但须仔细选择以满足患者的需要，并且教会患者如何正确使用拐杖（见第 4 章中"移动辅助"）。
- 仔细评估患者的社会环境和生活条件。独居老年人难以应对下肢损伤造成的行动不便，需评估环境安全性和跌倒风险。理疗师、职业治疗师和社区医务人员的帮助至关重要。

（四）康复

下肢损伤恢复时间较长，当长骨骨折时，大多数成年人至少需要 2 周愈合，衰弱的老年人则需要更长时间。下肢关节活动减少和固定一段时间后，可采用物理疗法以帮助患者改善关节活动度和肌肉力量。

二十、股骨干骨折

股骨干骨折通常发生在股骨粗隆和股骨髁之间的部位。为了便于描述，股骨干的骨折被分为近端、中段和远端三部分。

由于股骨是骨骼中最大的，在正常的日常生活中，特别是在行走过程中会承受人体大部分的重量。股骨干需要巨大的冲击力才能使其断裂发生骨折。发生股骨干骨折的患者可能受到了很大的创伤。在年轻患者中，股骨干骨折往往由高能量创伤导致，而在老年人群中，创伤相对较小。

股骨被大腿肌群包围，因此股骨干骨折后肌肉活动和痉挛常导致骨折移位。尽管股骨干骨折多发生在高能量创伤重，但复合型骨折较少见。

（一）潜在并发症

即使没有其他损伤，但与软组织损伤相关的并发症风险也较高。骨折本身和周围软组织损伤的失血量可达到 2L。因此，失血性休克是严重并发症之一，应在受伤后尽快开放静脉通路，并补充液体。

除了损伤常见并发症和移动受限外，由于骨内含有大量骨髓，脂肪栓塞是股骨干骨折（和内固定）后最常见的特殊并发症。（见第 5 章中"脂肪栓塞综合征"）。静脉血栓栓塞（见第 5 章中"静脉血栓栓塞"）及其他因活动受限导致的并发症也是患者面临的重要问题。

（二）早期护理和管理

- 患肢在现场和评估期间应谨慎进行夹板固定，骨折的进一步移位会增加出血和脂肪栓塞的风险。在通过其他方法稳定骨折之前，应保持夹板固定。在此期间应定期评估皮肤和血液循环并采取相应措施，防止夹板周围出现压力性损伤。
- 在骨折后第 1h 内应开放静脉通路补液，以补充因出血而丢失的液体，预防失血性休克的发生。
- 股骨干骨折疼痛剧烈，疼痛原因除骨折本身，还由于周围软组织损伤和肿胀。骨折后与股骨相连的大腿肌群常发生痉挛，导致骨折移位。在受伤现场和急性期为患者提供足够的止痛措施至关重要。
- 为了便于制订治疗方案，需对骨折部位进行前后位和侧位 X 线检查。在检查时，必须保持夹板固定，并且为患者提供止痛措施。

（三）延续护理及管理

成人股骨干骨折通常采用股骨绞锁髓内钉进行内固定。手术是在透视下进行的，采用的手术方法是对股骨进行扩髓，避免显露骨折端。该方法可以使者尽早下地。术后应立即使用 Böhler-Braun 支架抬高患肢。术后患者下地时间取决于内固定的稳定性，由骨科医师评估决定。髓内钉周围发生再次骨折，是导致感染和骨折不愈合最重要的原因。股骨干骨折也可以使用外固定，骨折部位使用环形（Ilizarov）固定，效果较佳（图 9-7）。外固定的优点是可以早期下地，患者可以很快负重，提高骨折愈合的速度。

部分患者（尤其是儿童和老年人）使用皮肤或骨骼牵引对骨折进行保守治疗可能是最合适的选择。但仅限于内固定或外固定不适用，或患者同时有其他基础疾病导致骨科手术风险较高。牵引有助于对抗由大腿肌群收缩引起的移位和缩短（见第 9 章中"牵引概述"）。Thomas 夹板可与股骨干牵引结合使用。

牵引 4～8 周后可以使用功能性石膏支具，在允许负重下可防止肢体旋转。

股骨干骨折属于重大创伤，无论是在初期还是在恢复和康复阶段，都需要仔细和专业的护理。

二十一、髋部脆性骨折：概述

髋部脆性骨折是一个通用医学术语，是指股骨近端骨折，包括骨质疏松症患者的股骨转子间和股骨颈骨折（图 10-5）。"股骨颈骨折"这一术语通常被不恰当地用于股骨颈区域以外的骨折。髋部脆性骨折并不完全发生于老年人群中，但大多数患者年龄大于 60 岁，而且随着年龄的增加，发病率急剧上升。在大多数发达国家，髋部骨折是骨科患者住院的最主要原因。髋部脆性骨折并发症发生率很高，许多老年患者在受伤后 6 个月内因骨折、手术和限制活动引起的并发症而死亡，特别是衰弱和共病患者。髋部骨折导致患者严重丧失独立生活能力，并导致患者住院或入住疗养院。

（一）病因

髋部脆性骨折多发生在跌倒后，与损伤的严重程度相比，损伤机制相对较轻。由于骨质疏松症，骨骼脆性增加，这种骨折通常称为"脆性骨

折"[1]。股骨近端 1/3 处和股骨颈，由于骨量减少而变弱，因此髋部在直接或间接受伤后容易骨折。女性由于绝经后骨质疏松症和雌激素水平降低，髋部骨折发病率至少为男性的 4 倍（见第 6 章中"骨质疏松症"）。

入院后必须尽快全面评估跌倒和导致骨折的原因，以明确跌倒和骨折的风险因素，并在恢复和康复采取相应措施（见第 8 章中"骨折处理原则"）。

（二）解剖和分类

髋部骨折根据股骨近端受累区域和严重程度进行分类。髋关节是一个滑膜关节［见第 2 章中"关节（一）"］，部分骨折发生在滑膜囊内（如囊内骨折和股骨颈骨折），部分骨折发生在滑膜囊外（如转子间骨折）。骨折的位置会影响固定骨折的手术类型（图 10-5）。

• 股骨转子间骨折（囊外）多采用螺钉和钢板固定（如动力髋螺钉）。
• 股骨颈部和股骨头下区域的骨折导致股骨头血液供应中断，多需行半髋关节置换术，采用。

金属假体（如 Austin Moore 假体）替换股骨头或如果患者能够适应长时间手术，则可进行全

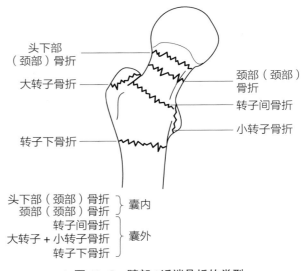

▲ 图 10-5　髋部 / 近端骨折的类型

髋关节置换术。

骨折可能发生移位，也可能受到影响。

（三）早期表现和急救处理

髋部骨折后于急诊就诊的多数为年老体弱患者。患者最常见的表现是跌倒后无法负重，有时会出现肢体缩短和（或）外旋的情况。骨折及其性质可以通过 X 线检查来确诊。

在救援人员到达之前，患者可能会躺在地板上很长一段时间（有时是一整晚），从而影响患者的身体状况和精神状态。急救处理包括以下内容。

- 快速评估和诊断骨折，以便尽快地将患者从急诊转至普通病房，建议患者在到达急诊后 2h 内转至普通病房。
- 对低体温进行紧急评估和治疗。
- 仔细评估健康状况、既往病史和用药情况。
- 开放静脉通路，识别和处理脱水和电解质紊乱。
- 所有髋部骨折的患者都有发生压力性损伤的风险。除了基本的皮肤护理外，应使用减压床垫。
- 缓解急性疼痛，以便患者可以随时调整体位，可以在院前护理或急诊进行股神经阻滞。
- 评估患者泌尿系统功能和精神状态。

参考文献

[1] van Oostwaard M (2017). Osteoporosis and the nature of fragility fracture: an overview. In: Hertz K, Santy-Tomlinson J (eds) *Fragility Fracture Nursing*, pp. 1-13. Cham: Springer. ✎ https://www.springer.com/gb/book/9783319766805

二十二、髋部脆性骨折：护理原则

所有的髋部骨折都需要手术干预，即使患者身体虚弱，手术也是控制疼痛的最佳选择。通过保守治疗，骨折需要制动 12 周以上才能愈合，许多老年人可能因并发症而死亡。老年髋部骨折

患者的护理面临许多挑战，需要老年及骨科专业护理人员提供支持及满足患者需求。

髋部骨折及接受手术治疗对老年患者而言是高风险因素，通过进行专业护理以促进康复。基于现有证据，英国骨科协会（BOA）[1] 确定了对髋部骨折和其他脆性骨折患者提供高质量护理的 8 个关键要素。髋部骨折患者护理应基于以下原则。

- 及时入院接受骨科护理。
- 快速全面评估，内科、外科和麻醉科评估。
- 尽量减少术前等待时间。
- 准确良好的手术。
- 术后早期活动。
- 早期多学科康复。
- 早期出院支持和社区延续康复。
- 二级预防包括骨质疏松症和跌倒评估。

在诊疗过程中，内科医师或老年科医师参与髋部骨折患者的管理有助于协助骨科团队处理老年人基础疾病和衰弱问题。

术前护理

风险管理是髋部骨折患者术前护理的核心。由于许多患者高龄、衰弱和多病共存，并发症发生率高（表 10–1）。

术前，可以通过以下方法最低并发症的风险。

- 术前补液和营养支持，包括静脉输液和营养补充。
- 缩短术前禁食时间，在入院后 24h 内进行手术。
- 疼痛评估和充分缓解疼痛，以便患者能够

表 10–1　髋部骨折的潜在并发症

意识障碍 / 谵妄	胸部感染和肺炎
脱水	尿潴留、感染、尿失禁
静脉血栓栓塞	失能
伤口破裂和感染	再次跌倒
压力性损伤	

活动。
- 采取措施预防压力性损伤。
- 使用抗血栓弹力袜和其他措施预防静脉血栓形成。
- 仔细观察尿量，识别患者尿失禁并评估其原因。尽量避免留置尿管（或可进行间歇导尿），留置导尿可能会导致菌血症，从而导致感染转移到骨移植物部位。

为促进术后恢复，患者必须保证在身体和精神状态最好的条件下接受手术。

参考文献

[1] BOA and British Geriatrics Society (2007). *The Care of Patients with Fragility Fracture*. London: BOA. ⌘ https://www.bgs.org.uk/resources/care-of-patients-with-fragility-fracture-blue-book

二十三、髋部脆性骨折：术后护理

为促进术后康复，患者应在入院后 24～48h 尽快进行手术。根据手术类型不同，术后可能需要对患者进行专业的体位安置和处理：

- 半髋关节置换术，股骨头置换术有脱位的风险，特别是在康复的早期阶段。应避免髋部屈曲和内旋。患者平卧时应在两腿之间放一个楔形枕头，坐位时应使用高脚椅及加高的马桶座。当患者卧床时可取任意侧卧位，但腿必须保持外展。患者需定期翻身，但可能会引起疼痛，因此要有足够的疼痛管理支持。
- 内固定，内固定术后患者没有脱位风险，故体位可以不受限制。但由于骨骼脆弱性，仍然存在固定失败的风险。需要仔细评估疼痛程度以识别内固定的任何问题。

术后 24～48h 开始早期活动，以降低术后并发症的风险。

衰弱老年人群行髋部骨折手术风险较高，可以通过以下方式降低风险。

- 良好的术后疼痛评估和管理。
- 仔细观察术后谵妄的迹象，通常与电解质失衡和脱水有关。
- 补液和营养支持。
- 仔细观察和处理手术伤口。
- 患者应在术后第一天开始活动，并逐渐增加活动量。

（一）护理模式

众所周知，在护理过程中，老年骨科医师参与髋部骨折患者的护理可以确保患者得到充足的医疗条件。在创伤骨科中，老年创伤专业病房和专科护士为髋部骨折患者提供专业化护理。护理路径可以帮助简化流程和提高护理效率。

（二）康复和出院

康复的目的是使患者尽可能地恢复到独立活动水平。尽管患者手术恢复良好，许多患者仍需强化康复锻炼，包括以下几个方面。

- 多学科团队（MDT）所有成员都参与患者恢复和康复指导。
- 对社会环境和既往独立性和活动能力进行全面评估。
- 根据可实现的目标逐步复健，最终目的是恢复完全独立。根据患者实际状况逐步进行活动。对于衰弱的老年人，康复活动会严重耗尽其体力和运动积极性。
- 每天锻炼生活自理技能，如准备饮料和食物，以便尽早恢复独立生活。
- 由于抑郁和情绪低落会严重影响康复，因此需评估心理健康状况。

拓展阅读

[1] Hertz K, Santy-Tomlinson J (2014). Fractures in the older person. In: Clarke S, Santy-Tomlinson J (eds) *Orthopaedic and Trauma Nursing*, pp. 236-50. Oxford: Wiley-Blackwell.
[2] Hertz K, Santy-Tomlinson J (eds) (2018). *Fragility Fracture Nursing*. Cham: Springer. ⌘ https://www.springer.com/gb/book/9783319766805

二十四、膝部周围骨折

膝关节是由股骨髁、胫骨和髌骨组成的复杂关节结构（图 2-10）。膝关节在许多活动中都承受着巨大的压力，容易受伤。作为一个主要的承重关节，膝关节损伤可能会导致虚弱。

当骨折部位靠近关节，特别是发生在关节内的骨折时，可能会发生膝关节僵硬和继发性骨关节炎。当患者入院时，物理治疗师即需指导患者锻炼关节和活动髌骨，降低关节僵硬程度。

关节囊内骨折合并移位时，由于可能发生继发性关节炎，故骨折复位至关重要。由于膝关节在行走中起核心作用，该问题在膝关节中尤为重要。

膝关节的骨骼损伤也伴发不同程度的软组织损伤[见第 8 章中"软组织损伤(一)：肌肉和肌腱""软组织损伤（二）：韧带和软骨"]。在受伤后的早期阶段，应通过控制疼痛和肿胀来减少此类损伤的影响。由于相关的软组织损伤，膝关节可能不稳定，需要夹板固定，直至明确诊断并采取措施治疗。

（一）股骨远端 / 股骨髁骨折

股骨骨折多由高能量损伤引起，护理措施与股骨干骨折相同。股骨远端部分，包括股骨髁，在膝关节处于弯曲状态下受到严重打击时易发生骨折，如汽车碰撞时仪表板向内撞击。即使骨折发生微小移位，也会导致膝关节功能破坏。与其他靠近关节部位的骨折一样，外科医师难以通过内固定稳定骨折部位。例如，由于骨折远端骨骼较少，而无法使用髓内钉进行内固定。因此，可以使用牵引（在膝关节屈曲的情况下），早期对骨折部位进行保守治疗。内固定可使用螺钉和钢板、髓内钉。骨折距离膝关节越近，手术难度就越大，因为可能只有少量的骨质用来保证固定的稳定性。

（二）髌骨骨折

最常见的髌骨骨折是由于外力对膝关节的间接作用形成了两个独立的碎片，从而破坏了膝关节的软组织结构。这类骨折需要固定。虽然膝盖受到直接撞击而形成粉碎性骨折，但其软组织结构完整，因此可以保守治疗。髌骨骨折多为是粉碎性骨折并伴有疼痛性关节积血，因此常引发骨关节炎，为了防止此类情况，骨科医师可能会切除髌骨。髌骨手术可通过内固定将碎片连接在一起，这会产生明显的术后疼痛。

（三）胫骨平台骨折

膝关节受到暴力的外侧损伤时，胫骨上表面容易发生损伤。股骨髁可能被挤压入胫骨平台造成关节内骨折，骨折可能是压缩性的（碎片嵌顿到胫骨），多为粉碎性骨折。由于靠近关节，复位和内固定可能很困难，可选择采用牵引或外固定连接膝关节保守治疗。胫骨平台骨折与继发骨关节炎的风险显著相关。

（四）恢复和康复

膝关节受伤后，关节的再活动是非常重要的。早期膝关节会僵硬，活动时疼痛，导致患者不愿进行运动。物理治疗师将根据运动和康复计划指导患者康复，包括早期使用持续被动运动仪，促进关节在开始主动运动提高灵活度。恢复股四头肌和膝关节屈曲力量至关重要。有些患者可能无法实现完全屈曲。康复早期阶段需进行疼痛评估和管理，以促进实现膝关节活动目标。水中体育锻炼有益于康复。膝关节恢复活动度级疼痛缓解可能需要数月的时间。

二十五、膝关节软组织损伤

膝关节内部损伤是指维持膝关节稳定性的韧带和软骨受损而导致的膝关节正常功能紊乱（图 2-10），包括以下问题。

- 内侧或外侧副韧带扭伤或撕裂。
- 前交叉韧带或后交叉韧带断裂。
- 内侧或外侧"半月板"（关节半月板）撕裂。

损伤机制往往涉及膝盖扭转以及对膝盖的侧向撞击。膝关节软组织为维持稳定性承受着巨大压力，尤其在体育活动中，如接触性运动（如足球／英式足球／橄榄球）及田径运动。韧带和软骨可能愈合不佳，尤其是在充满关节液的关节囊中的韧带和软骨。因此，膝关节软组织损伤在未进行治疗的情况很难自行恢复，并可能继发慢性疾病。

（一）评估和检查

根据受伤的性质和严重程度，症状可能有所不同，多数包括如下情况。

- 膝关节突发性急性疼痛。
- 关节严重肿胀，膝关节抽吸可发现关节积血。
- 负重困难。

根据 Ottawa 膝关节原则可以排除膝关节的骨性损伤（见第 3 章中"膝关节评估原则"）。在严重的软组织损伤中，检查膝关节时可发现由多个软组织结构破坏引起的关节不稳定。尽管关节镜检查可明确损伤的性质和程度，但 MRI 目前也成为一种有效的无创检查方式。

（二）处理

如果未发现明显的软组织撕裂或骨损伤迹象，可初步认定为急性膝关节扭伤，并采用加压、抬高、冰敷和低强度复健治疗，直到症状消退。

- 内侧韧带损伤未伴有其他结构损伤时通常保守治疗，直到症状消退，其一般可自行痊愈。
- 外侧韧带损伤需要手术修复。
- 前交叉韧带撕裂可能需要重建。
- 后交叉韧带撕裂一般不需要修复，然而严重的撕裂可能会导致关节不稳定，并且由于其位于关节囊内自行愈合可能性较低，多数需要进行手术修复。手术方法包括使用自体移植重建韧带或特殊情况下使用支具。
- 除了上述症状外，半月板撕裂多表现为膝关节绞锁；早期手术治疗需要通过关节镜手术切除引起症状的结构部分。

（三）手术

大多数膝关节软组织的手术都是通过关节镜进行的（微创）。然而尽管手术可见的伤口很小，但手术本身复杂且患者较为痛苦。有效的疼痛评估与管理是术后护理的重要组成部分，可以使用患者自控镇痛（PCA）（见第 4 章中"患者自控镇痛和硬膜外镇痛"），也可以使用神经阻滞和（或）关节内镇痛来控制疼痛。

（四）恢复和康复

在保守治疗或手术修复后，患者会经历漫长的恢复期和康复期。康复过程包括改善膝关节周围肌肉组织的锻炼，尤其是股四头肌，其在提供支撑和稳定膝关节方面起重要作用。康复通常由专业物理治疗师指导完成。

许多膝关节软组织损伤严重的患者经常参加高水平的业余或职业运动。虽然这可能为关节恢复和康复提供动力，但患者也可能会担心能否恢复到伤前健康水平和运动表现水平。

拓展阅读

[1] Clark N (2015). The role of physiotherapy in rehabilitation of soft tissue injuries of the knee. *Orthop Trauma* 29:48-56.

[2] Memarzadeh A, Melton J (2019). Medial collateral ligament of the knee: anatomy, management and surgical techniques for reconstruction, *Orthop Trauma* 33:91-9.

二十六、胫骨骨折

胫骨是小腿的主要负重骨，胫骨骨折是创伤护理的常见原因。而腓骨损伤严重性相对较低，除非累及踝关节。锋利的"胫骨前嵴"（胫骨）位于皮肤下方，因此增加了复合骨折的发生风险，旋转损伤（由于扭转力）常见于小腿，这些因素使胫骨容易发生复杂的损伤。

在成人骨折中，多数胫骨骨折呈螺旋形或斜形，粉碎性也很常见。因此骨折通常不稳定。由于覆盖胫骨前侧的软组织薄弱，因此容易发生开放性／复合性骨折，主要由于外部穿透／撕裂性损伤伤或骨折断端从内部穿过皮肤导致。开放性骨折时软组织损伤可能会很严重。由于该区域的血液供应相对较差，骨折处理往往较为复杂，愈合时间可能延迟或无法愈合。由于下肢的解剖结构，开放或闭合胫骨骨折均可导致骨筋膜室综合征（见第 5 章中"骨筋膜室综合征"）。

胫骨平台（胫骨近端在膝盖处的关节面）或胫骨远端关节面（踝关节附近）的骨折，以及关节内（与关节相关）的骨折，即使谨慎治疗，也容易出现如继发性骨关节炎等严重的长期问题。胫骨远端关节面损伤，被称为"Pilon"骨折，指累及胫距关节面的胫骨远端骨折，是一种潜在的、破坏性的外周骨折，并伴有严重的短期和长期问题。

（一）治疗

对于儿童和（罕见的）非移位性及稳定骨折，长腿石膏固定胫骨干骨折的一种治疗措施。根据骨折的性质，可以开始早期负重。使用"Sarmiento"（髌腱负重）石膏可以帮助预防膝关节僵硬。然而，大多数胫骨骨折多为移位和不稳定骨折。除儿童外，简单的手法和石膏固定无法达到治疗效果，必须进行手术固定。

稳定、固定胫骨骨折的方法主要有 3 种，钢板和螺钉内固定；髓内钉固定；圆形外固定架固定。骨科医师通常习惯使用螺钉进行内固定。但圆形（Ilizarov）外固定架以其预防深部感染和避免骨不愈合的优势应用逐渐普遍（见第 8 章中"骨折愈合问题"）。开放性钢板固定可能由于导致感染和伤口不愈合等问题，目前较少使用。

胫骨骨折的愈合时间往往远超预期。成人胫骨骨折在 3 个月内愈合较少见。对于移位或开放性骨折愈合时间可长达 18 个月。手术固定或外固定可以在早期实现负重，但骨折愈合时间常在 6～9 个月。

（二）护理

胫骨骨折非常痛苦。因此需要对患者进行疼痛评估和使用足够的镇痛，特别是在使用髓内针之后。

胫骨骨折和固定后较易发生肿胀，抬高患肢可以防止肿胀发生。由于枕头通常不足以提供足够的支撑或高度，因此可以使用 Böhler-Braun 支架或类似装置抬高患肢。医务人员应定期检查肢体以预防骨筋膜室综合征。"足下垂"（足部屈曲的位置）也是常见并发症之一，确保患者配合物理治疗师进行活动，以防止出现永久性的屈曲挛缩，避免严重影响患者活动能力。

患者患肢多不可负重，在康复过程中需要学会正确使用拐杖或助行器。确保患者能够安全活动是出院计划的一个重要方面，医务人员需要指导患者练习，确保其可以安全上下楼梯。

二十七、踝关节损伤

踝关节是一个复杂的铰链关节（允许一定程度的旋转），由与距骨相连的胫骨和腓骨远端（内踝与外踝）组成，并由一系列强有力的韧带维持其稳定性（见第 2 章中"足踝"）。由于明显的负重功能和灵活性，踝关节极易因过度扭转而导致骨与软组织损伤，多是在负重时足和踝关节严重内翻或外翻导致。当发生高能量损伤时，可同时发生骨骼和软组织损伤，当踝关节多个部位发生损伤时，就会破坏其稳定性。

（一）软组织损伤

踝关节极易发生软组织损伤，韧带损伤是最常见的肌肉骨骼损伤之一［见第 3 章中"踝关节检查原则"和第 8 章中"软组织损伤（二）：韧带和软骨"]。

（二）骨骼损伤

踝关节骨折（又称"Potts"骨折）可根据损伤的复杂程度进行分类（图 10-6 和图 10-7）。外踝或内踝（胫骨和腓骨的远端）均可单独发生骨折，两个踝骨同时骨折时，称为双踝骨折。当距骨和胫骨关节面失去协调性时，则称其

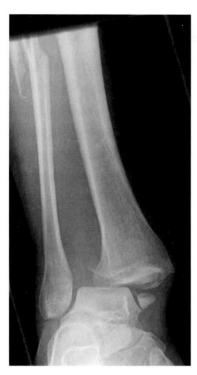

▲ 图 10-6　右踝正位 X 线片，该患者旋前、外旋损伤，显示严重的骨折，脱位。内踝和胫腓后韧带的胫骨附着处发生撕脱，腓骨远端骨折，骨间膜完全破裂导致骨分离

经许可转载，引自 Nottingham University Hospitals Radiology Department.

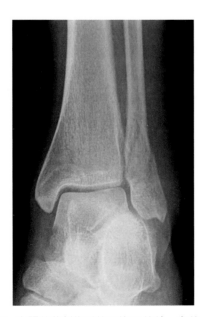

▲ 图 10-7　左踝关节创伤后的正位 X 线片。在关节（Weber B 型）水平处穿过外踝的螺旋形骨折，软组织肿胀

经许可转载，引自 Nottingham University Hospitals Radiology Department.

为"距骨脱位"。发生在胫骨后侧的踝关节骨折被称为 Volkmann 骨折，通常与"三踝"骨折混淆。其损伤机制可能与腓骨或胫骨的螺旋形骨折有关。

（三）症状与评估

踝关节损伤多伴随着严重的肿胀和擦伤或瘀伤。肿胀最初仅发生在受伤部位，但随着时间的推移而发生扩散。关节一般发生一侧肿胀，但严重的损伤往往会导致双侧肿胀。

对于疑似骨折的患者应进行 X 线片检查，是否需要拍摄 X 线片可根据 Ottawa 踝关节规则来确定（见第 3 章中"踝关节检查规则"）。不稳定的骨损伤可能会有明显的畸形（图 10-6）并在特定部位存在压痛。医务人员需要定期评估损伤部位远端肢体的神经血管状态。

（四）管理与护理

踝关节损伤的治疗取决于损伤累及的结构和关节稳定性。稳定型损伤（以及部分不稳定型损伤）可通过从足底至膝关节应用石膏进行固定。如果不稳定型骨折采用石膏固定，肿胀消退后必须密切观察石膏是否松动，并在内科医师的监督下更换石膏。容易移位的踝关节损伤需要通过内固定或外固定复位及保持稳定（见第 9 章中"对外固定患者的护理和教育"）。

护理踝关节损伤患者须评估以下几点。

- 肿胀，是多数踝关节损伤的一个重要问题。将足踝抬高于心脏，可以减轻肿胀。住院患者可使用 Böhler-Braun 支架（见本章中"胫骨骨折"）。居家患者可以使用枕头代替支架。
- 神经血管损伤，与许多下肢损伤一样，神经血管结构受损是常见并发症之一。肿胀可加重神经血管恶化。在损伤初期，应对肢体进行密切观察（见第 5 章中"神经血管损伤"）。重点观察受伤远端区域，如果有石膏固定，还需观察足趾部位。
- 疼痛，在软组织受累和肿胀的情况下，疼痛可能会加重。需对患者进行适当的疼痛管理。

踝关节严重损伤后的康复锻炼较漫长，早期可出现僵硬，患者需要通过锻炼恢复其活动能力。严重损伤后，踝关节可能无法恢复至受伤前的灵活性。

二十八、足部损伤

足部因其脆弱性容易受伤。正常足部无疼痛或挛缩，肌肉平衡良好，足趾可活动，包含 3 个承重部位（脚趾、中足和后足）。足部损伤通常由于外伤或过度使用或误用导致，多数与穿着不合适的鞋子有关。

（一）软组织损伤

由于足部骨头较小，常受到严重的伤害而不会发生骨折。在老年人群及合并神经系统疾病和（或）糖尿病患者中，足部软组织损伤较为严重，尤其当累及足底时，会增加神经血管疾病和感染的风险。软组织损伤患者除非损伤非常轻微，否则需要对神经血管观察。如果足部皮肤破损，需进行伤口护理，当发生脱套伤或严重损伤时，应及时进行整形手术。

（二）后足损伤

- 距骨脱位，脱离与舟状骨和跟骨的连接。可采用闭合性复位，但距骨脱位是一种严重的损伤，经常发生缺血性坏死。
- 距骨周围脱位，一种由严重的反转应力引起罕见损伤，多由足部跖屈位强力内翻导致距骨固定，足的其余部分悬在其内侧下方。距骨周围脱位时仍存在血液供应，故不会出现坏死，但关节可能继发骨关节炎。由于闭合复位常常失败，所以切开复位是唯一的方法。

（三）中足损伤

- 跖骨中段脱位，如果在前足内收或外展时施加外力可导致发生脱位。若同时合并舟状骨和骰骨骨折，脱位可能不稳定，可以

插入钢针固定，但有时螺钉固定是唯一的方法。

- 跗跖骨脱位（跖跗关节损伤），这种损伤是由前脚掌被迫跖屈引起的。跗跖骨脱位可能导致骨折，并伴有严重肿胀，多为不稳定损伤。由于其处于足底动脉和足背动脉之间连接处，血液循环可能会中断。骨折复位是维持血液循环的关键，通常需要应用钢针进行手术固定。

（四）前足损伤

- 跖趾关节脱位，足趾脱位较常见，可发生单个或多个脱位。其治疗相对简单，包括复位和相邻足趾绑扎固定。这种损伤多为稳定性，如果不稳定时，可使用钢针固定。
- 第五跖骨基底部骨折，这是一种非常常见的损伤，多由于在不平坦的地面上行走造成的。当跖骨发生脱位肌肉收缩试图重新复位时，第五跖骨的基底（茎突）可发生撕裂。该类骨折常被认为是脚踝扭伤而误诊。其治疗方法为使用管型石膏固定 5～7 周。
  - Jones 骨折（第五跖骨远端和第四跖骨远端骨折）通常由压力或直接暴力造成，在运动员中很常见。其治疗方法为石膏固定 7 周，但也可以使用螺钉进行内固定。
- 跖骨颈和骨干骨折，通常发生在挤压伤后。如果移位较小，则采用石膏固定，否则需要克氏针固定。
- 行军骨折，多累及第二跖骨，一般发生于行军的军人身上。早期 X 线片很难发现骨折，但大量的胼胝形成可协助确诊。该类骨折可通过对相邻的足趾进行"邻扎"来治疗。
- 足趾骨折，一般由巨大物体掉落于足趾而导致。足趾骨折通过对相邻的脚趾进行"邻扎"来治疗。开放性骨折需要仔细观察是否发生感染。

（五）足部部分 / 完全创伤性截肢

严重的足外伤或挤压伤可导致创伤性截肢。伤后需要通过手术清理足部骨骼及软组织。

（六）诊断

- 足部检查，足部触痛、肿胀，有时受累区域有瘀伤。
- X 线，可显示骨折或脱位。
- CT 扫描，可以明确骨折或脱位，以及发现骨骼移位或需要清除的骨折碎片。

二十九、足部损伤患者护理

- 疼痛，需要对疼痛进行评估，以确保充分镇痛。
- 肿胀，需要抬高至骶骨水平以上，冰敷以减轻肿胀（RICE）。
- 敷料，开放性骨折需要覆盖无菌敷料，并密切观察是否有感染的迹象，及时给予治疗。

- 钢针，口头和书面指导患者如何护理和固定突出的钢针。
- 石膏，如果使用石膏，需要向患者提供口头和书面指导。
- 拐杖 / 助行器，与康复师一起进行运动练习，以确保患者安全和有效应对，并给予口头和书面指导。
- 鞋类，出院时需要提供关于鞋类的建议。

并发症

- 足部僵硬，由于足和足趾缺乏活动。
- 晚期继发性骨关节炎，这是足部脱位或骨折后可能发生的并发症。后期可能需要进行关节融合。
- 缺血性坏死，骨供血不足可导致足部关节融合术失败甚至截肢。
- 延迟愈合，可能会发生，特别是患者合并基础疾病时，如糖尿病。
- 不愈合，骨折不愈合，可能需要植骨。

附　录

附录 A　加压弹力袜长度的测量

- 患者取站立位，使用软尺测量患者小腿周径，测量方法为将软尺放置患者小腿最粗位置环绕一周，记录具体数值。
- 使用软尺测量患者小腿背侧自足跟至腘窝处的长度，记录具体数值。此为膝上型加压弹力袜的合适尺寸。
- 使用软尺测量患者小腿背侧自足跟至臀部下

缘的长度，记录具体数值。此为长腿型加压弹力袜的合适尺寸。
- 参照加压弹力袜厂商提供的尺寸图表，根据测量结果选择合适型号的加压弹力袜。
- 有用网站：http://www.supporthosestore.com/pages/education.

附录 B　符号及缩略语

符号 / 缩写	全　拼	翻　译
➡	cross-reference	参见
✍	website	网站
~	approximately	大约
>	greater than	大于
<	less than	小于
ACT	autologous chondrocyte transplantation	自体软骨细胞移植
AHP	allied health professional	保健辅助人员
AIMS	arthritis impact measurement scale	关节炎影响测量量表
AMTS	abbreviated mental test score	简易智力测验评分
ANP	advanced nurse practitioner	高级实践护士
AP	anteroposterior	正位

ARA	American Rheumatism Association	美国风湿病协会
ARDS	adult respiratory distress syndrome	成人型呼吸窘迫综合征
AS	ankylosing spondylitis	强直性脊柱炎
ASA	American Society of Anesthesiologists	美国麻醉医师学会
ATLS	advanced trauma life support	高级创伤生命支持
BCG	bacillus calmette-guérin	卡介苗
BDI	Beck depression inventory	贝克忧郁量表，又称贝克抑郁问卷
BMD	bone mineral density	骨密度
BMI	body mass index	身体质量指数（体重指数）
BOA	British Orthopaedic Association	英国骨科协会
BP	blood pressure	血压
CAM	complementary and alternative medicine /therapy	补充和替代医学 / 疗法
CBT	cognitive behavioural therapy	认知行为疗法
CCP	cyclic citrullinated peptide	环瓜氨酸肽
CRP	C-reactive protein	C 反应蛋白
CSF	cerebrospinal fluid	脑脊液
CT	computed tomography	计算机断层扫描
DASH	disabilities of arm, shoulder, and hand	臂、肩、手功能障碍评分
DIP	distal interphalangeal	远指间关节
DMARD	disease-modifying antirheumatic drug	抗风湿药
DoH	Department of Health	卫生部
DVT	deep vein thrombosis	深静脉血栓
DXA	dual-energy X-ray absorptiometry	双能 X 线吸收法
EA	enteropathic arthritis	肠病性关节炎
ECG	electrocardiogram	心电图
ED	emergency department	急诊科
ESR	erythrocyte sedimentation rate	红细胞沉降率
EUA	examination under anaesthesia	麻醉下检查

EWS	early warning score	早期预警评分
FBC	full blood count	全血细胞计数
FES	fat embolism syndrome	脂肪栓塞综合征
FRASE	fall risk assessment scale for the elderly	老年人跌倒风险评估量表
GCS	Glasgow coma scale	格拉斯哥昏迷评分
GP	general practitioner	全科医师
HADS	hospital anxiety and depression Scale	医院焦虑抑郁量表
HaH	hospital at home	家庭病床
HDP	high density polyethylene	高密度聚乙烯
HLA	human leucocyte antigen	人类白细胞抗原
IA	intra-articular	关节内注射
ICP	integrated care pathway	综合护理路径
IM	intramuscular	肌内注射
IP	interphalangeal	指间
IV	intravenous	静脉注射
JIA	juvenile idiopathic arthritis	幼年型特发性关节炎
KSS	knee society score	美国膝关节协会评分
LFT	liver function test	肝功能检查
LMWH	low-molecular-weight heparin	低分子肝素
LRTI	lower respiratory tract infection	下呼吸道感染
MCP	metacarpophalangeal joint	掌指关节
MDT	multidisciplinary team	多学科团队
MEWS	Modi-fied early warning score	改良早期预警评分
MMSE	mini mental state examination	简易精神状态检查
MOF	multiple organ failure	多器官功能衰竭
MoM	metal-on-metal	金属对金属
MRI	magnetic resonance imaging	磁共振成像
MRSA	meticillin resistant Staphylococcus aureus	耐甲氧西林金黄色葡萄球菌

MSU	midstream urine	中段尿
MT	metatarsal	跖骨
MTP	metatarsophalangeal	跖趾
NEWS	National early warning score	国家早期预警评分
NHS	National Health Service(UK)	英国国家医疗服务体系
NICE	National Institute for Health and Care Excellence	英国国家卫生与服务优化研究院
NJR	National Joint Registry	英国国家关节登记系统
NSAID	nonsteroidal anti-inflammatory drug	非甾体抗炎药
NWB	non-weight-bearing	非负重
OA	osteoarthritis	骨关节炎
OCD	osteochondritis dissecans	剥脱性骨软骨炎
OI	osteogenesis imperfecta	成骨不全
PARS	patient at risk score	高危患者评分
PBD	peak bone density	峰值骨密度
PCA	patient controlled analgesia	患者自控镇痛
PE	pulmonary embolism	肺栓塞
PIP	proximal interphalangeal	近指间关节
PMP	pain management programme	疼痛管理方案
PMR	polymyalgia rheumatica	风湿性多肌痛
POP	plaster of Paris	石膏
POUR	postoperative urinary retention	术后尿潴留
PROM	patient-reported outcome measure	患者报告结果测量
PTH	parathyroid hormone	甲状旁腺激素
PTSD	post-traumatic stress disorder	创伤后应激障碍
PU	pressure ulcer	压力性损伤
PV	plasma viscosity	血浆黏度
PWB	partial weight-bearing	部分负重
PWLD	people with a learning disability	学习障碍

RA	rheumatoid arthritis	类风湿关节炎
RCN	Royal College of Nursing	英国皇家护理学院
RF	rheumatoid factor	类风湿因子
RICE	rest, ice, compression, and elevation	休息、冰敷、加压和抬高（RICE 原则）
SC	subcutaneous	皮下
SCI	spinal cord injury	脊髓损伤
SIP	sickness impact profile	疾病影响程度量表
SMP	self management programmes	自我管理项目
SSI	surgical site infection	手术部位感染
TB	tuberculosis	结核病
TENS	transcutaneous electrical nerve stimulator	经皮神经电刺激疗法
THR	total hip replacement	全髋关节置换术
TJR	total joint replacement	全关节置换术
TKR	total knee replacement	全膝关节置换术
U & Es	urea and electrolytes	尿素和电解质
UKCC	United Kingdom Central Council for Nursing, Midwifery and Health Visiting	英国护理和卫生理事会，助产和访视
URTI	upper respiratory tract infection	上呼吸道感染
UTI	urinary tract infection	尿路感染
VTE	venous thromboembolism	静脉血栓栓塞
WBC	white blood cell	白细胞
WOMAC	Western Ontario and McMaster Universities Arthritis Index	西安大略和麦克马斯特大学骨关节炎指数